L'ANKYLOSTOMIASE

(ANÉMIE DES MINEURS)

A. CALMETTE —
M. BRETON —

MASSON & CIE ÉDITEURS

L'ANKYLOSTOMIASE

L'ANKYLOSTOMIASE

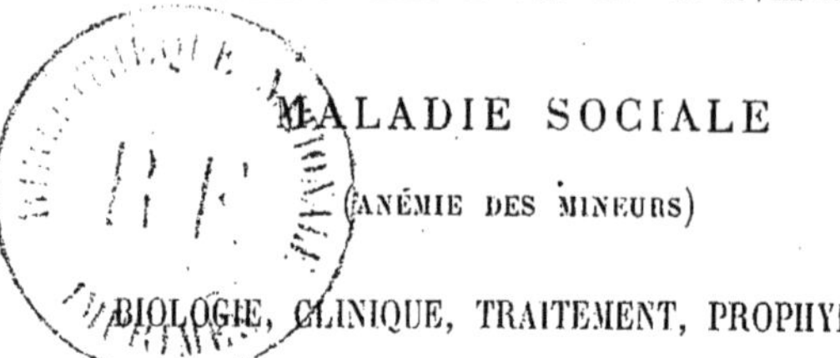

MALADIE SOCIALE

(ANÉMIE DES MINEURS)

BIOLOGIE, CLINIQUE, TRAITEMENT, PROPHYLAXIE

PAR

A. CALMETTE
Membre correspondant de l'Institut et de l'Académie de Médecine
Directeur de l'Institut Pasteur de Lille

M. BRETON
Chef de clinique médicale à la Faculté de Médecine
Assistant à l'Institut Pasteur de Lille

AVEC UN APPENDICE PAR

E. FUSTER
Secrétaire général de l'Alliance d'hygiène sociale.

AVEC FIGURES DANS LE TEXTE

PARIS
MASSON ET Cie, ÉDITEURS
LIBRAIRES DE L'ACADÉMIE DE MÉDECINE
120, BOULEVARD SAINT-GERMAIN

1905

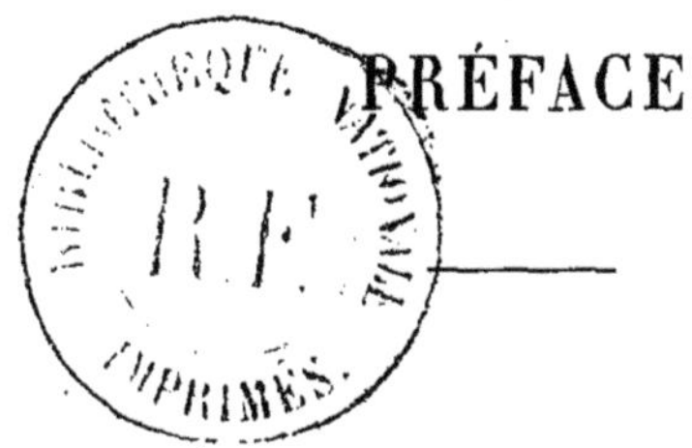

PRÉFACE

Ce livre s'adresse tout à la fois aux médecins et aux ingénieurs des charbonnages.

Nous l'avons écrit pour répondre au désir que les uns et les autres nous ont exprimé. Les médecins trouveront dans la première partie, plus spécialement médicale, tout ce qui concerne l'histoire classique de l'*ankylostomiase*, la biologie de son parasite, son diagnostic et son traitement.

Les ingénieurs liront surtout avec intérêt la deuxième et la troisième partie, où nous avons essayé de fixer les bases d'une prophylaxie aussi simple et aussi sûre que possible, en nous appuyant sur les exemples et sur les leçons que l'Allemagne, plus durement éprouvée que notre pays, a pu nous fournir.

D'aucuns s'étonneront peut-être de notre optimisme et de notre désir nettement manifesté d'éviter aux Compagnies houillères françaises les mesures de défense coûteuses que les règlements officiels ont imposées aux charbonnages de Westphalie et aux charbonnages belges des bords de la Meuse.

La raison en est que l'enquête officielle, actuellement poursuivie avec toute la rigueur scientifique désirable, montre que, chez nous, le mal existe, mais qu'il est loin d'atteindre la gravité que nous pouvions craindre. Cette même enquête nous montre aussi que l'hygiène générale des mines et des ouvriers mineurs est beaucoup meilleure que chez nos voisins. Elle nous apprend enfin qu'un grand nombre de puits, qu'on avait quelques raisons de croire infectés, sont indemnes.

En présence de ces résultats, il eût été contraire à l'intérêt même du mineur de lui imposer des règlements draconiens et d'obliger les Compagnies à des dépenses hors de proportion avec le but à atteindre.

Il nous a paru plus rationnel de profiter du mouvement d'opinion provoqué par cette question de la lutte contre l'ankylostomiase pour tâcher d'orienter les Compagnies vers des œuvres d'hygiène sociale et d'assistance, d'une portée plus générale et plus haute.

Depuis quelques années déjà, les Compagnies font de louables efforts pour améliorer le bien-être et protéger la santé de l'ouvrier. Un vent d'altruisme généreux souffle dans leurs conseils d'administration et, à chaque règlement de comptes, on pense maintenant à réserver une petite part des bénéfices pour créer ici un hôpital ou un dispensaire, là des jardins ouvriers, ailleurs une consultation de nourrissons ou un service de radiographie.

Toutes ces œuvres sont excellentes : il ne leur manque qu'un peu de cohésion et un programme d'action commune.

Les Compagnies n'ont pas hésité à s'entendre et à s'unir lorsqu'il s'est agi d'organiser la lutte contre l'ankylostomiase. Pourquoi ne s'uniraient-elles pas de la même manière pour triompher de la tuberculose, de l'alcoolisme et de la syphilis, qui constituent pour l'avenir des populations minières trois fléaux autrement meurtriers et menaçants?

Notre plus cher désir est de les aider dans cette tâche.

Nous tenons à remercier spécialement nos élèves et amis, M. Lambert, directeur du laboratoire bactériologique des mines d'Anzin, M. Bernard, médecin-vétérinaire militaire à Lille, et MM. les docteurs Potelet et François, pour les renseignements et les photographies qu'ils ont bien voulu nous fournir.

Nous ne saurions manquer non plus de prier notre excellent ami, le Dr Malvoz, de Liége, et son collaborateur, le Dr Lambinet, d'accueillir l'expression de notre vive gratitude pour la complaisance sans bornes avec laquelle ils nous ont permis de mettre à contribution leurs documents et leur expérience.

Dr A. CALMETTE.

Lille, Institut Pasteur, 20 janvier 1905.

L'ANKYLOSTOMIASE

(ANÉMIE DES MINEURS)

On désigne sous le nom d'*ankylostomiase* ou d'*ankylostomasie* une maladie contagieuse, cliniquement caractérisée par des troubles gastro-intestinaux et par des symptômes d'anémie plus ou moins graves. Ses manifestations sont très variables suivant les sujets, les localités et les climats; mais partout où on l'observe, elle est due à la présence de petits vers fixés parfois en grand nombre dans la muqueuse de l'intestin grêle, plus particulièrement dans le duodénum. Ces petits vers, en raison de leur forme incurvée et de leur localisation habituelle, sont connus sous le nom d'*ankylostome duodénal* (ἀγκύλος, courbe, στόμα, bouche).

L'*ankylostomiase* est une affection très répandue à la surface du globe : on la rencontre surtout communément dans les pays tropicaux où elle frappe indifféremment toutes les races et où elle reste à l'état endémique. Dans la zone tempérée de l'Ancien et du Nouveau-Monde, elle s'étend sous forme d'endémo-épidémie partout où le vers parasite qui la produit trouve les conditions favorables à son développement, c'est-à-dire une température constamment oscillante entre 18° et 28° centigrades, avec une humidité et une aération suffisantes. Or, ces conditions ne sont guère réalisées que dans les chantiers souterrains des galeries de mines ou des tunnels et dans certaines briqueteries. C'est pourquoi on ne l'a presque exclusivement signalée jusqu'ici, en Europe, que dans les exploitations houillères où elle prend depuis quelques années une extension tellement considérable qu'on est obligé d'envisager la nécessité d'arrêter sa diffusion par des mesures énergiques d'ordre social.

Disons tout de suite que le syndrome clinique connu sous le nom d'*anémie des mineurs* exprime fréquemment les effets de l'infection ankylostomiasique, mais qu'il ne doit pas être identifié avec cette dernière. Nous pensons avec *Fabre* (de Commentry)[1] que toutes les causes de déchéance organique auxquelles le mineur se trouve exposé par son hygiène trop souvent défectueuse et par son travail souterrain au milieu de poussières de charbon, dans une atmosphère humide, chaude et parfois mélangée de gaz toxiques, sont susceptibles de produire l'*anémie*.

Celle-ci apparaît ordinairement comme conséquence de l'*infection ankylostomiasique*, mais elle peut exister sans que l'ankylostome entre en jeu.

1. Congrès internat. de Genève, p. 349, 1883.

PREMIÈRE PARTIE

I

HISTOIRE ET DISTRIBUTION GÉOGRAPHIQUE DE L'ANKYLOSTOMIASE

L'Ankylostome fut signalé pour la première fois par *Angelo Dubini*[1] qui l'avait trouvé dans l'intestin d'une jeune paysanne morte à l'hôpital de Milan. Depuis cette époque on l'a rencontré dans un grand nombre de pays (fig. 1) et on ne tarda pas à reconnaître que sa présence était toujours liée à certaines manifestations pathologiques auxquelles on donnait les noms les plus divers et que nous englobons actuellement sous la dénomination d'*ankylostomiase*[2].

Sur les indications de *Siebold*, *Bilharz* et *Griesinger* recherchèrent systématiquement le parasite au cours des autopsies faites au Caire. Ils virent que le quart de la population en était atteint, qu'aucune classe sociale n'y échappait et que les symptômes de la chlorose d'Égypte devaient lui être attribués (pâleur des téguments et des muqueuses, accélération du pouls, souffle cardiaque, affaiblissement général, troubles dyspeptiques et amaigrissement). D'après *Patrick Man-*

1. Amodei, *Annali univ. di medicina*, ap. 1843, t. CVI, p. 5.
2. Pruner-bey, Bilharz et Griesinger attribuent à l'Ankylostome les affections connues sous les noms de *chlorose d'Égypte*, *hypohémie tropicale*, *pica*, *géophagie*, *allotriophagie*, *mal de cœur*, *mal d'estomac des nègres*. etc.... (krankeiten des Orients, 1847, p. 244 et *Vierordt's archiv. f. physiol.*, Heilk an XIII, liv. IV, p. 554.

son et *Oswald Baker*, l'anémie spécifique de l'ankylostomiase est un des motifs de réforme les plus fréquents dans les conseils de revision égyptiens. La maladie est répandue partout dans le Delta et la vallée du Nil jusqu'en Nubie, en Abyssinie, en Ethiopie et sur les côtes de la mer Rouge.

Cette dissémination a été confirmée récemment par *Looss*[1] qui a publié plusieurs travaux très importants sur la biologie du parasite.

On trouve l'ankylostome à peu près sur tout le littoral africain, au Sénégal, en Guinée, à Sierra Leone et sur la Côte d'Or, au Cap et au Natal, à Zanzibar, à Mayotte et aux Comores. (*Grenier*, *Monestier*, *Moulin*, *J. Thaly*, *Borius*.)

En Asie, il a été signalé comme très commun en Chine, en Indochine et au Siam. *Orushi* l'a rencontré au Japon dans toutes les régions montagneuses et particulièrement dans l'île de Kiou-Siou, aux environs de Nagasaki, où la température oscille entre 20 et 30 degrés, sans grandes variations hivernales. Il existe aussi à Formose, à Java et à Bornéo (*Van Leent*).

Il est surtout extrêmement répandu dans l'Inde où il sévit avec une telle intensité parmi les troupes anglaises, que le gouvernement britannique ordonna une enquête à laquelle prirent part *Giles*, *Fearnside*, *Rogers*, *Oswald Baker*, *Patrick Manson*, *Ross* et *Cantlie*[2].

Giles[3], *Thorn*[4], *Dobson*[5] ont établi une statistique des cas observés dans les provinces centrales et le bas Bengale : ils évaluent à 75 pour 100 le nombre des Hindous atteints. *Th. Hendley*[6] indiquait, tout dernièrement, qu'en 1898, au Bengale, 5.34 pour 100 des

1. Looss, *Centralbl. f. Bakter. und Parasit.*, 1896, p. 862.
2. *British med. Journ.*, 1900.
3. *Indian med. gaz. Calcutta*, 1892, XVII, 170-193.
4. *Trans. First ind. med. Congress-Calcutta*, 1895.
5. Id.
6. *Brit. med. Journ.*, 28 nov. 1903.

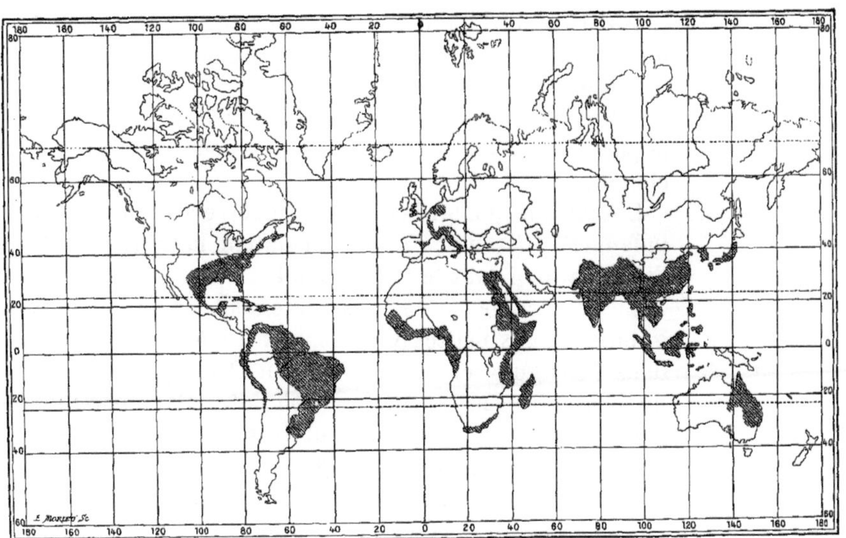

Fig. 1. — Répartition géographique de l'ankylostomiase.

malades traités dans les dispensaires étaient porteurs d'ankylostomes. Dans la division de Patna, la proportion atteignait 65.52 pour 100. Dans la ville de Darjeeling, en pleine montagne, la proportion est de 41.28 pour 100. *Hendley* se demande si le parasite n'est pas apte, non seulement à se manifester sous un aspect clinique spécial, mais encore à favoriser d'autres maladies et à diminuer, dans de grandes proportions, la résistance individuelle.

Au Bengale, l'ankylostome produit des troubles gastro-intestinaux souvent graves et accompagnés de dysenterie.

A Ceylan, *Dobson* affirme que les ravages causés par le parasite sont plus importants que ceux que cause le choléra.

L'Australie, malgré son isolement relatif, n'est pas indemne : *Gibson* et *Turner* constatent la fréquence de l'ankylostome dans le Queensland.

En Amérique, il est extrêmement commun aux grandes et aux petites Antilles, aux Guyanes, au Brésil, dans l'Uruguay et sur la côte du Pacifique, à partir du Nord du Chili jusqu'au Colorado. Sa répartition géographique y a été surtout très bien étudiée par *Stiles*[1]. On l'observe au Mexique, et dans les provinces méridionales des États-Unis : Virginie, Carolines du Nord et du Sud, Georgie et Floride. On rencontre presque exclusivement, sur tout le continent américain et jusque dans les districts miniers du nord, une espèce particulière d'ankylostome que nous décrirons plus loin sous le nom d'*Uncinaria* ou *Ankylostoma americana*. L'espèce européenne ne s'y retrouve guère qu'en petits foyers, manifestement dus à l'importation.

L'introduction du parasite en Europe est probablement de date bien antérieure à la découverte de *Dubini*,

1. *Hygienic Laboratory*. Washington, Feb. 1903, n° 10.

mais celle-ci a été le point de départ de très nombreuses observations cliniques effectuées surtout par les savants italiens.

On signale successivement son existence à Pavie, à Florence, à Palerme, à Catane, à Turin. En 1879, *Perroncito* le rencontre chez un garde civique de Carignan, ancien cultivateur des rizières de Mantoue, puis, l'année suivante, chez un ouvrier employé au percement du tunnel du Saint-Gothard. A cette époque, les ouvriers du tunnel étaient fréquemment atteints d'une maladie bizarre, caractérisée surtout par une anémie profonde, qu'on attribuait aux conditions sanitaires défectueuses et dont *Bozzolo* et *Pagliani* entreprirent l'étude [1]. La présence constante du ver chez les malades força bientôt les médecins italiens et suisses à attribuer à celui-ci le rôle principal, sinon exclusif, dans la genèse des phénomènes pathologiques observés. Les travaux de *Giacconi* à Airolo, de *Schönbächler* à Schwytz, d'*Immermann* à Bâle, de *Dumur* à Rob, de *Long* à Genève, etc., aboutissent à cette conclusion, qui se trouve ensuite confirmée par les recherches de *Perroncito* [2] effectuées dans les mines de Sardaigne et dans celles de Saint-Étienne (France), puis par celles de *Bugnion* de Lausanne, et de *Pagliani*.

L'anémie ankylostomiasique du Saint-Gothard, particulièrement grave, ne tarda pas à se disséminer après le percement du tunnel et probablement par suite de l'exode des ouvriers en Westphalie, en Hongrie, en Belgique et en France.

Les premiers cas d'ankylostomiase signalés en Allemagne ont été observés par *Leichtenstern* en 1882 chez des briquetiers des environs de Cologne. La plupart de ces briquetiers étaient des Wallons qui travaillaient pendant l'hiver aux charbonnages de Mons et de Liège.

1. *Journal de la société italienne d'hygiène*, 1880 et *Troisième Congrès internat. d'hygiène*, 1880.
2. *Acad. des sciences*, 1880, Paris.

A partir de 1885, la maladie s'est répandue en Westphalie et en Prusse rhénane. L'infection des mines de Westphalie paraît due à des ouvriers hongrois qui ont propagé d'abord l'ankylostome dans les mines Graf Schwerin et Unser Fritz, puis dans celles de Westhausen, Erin, Victor, Lothringen, Shamrock et Sarrebruck. La diffusion s'est faite rapidement d'un charbonnage à l'autre par les échanges d'ouvriers (*Tenholt*[1]).

En l'espace de six ans, *Tenholt* a vu le nombre des puits infectés s'élever de 15 à 66 et la proportion des mineurs atteints variait de 6,4 à 52,9 pour 100. En 1902, il y avait en Westphalie 17 161 porteurs du ver, sur un total de 188 750 mineurs occupés aux travaux du fond, soit 9,09 pour 100.

Aussi, de tous côtés, les médecins allemands s'empressèrent-ils d'étudier la biologie du parasite, son mode de propagation et les mesures prophylactiques auxquelles il devenait urgent de recourir. De cette époque toute récente datent les magnifiques recherches expérimentales de *Looss*, montrant que les larves d'ankylostome sont capables de pénétrer dans l'organisme, non seulement par les voies digestives, mais aussi par la peau[2], et les publications de *Bernheim*[3], *Bruns*[4], *Guttman*[5], *Nagel*[6], et *Goldman*[7]. Quelques ophtalmologistes allemands et français attribuent même au parasite la production de certains cas de nystagmus, de cécité, de troubles de l'accommodation, etc. L'un des principaux travaux relatifs à ce sujet, est dû à *Meden*[8].

1. *Centralbl. f. Bakter*, 17 oct. 1903 et *Congrès d'hygiène*, Bruxelles, 1903.
2. *Centralbl. f. Bakter.*, 1897, p. 916, 1898, vol. XXIV, p. 483-88. — 1901, XXIX, p. 733-39 et *Congrès de Zoologie de Berne*, 1904.
3. *Deutsche med. Woch.*, 1893.
4. *München. med. Woch.*, 1903, I, p. 473-76.
5. *Deutsch. med. Woch.*, 1885, XI, 486.
6. *Deutsch. med. Woch.*, 1903, 545.
7. *Deutsch. Aerzte Berl.*, 1903, p. 97-103.
8. *Centralbl. f. prakt. Augenbl.*, 1903, p. 207.

En Autriche-Hongrie, l'anémie spéciale des mineurs était connue depuis longtemps. *Hoffinger* l'avait décrite au Schemnitz en 1876, après qu'il en eût observé plus de 1200 cas. *Goldman*[1] l'a surtout très bien étudiée dans ces dernières années, lors de l'épidémie du Brennberg où le pourcentage des mineurs infectés, qui était de 47 pour 100 en 1898, s'abaissa progressivement à 26 pour 100 en 1899, à 23 pour 100 en 1900, à 12 pour 100 en 1901 et à 8 pour 100 en 1902.

En Hollande, quelques cas sont notés dans le Limbourg. *Dubois*[2] les attribue au passage de briquetiers qui avaient travaillé dans les provinces rhénanes. Il a vu la maladie créer un petit foyer épidémique dans un village belge près de Maëstricht.

En Angleterre, une enquête récente, effectuée par *Boycott et Haldane*[3], à la requête de *J. S. Martin*, inspecteur des mines, a montré que beaucoup de mineurs des Cornouailles sont atteints d'ankylostomiase. Déjà, en 1855, *Kirchenmeister* avait prétendu que l'anémie des mineurs existait en Irlande. *Boycott et Haldane* pensent que la maladie a été importée directement des tropiques par l'échange incessant d'ouvriers entre les Cornouailles et l'Asie, l'Afrique, l'Amérique et l'Australie. Le charbonnage de Dolcoath paraît avoir été infecté vers 1893, mais l'épidémie a pris son maximum d'extension en 1898. Elle est actuellement dans une période de décroissance.

L'Espagne paraît jusqu'à présent indemne ou, du moins, la maladie n'y a pas encore été signalée. Pourtant, *Goldschmidt*[4] a trouvé des individus infectés à Madère en 1899, mais il s'agissait de Brésiliens qui avaient été contaminés dans leur pays d'origine.

Le premier cas d'ankylostomiase observé en *Belgique*

1. *Die Ankylostomiasis*, Wien, 1902.
2. *Nederlandsch Tijdschrift voor Geneeskunde*, vol. I, 1886.
3. *Journal of Hygiene*, janvier 1903.
4. *Deutsch. med. Wochenschrift*, 1899, nº 14.

le fut par *Masius*, à l'hôpital de Bavière, à Liège[1]. Il s'agissait d'un ouvrier qui avait été antérieurement employé dans les briqueteries des environs de Cologne. Le parasite fut reconnu et étudié par *Firket*, qui en profita pour publier une revue complète de son histoire jusqu'à cette époque[2]. Ce premier cas éveilla l'attention des médecins sur la maladie, dont les manifestations cliniques avaient déjà été constatées maintes fois chez des mineurs. Cette maladie était surtout caractérisée par des douleurs épigastriques ou abdominales, de la dyspepsie, des selles sanguinolentes, des troubles de la vue et une anémie plus ou moins profonde. *Kuborn*[3] constatait bientôt que plusieurs mineurs atteints avaient été employés au percement du Saint-Gothard, et les recherches de *Béco* montraient que plusieurs houillères du bassin de Liège étaient infectées. Une commission médicale provinciale fut alors organisée pour déterminer la répartition de la maladie dans les divers charbonnages et pour fixer les mesures prophylactiques capables d'en arrêter l'extension. Grâce à l'impulsion donnée par *Malvoz* et au concours de l'administration provinciale et des compagnies minières, la lutte fut entreprise avec une admirable énergie, et un dispensaire spécial fut fondé à Liège pour le traitement des ouvriers trouvés infectés. De ces champs d'études sont sortis les travaux importants de *Malvoz* et de ses collaborateurs *Herman* et *Lambinet*[4]. Les résultats de l'enquête de la commission médicale provinciale ont fait l'objet des rapports très documentés de *Barbier* et de *Watteyne*[5].

D'autres comités d'études fonctionnent actuellement

1. *Arch. de Biol.*, Gand, 1884.
2. *Bull. acad. de méd. de Belgique*, 1885, p. 27.
3. *Bull. acad. de méd. de Belgique*, 1900, XIV, 174-7.
4. *Rapports de l'Institut provincial de Liège*, 1900-1903, Scalpel, 1900 et 1903. — *Bulletin de l'acad. royale de méd. de Belgique*, 1900, 1902 et 1903.
5. *Congrès d'hygiène*, Bruxelles, 1903.

dans le Hainaut, à Mons et à Charleroi, où l'ankylostomiase sévit aussi avec une assez grande intensité.

En France, déjà bien avant l'enquête entreprise par *Perroncito* dans le bassin de Saint-Étienne, on avait remarqué que certains mineurs nouvellement embauchés présentaient parfois une anémie particulière à laquelle on donnait le nom de *coup de fosse*, et que d'anciens ouvriers étaient atteints d'un malaise général avec perte de forces, d'appétit, décoloration des muqueuses et de la peau, etc. Ces phénomènes pathologiques sévissaient avec des allures de petites épidémies, à des périodes plus ou moins éloignées.

La première observation de ce genre fut faite à Anzin en 1802, et *Hallé*[1] avait donné le nom d'*anémie* au mal dont souffraient les mineurs. Ce médecin invoquait tour à tour, pour en expliquer la cause, l'eau, les gaz délétères des mines, le défaut d'aération des galeries : « Le renouvellement de l'air se faisait mal (fosse du Vivier de la Compagnie d'Anzin) et l'on y éprouvait une gêne sensible de la respiration. Les chandelles dont se servaient les ouvriers pour éclairer leurs travaux y brûlaient faiblement et donnaient peu de clarté ». *Caudron*[2] en recherchait aussi la cause dans les défauts de ventilation et conseillait des mesures prophylactiques s'adressant à ce seul facteur.

Jusqu'en 1875, l'anémie ayant à peu près disparu, il n'en fut plus question. A cette époque, l'état sanitaire des mineurs de la Loire redevenant défectueux, la Société de médecine de ce bassin organisa un concours pour favoriser l'étude de la maladie. Le mémoire présenté par *Manouvriez*, de Valenciennes, fut couronné « Je considère l'anémie des mineurs, dit-il, comme une intoxication par absorption pulmonaire, cutanée et gastro-intestinale des produits de la distillation et de

1. *Journal de méd. de Corvisart*, IX, p. 17, 71, 158.
2. *Thèse de Paris*, 1818.

la combustion lente de la houille exposée au contact de l'air. » *Fabre* et *Guinard*, *Riembault* (de Saint-Étienne) concluent à peu près de la même manière. Sur ces entrefaites, *Perroncito* vint faire son enquête à Saint-Étienne et, dans une communication à l'Académie des sciences, il montra que l'anémie des mineurs de la Loire est due à l'ankylostome. Deux internes, *Trossat*[1] *et Eraud*, recherchèrent alors systématiquement le parasite et le trouvèrent chez les mineurs atteints d'anémie, mais ils se refusaient à assimiler la maladie du Saint-Gothard à celle de Saint-Étienne. L'ankylostome ne leur parut pas être la cause exclusive de l'affection, et leurs conclusions furent appuyées par *Arloing* et *Cauvet*.

A la même époque (1882) *Manouvriez* et *Lesage* entreprirent des recherches chez les ouvriers anémiques du bassin du Nord. Ils retrouvèrent, eux aussi, le parasite et ils ont consigné leurs observations dans un mémoire présenté à la Société de Biologie par *Pouchet*[2]. Par contre, *Dransart*, tout en ne niant pas l'existence d'une infection helminthiasique chez les mineurs, admettait surtout une étiologie générale professionnelle.

Les faits bien observés se précisent après les travaux allemands et belges dont nous avons parlé, et après que *Duclaux* eut montré dans son admirable livre sur l'hygiène sociale[3] combien étaient critiquables et peu pratiques les mesures de prophylaxie proposées jusqu'à présent. L'institut Pasteur de Lille prit alors, en 1902, l'initiative d'une enquête sur la répartition géographique de l'ankylostomiase en France[4]. Cette enquête effectuée au moyen d'un questionnaire adressé aux administrations houillères et aux médecins, put être ap-

1. *Thèse Lyon*, 1882.
2. *Bull. méd. du Nord*, Lille, février 1882, XXI, 56-59 et *Comptes rendus de la Soc. de Biologie*, 4 février 1882.
3. *Hygiène sociale*, Paris, 1902 (Alcan).
4. Breton, *Congrès internat. d'hygiène*, Bruxelles, 1903.

puyée sur un certain nombre d'examens de déjections provenant de sujets suspects. Elle permit d'établir que, si le mal n'est pas très répandu dans notre pays, il existe pourtant dans plusieurs charbonnages, et que l'on peut évaluer le nombre des mineurs infectés à 2 pour 100 dans le bassin houiller du Nord, à 5 pour 100 dans celui de la Loire. Elle conclut à la nécessité de dresser aussi exactement que possible la liste des puits infectés et celle des puits indemnes, afin de préserver efficacement ceux qui ne sont pas encore atteints. Elle indiqua, en outre, que des mesures rationnelles de défense ne pouvaient être basées que sur une étude entreprise par des délégués officiels des compagnies houillères ou de l'État.

Sur l'insistance des représentants des ouvriers mineurs d'une part, et sous la pression de l'opinion éclairée par les discussions du Congrès international de 1903 à Bruxelles d'autre part, le ministère des travaux publics institua, en janvier 1904, une Commission d'enquête à laquelle devait incomber le soin d'éclairer le gouvernement et les compagnies sur les mesures prophylactiques qu'il y avait lieu de prescrire afin d'empêcher que l'ankylostomiase prît en France une extension funeste aux intérêts des houillères.

Le premier acte de la Commission fut d'organiser une équipe de médecins spécialement instruits à cet effet et qui, munis du matériel de laboratoire indispensable, allaient pouvoir se transporter successivement dans chaque charbonnage et examiner les déjections d'environ 20 pour 100 des mineurs de chaque puits. On se proposait ainsi de déterminer, avec une approximation suffisante, la topographie et l'intensité de l'infection ankylostomiasique.

L'étude des conditions d'exploitation dans chaque localité permettrait ensuite d'élaborer un plan de campagne prophylactique et d'éviter aux compagnies l'obligation d'appliquer indistinctement partout, — alors même que certains puits restent indemnes, — des mesures générales souvent très coûteuses et d'une efficacité insuffisamment démontrée.

L'enquête, très activement menée, porte déjà sur un assez grand nombre de charbonnages pour que nous puissions en faire état dans la suite de ce livre. Nous y reviendrons plus loin.

II

HISTOIRE NATURELLE ET BIOLOGIE DE L'ANKYLOSTOME

L'*ankylostome* est un ver de l'ordre des *Nématodes*, famille des *Strongylidés*. Cette famille, dont le type est le *Strongylus* de *O. F. Müller*, est caractérisée par la forme allongée du corps et par l'existence de six papilles buccales, dont quatre médianes, saillantes et coniques. La bouche, garnie en totalité ou en partie d'une armature chitineuse, est dans l'axe du corps. L'œsophage est simplement dilaté dans sa partie postérieure pour constituer l'estomac. Les sexes sont distincts : le mâle est pourvu d'une bourse caudale, dont s'échappent deux spicules complètement isolés; la femelle a deux ovaires, une vulve antérieure ou postérieure sur plan équatorial, et, dans tous les cas, voisine de l'anus. Les œufs subissent un commencement de segmentation dès avant la ponte; parfois même, lorsque celle-ci a lieu, l'embryon est déjà formé (fig. 5).

L'ankylostome appartient encore à la sous-famille des *Strongylinés*, dont la bouche est complètement pourvue d'une armature de chitine. Le mâle a les deux spicules égaux : la bourse caudale rayonne en éventail et ses portions dorso-médiane et dorso-latérale sont soudées dans une base commune.

Enfin, c'est au genre *Uncinaria* qu'il faut rattacher le parasite qui nous occupe. Ce genre est caractérisé par l'incurvation dorsale de la portion antérieure; par une capsule buccale cornée, dont la paroi dorsale est plus courte que la ventrale et soutenue par une côte conique, quelquefois saillante par sa pointe à l'inté-

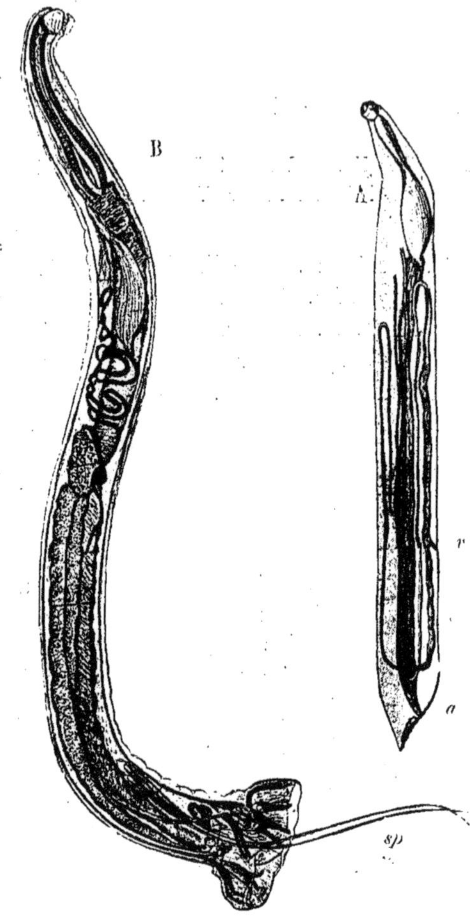

Fig. 2.
A. Ankylostome femelle; (*a*) anus; (*v*) vulve.
B. Ankylostome mâle; (*sp*) spicules (d'après Raph. Blanchard, *Zool. méd.*, 1888).

rieur de la cavité. Au fond de la capsule, sur la paroi ventrale, se trouvent deux dents tranchantes; vers le

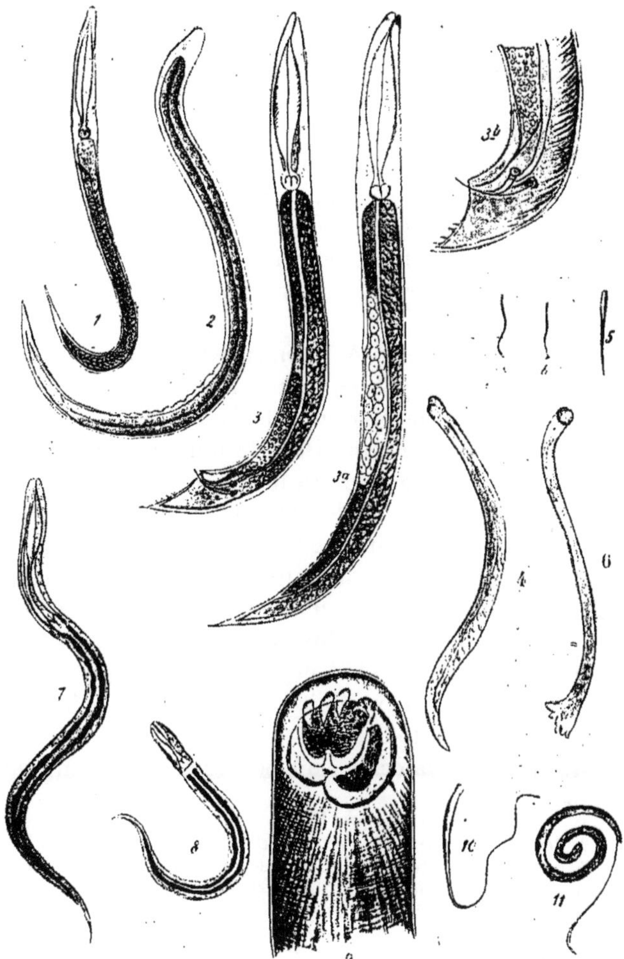

Fig. 3.

1. Larve d'ankylostome au 1er stade.
2. — — au 2e stade (enkystée).
3. — — au 3e stade, mâle (formation de la bourse caudale).
3 *a*. — — — femelle.
3 *b*. — — — mâle, bourse caudale en formation, grossie.
7-8. Larves au 4e stade.
9. Capsule buccale de la larve au 4e stade.
10-11. Trichocéphale femelle et mâle (grandeur naturelle).
a. Ankylostome femelle (grandeur naturelle).
b. — mâle —
5. Oxyure vermiculaire —
4-6. Ankylostomes femelle adulte et mâle (grossis).

bord libre de la même paroi, de chaque côté de la ligne médiane, des lames chitineuses se recourbent en crochets (Railliet[1]).

Les types les plus parfaits de ce genre sont : l'*Uncinaria americana*, décrit par Stiles[2] en 1902, et l'*Agchylostoma duodenale* ou *uncinaria duodenalis*, découvert par Dubini en 1843, et bien étudié par Perroncito d'abord, puis par Railliet en 1885[3].

État adulte. — A. L'*ankylostome européen* est un ver bisexué, de petites dimensions : le mâle a de 8 à 10 millimètres de longueur et 2 à 3 millimètres d'épaisseur; la femelle atteint 10 à 18 millimètres; son corps est plus grêle que celui du mâle (fig. 3, *a*, *b*).

La couleur est blanche lorsque le parasite est vivant : elle devient rapidement grisâtre après sa mort. Le tiers antérieur du corps est uniformément blanc; les deux tiers postérieurs prennent une teinte brune ou rouge, suivant que le ver est plus ou moins gorgé de sang.

Le tégument est strié en travers du corps. La forme est cylindrique; l'extrémité antérieure amincie surtout au niveau de la tête.

La capsule buccale, un peu renflée, est munie de

1. *Traité de Parasitologie*, Paris.
2. *Hygienic Laboratory*, Washington, 1903.
3. L'Uncinaire duodénal ou Ankylostome européen, le plus répandu à la surface du globe, a de nombreux synonymes que nous énumérons ci-dessous d'après Stiles :

1843. *Agchylostoma duodenale* (Dubini).
1845. *Ancylostoma duodenale* (Dubini). Creplen.
1851. *Anchylostomum duodenale* (Dubini). Diesing, *Systema helminthum*.
1851. *Strongylus quadridentatus*. Siebold.
1861. *Dochmius ankylostomum*. Molen.
1864. *Sclerostoma duodenale* (Dubini). Colbold, *Entozoa*.
1866. *Strongylus duodenalis* (Dubini). Schneider, *Monogr. des nématodes*, Berlin.
1876. *Dochmius duodenalis* (Dubini). Leuckart, *Die menschlichen Parasiten*.
1885. *Uncinaria ovodenalis* (Dubini). Ralliet, *Zool. méd. et agricole*, Paris.

deux paires de crochets incurvés vers la face ventrale. Sur le bord dorsal, il y a en outre deux petites dents droites, légèrement séparées par une dépression médiane, véritables arêtes tranchantes destinées à inciser les tissus.

La saillie dorsale n'intéresse pas la cavité buccale. Celle-ci constitue une véritable capsule ou ventouse, à large ouverture, tournée à angle obtus vers la face dorsale. Elle est ornée de lames chitineuses qui protègent les dents, la bouche, et lui assurent une grande solidité (fig. 4).

Deux glandes céphaliques s'ouvrent dans la bouche.

L'œsophage est au fond de la cavité buccale qui se trouve enchâssée comme un œuf dans son coquetier, suivant l'expression de *Blanchard*[1].

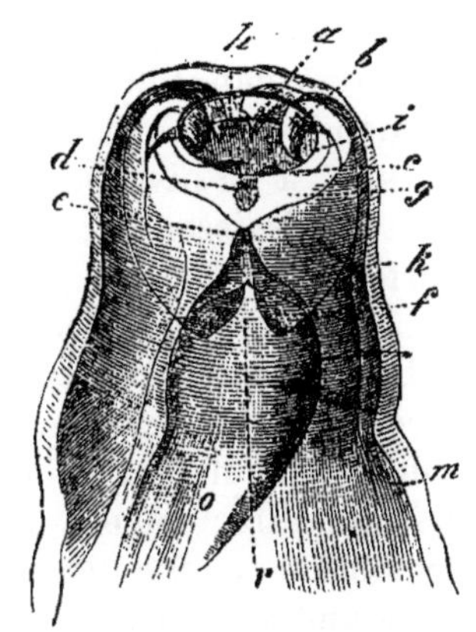

Fig. 4. — Extrémité antérieure d'un ankylostome adulte, dessin schématique (d'après PERRONCITO), montrant la disposition des crochets (*a*, *b*), la cavité buccale *h*, l'infundibulum *i*, les lèvres *c*, la dent médiane dorsale *d*, l'œsophage *e*, *o*.

Grâce à cet appareil dentaire, l'ankylostome peut se fixer aux tissus de la muqueuse intestinale. Il perfore celle-ci en déterminant une ecchymose de la grosseur d'une lentille. Il peut aussi dilacérer les capillaires sanguins de la surface et de la profondeur et, quelquefois passagèrement enkysté dans la sous-muqueuse, il aspire, grâce à ses fibres musculaires œsophagiennes, le sang dans lequel il baigne.

L'œsophage, entouré de deux glandes cervicales qui s'accolent à ses parois et se terminent par un pore

1. *Traité de Zoologie*, Paris, 1888.

excréteur ventro-médian, est suivi d'un estomac globulaire, musculeux, très court, se continuant avec l'intestin. Celui-ci est séparé de l'estomac par une valvule à trois lobes destinée à empêcher le reflux des aliments.

L'anus est latéral, près de l'extrémité postérieure du corps.

Le mâle est pourvu d'une bourse caudale à lobe dorso-médian. Cette bourse est en ombelle et ses irradiations s'appuient sur une base commune. La raie dorsale, à ce niveau, se divise en deux ou trois branches qui laissent leur empreinte sur la bourse sans partager l'organe en plusieurs lobes ; chaque branche donne naissance à trois digitations.

Deux spicules longs, bien isolés, engagés dans une pièce chitineuse creusée d'une rainure, véritables canaux éjaculateurs, s'insèrent au centre de la bourse. Ils font directement suite aux canaux déférents qui, remontant le long des parois du corps jusqu'au niveau des glandes cervicales, se réfléchissent, se contournent, pour se transformer en tubes séminifères pourvus d'ailleurs d'une vésicule séminale (fig. 2).

Le corps de la femelle se termine en pointe conique. Sa vulve est située au niveau du tiers ou du quart postérieur.

L'ankylostome duodénal habite normalement le duodénum et le jéjunum. On l'a parfois, mais très exceptionnellement, rencontré dans les dernières portions de l'iléon et le côlon ascendant ; dans les cas d'infection grave, il est arrivé qu'on trouve des parasites tapissant presque entièrement les parois de l'intestin grêle et du gros intestin. *Bozzolo* et *Perroncito* en ont cité des cas en Lombardie.

L'intestin grêle est l'habitat de choix. Là s'opère l'accouplement. Le mâle se fixe à la femelle par sa bourse copulatrice qui couvre entièrement la vulve. Les vers en copulation prennent une forme en Y dont une des branches, plus longue, est représentée par le mâle, l'autre branche et le pied étant formés par la femelle.

Les ovules contenus dans l'utérus sont directement fécondés, et, dès le lendemain de l'accouplement, la ponte commence. Les ovules non fécondés subiraient, d'après Firket, un début de régression semblable à celui qui frappe les œufs d'*ascaris* (*Van Beneden*).

B. L'*uncinaria americana* a été décrit par *Stiles* en 1902[1] et réétudié par *von Linstow* peu de temps après[2].

Quelques détails anatomiques le différencient de l'ankylostome européen : la capsule buccale est munie d'une paire ventrale de lèvres proéminentes et semi-lunaires; une autre paire semblable se trouve sur la face dorsale. Il porte une arête conique, médiane et dorsale. Deux dents dorsales et deux dents ventrales sub-médianes complètent l'appareil buccal.

Le mâle, long de 7 à 9 millimètres, a une bourse caudale, à lobe dorso-médian apparemment divisé en trois portions. Les lobes ventraux et dorso-latéraux ont une base commune. Les raies dorsales et latérales ont une même origine : la première, à sa base, donne naissance à deux branches qui se subdivisent encore. Les spicules sont semblables à ceux de l'A. duodénal.

La femelle a de 9 à 11 millimètres de longueur; la vulve, à la face antérieure, est au niveau de l'équateur. Les œufs, ellipsoïdes, ont de 64 à 76 millièmes de millimètre de longueur et de 36 à 40 de largeur. Ils sont partiellement segmentés dans l'utérus et, exceptionnellement, ils contiennent avant la ponte un embryon développé.

Les détails concernant l'évolution des œufs et des larves de l'*uncinaria americana* sont identiques à ceux

1. *Amer. med. Philadelph.*, v. 3, May 10, p. 777-778.
2. *Zool. Centralblatt*, Leipzig, 16 décembre.

qui concernent l'*A. duodenale*. Nous les étudierons donc simultanément.

Œuf. Embryon. Larve (fig. 5, 5, 6, 7, et 8). — Les œufs d'ankylostome sont ovoïdes, à coque très mince, à contour simple et tellement transparent qu'il est nécessaire de diaphragmer beaucoup pour les bien étudier au microscope. Leur grand axe a environ 0mm,052 et le petit 0mm,032 de longueur.

Ainsi que nous l'avons déjà dit, l'œuf se segmente dès la fécondation et alors même qu'il est encore dans les conduits utérins. Sa germination ne semble pas progresser dans le canal intestinal. Rejeté avec les fèces, il continuera son développement s'il rencontre des conditions ambiantes favorables à son évolution. Il est nécessaire, en effet, qu'il soit déposé sur un milieu humide, bien aéré et chaud. Un œuf placé au centre d'un bol fécal, à l'abri de ces conditions ambiantes, ne se développera pas. L'addition d'eau aux matières, l'élévation de la température au-dessus de 37° ou l'abaissement de celle-ci au-dessous de 17°, retardent ou empêchent son éclosion.

Au moment de la ponte, le contenu de l'œuf est formé ordinairement par deux ou quatre blastomères, munis chacun d'un noyau facilement décelable à un grossissement de 600 diamètres. La segmentation peut parfois être plus avancée et les blastomères remplissant la coque donnent alors à l'œuf l'aspect d'une *morula* (stade *morula*).

Portés dans un milieu et à une température convenables, les œufs accomplissent très rapidement la formation de l'*embryon*. Quelques heures suffisent pour cela; au bout d'un jour et demi à deux jours, beaucoup d'œufs sont éclos et la larve est en liberté. Lorsque les conditions sont moins favorables, l'éclosion peut exiger de trois à dix jours, quelquefois davantage.

L'*embryon rhabditoïde* tire son nom de sa ressemblance

avec les vers du genre *rhabditis*. Il mesure $0^{mm},210$ de longueur sur $0^{mm},044$ de largeur. Très mobile, doué de mouvements actifs, il s'enroule et se déroule dans la coque de l'œuf. La caractéristique de ce stade est l'existence d'un œsophage qui consiste en une portion renflée assez longue, puis d'un point rétréci précédant un bulbe globuleux surmonté d'une armature chitineuse à trois rayons. Cette particularité est commune à tous les membres de la famille des *Strongylidés*.

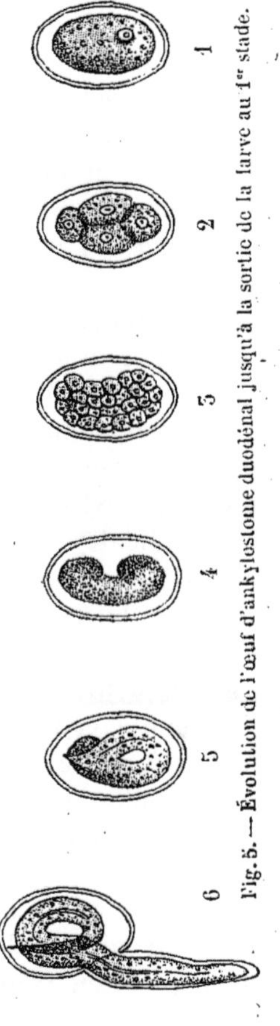

Fig. 5. — Évolution de l'œuf d'ankylostome duodénal jusqu'à la sortie de la larve au 1er stade.

Perroncito[1] a pu suivre la manière dont l'embryon sort de la coque de l'œuf. Il brise celui-ci près d'un des pôles, cherche à élargir l'ouverture, mais est souvent retenu quelque temps par la proéminence de son bulbe œsophagien. Il lui faut souvent plus d'une heure pour achever sa sortie.

Immédiatement après l'éclosion il croît rapidement ; dès le lendemain, il mesure $0^{mm},300$ de longueur. Très mobile, vorace, il cherche à se nourrir des matières organiques au milieu desquelles il vit. L'extrémité antérieure est légèrement amincie en avant, à partir du bulbe pharyngien. La queue est effilée en forme d'alène. Six points apparaissent autour de la bouche et leur développement s'effectue à l'intérieur des papilles. La cavité buccale a $0^{mm},010$ de longueur sur $0^{mm},0014$ de

1. *Arch. ital. de Biologie*. 2, p. 321.

diamètre (*Stiles*); elle possède une membrane chitineuse très réfringente.

L'intestin, large de $0^{mm},008$, cellulaire, finit à l'anus par un relief latéral. L'anus est à $0^{mm},050$ de l'extrémité caudale. Les cellules formatrices du système génital sont voisines du pore excréteur qui apparaît à la même distance de l'extrémité antérieure.

L'enveloppe est constituée par une couche musculo-dermique assez épaisse. Elle réfracte fortement la lumière et paraît jaunâtre. Entre elle et le canal digestif se trouve un espace vide qui devient visible après la mort.

A ce stade, l'embryon se développe rapidement : au bout de 4 à 6 jours, il mesure déjà $0^{mm},480$ de longueur sur $0^{mm},030$ de diamètre.

Alors commence le *second stade*, celui de l'*enkystement* (*Perroncito*). Trois lèvres apparaissent au pourtour de l'extrémité antérieure et chaque lèvre porte trois délicates papilles. Une cuticule réfringente garnit la cavité buccale, en même temps que disparaît l'enveloppe chitineuse du bulbe œsophagien. L'œsophage s'allonge et ses trois portions deviennent indistinctes. La longueur s'accroît et l'anus s'éloigne encore de l'extrémité caudale. L'organisme perd peu à peu sa mobilité, ne se nourrit plus et tend à s'enkyster.

Ce stade d'enkystement est donc caractérisé par la transformation complète du tube digestif qui devient d'égal diamètre sur tout son parcours; par l'ébauchement de la cavité buccale; enfin et surtout par la sécrétion, au niveau de l'enveloppe, d'une matière chitineuse, vitrée, transparente, formant une capsule qui enferme la larve vivante.

L'adaptation exacte de la larve à son kyste n'est pas immédiate : il n'est pas rare de voir une larve débordant la capsule à son extrémité antérieure. Mais, après 4 à 5 jours, la larve est complètement incluse dans son kyste. A ce moment les papilles deviennent plus visibles ; le rudiment génital, blanc pâle, ovoïde, présente la plus grande netteté.

La larve a alors un aspect homogène, jaunâtre clair. Elle résiste facilement aux agents physiques et chimiques qui eussent pu la détruire précédemment.

L'eau est un milieu très convenable pour sa conservation : elle y vit et atteint en peu de jours le degré de maturité nécessaire à la calcification de la capsule. *Looss*[1] a observé dans l'eau une durée de vie dépassant 300 jours.

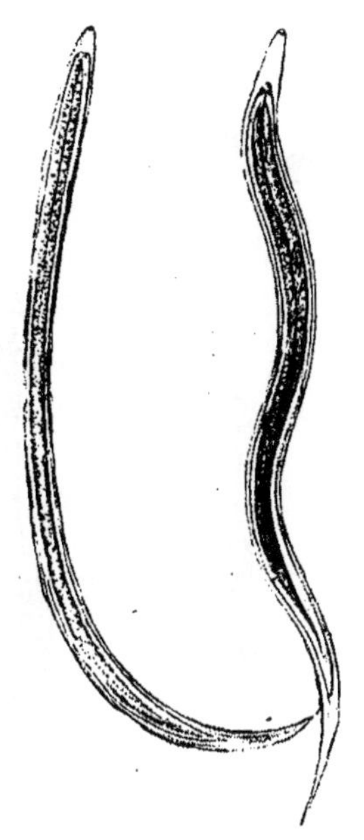

Fig. 6. — Larves d'ankylostomes à la fin du second stade (enkystées) montrant les jeunes vers rétractés dans leur enveloppe. (D'après Perroncito.)

Les boues maintenues à une température de 20 à 30° sont aussi d'excellents milieux de conservation. Si la boue vient à se dessécher, la larve, enfermée dans sa capsule, résistera à la dessiccation pendant 24 à 48 heures et il suffira d'ajouter quelques gouttes d'eau pour la voir reprendre sa vitalité. Nous l'avons vue résister ainsi à une dessiccation prolongée jusqu'à cinq jours.

Grâce à cette résistance, les capsules contenant le parasite vivant peuvent être transportées à de grandes distances par les poussières de l'air. Ce mode d'infection a été mis en doute, mais *Perroncito* et *Stiles* en ont démontré la possibilité et ont expliqué ainsi l'apparition de l'ankylostomiase dans

1. *Centralbl. f. Bakter. und Parasitenk.*, I[st] Abteilung, 1897, p. 913-926.

des endroits où l'infection directe n'avait pas pu se produire. *Tenholt* a confirmé cette opinion par ses recherches.

Les *stades* que nous venons de décrire, — nous insistons à dessein sur ce fait, — représentent de véritables

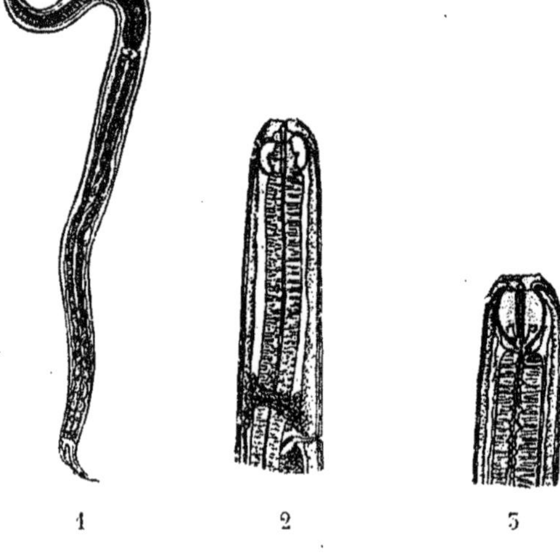

Fig. 7.

1. Ankylostome jeune, sans sa capsule buccale, quatre jours après l'infection.
2. Extrémité antérieure d'un ankylostome jeune pendant la formation de la capsule buccale provisoire.
3. Tête de larve d'ankylostome avant le 4e stade, cinq ou six jours après son entrée dans l'organisme humain. (D'après Looss.)

transformations et non des *mues*. Les mues des larves de *Dochmius trigonocephalus* décrites par *Leuckart*, celles des larves de *Dochmius duodenalis*, décrites par *Grassi* et *Parona*[1], n'ont jamais été constatées par *Perroncito*, *Railliet*, *Stilès*, etc.

Le *troisième stade* d'évolution de la larve s'effectue

1. *Interno all' Anchilostomiasi*, Milan, 1879.

désormais exclusivement dans l'organisme humain. La larve ingurgitée va subir des transformations et se perfectionnera peu à peu. A ce troisième stade, les larves atteignent de $0^{mm},6$ à $0^{mm},7$ de longueur sur $0^{mm},025$ à $0^{mm},027$ de diamètre. L'œsophage a $0^{mm},160$ de long. L'intestin est composé de quinze rangées de cellules réunies bout à bout. La paroi kystique est attaquée par le suc gastrique et se laisse désagréger.

Le séjour dans l'estomac ne dépasse pas 15 heures. La larve arrive dans l'intestin grêle et recommence à se nourrir, mais sa croissance est lente : ses transformations ultimes mettent environ une semaine à s'accuser. Enfin la capsule buccale provisoire fait son apparition (fig. 7).

A un *quatrième stade*, les larves s'accroissent en longueur : elles atteignent $0^{mm},66$. La capsule buccale achève de se former et la bouche s'incurve sur la face dorsale. Deux paires de dents deviennent visibles à la base de la capsule. Les sexes se différencient (fig. 8).

Enfin à un *cinquième et dernier stade*, la larve évolue vers l'état adulte. Mesurant d'abord 2 millimètres de longueur (mâle) ou $2^{mm},5$ (femelle), ses dimensions s'accroissent pour atteindre celles déjà indiquées de l'adulte. Tous les organes sont différenciés. Cinq ou six semaines se sont alors écoulées depuis le début de l'infection.

Exceptionnellement, la période de maturité est raccourcie, et *Simonin* a observé un fait où la période comprise entre l'ingestion de la larve et l'apparition des premiers symptômes éprouvés par le malade n'a été que de 20 jours.

Étude biologique. — L'habitat normal de l'*ankylostome duodénal* est l'intestin grêle de l'homme. Mais ce nématode peut aussi exceptionnellement s'acclimater à celui de quelques singes (Anthropoïdes, Hylobates, Macaques), et même à celui des jeunes chiens de races pures de chiens de meute (*Looss*, *Schaudinn*[1]).

On a avancé récemment qu'il avait été découvert chez des chevaux des mines de charbon. *Von Ratonyi*[2] aurait constaté que tous les chevaux employés dans les

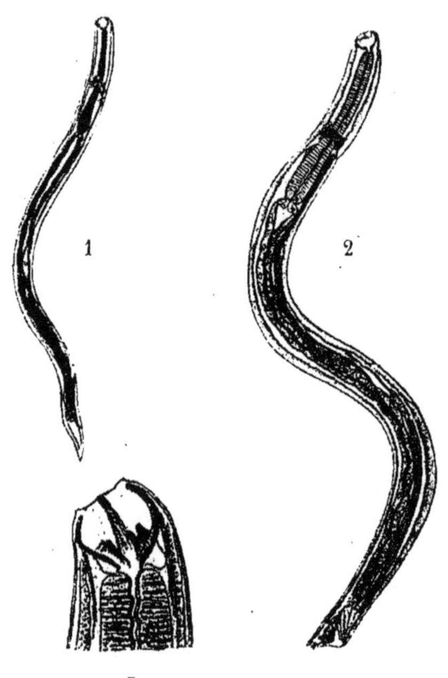

Fig. 8.

1. Jeune larve d'ankylostome au 4e stade, avec sa capsule buccale provisoire.
2. Jeune ankylostome mâle, neuf jours après l'infection.
3. Capsule buccale provisoire d'une larve d'ankylostome environ neuf jours après infection. (D'après Looss.)

mines du Bremberg, en Hongrie, étaient porteurs d'uncinaires qu'il n'a pas hésité à identifier avec la variété propre à l'homme. *Tenholt* et *Kuborn* ont

1. Loos, *VIe congrès int. Zool.*, Berne, août 1904. — Schaudinn. Id. et *Deutsch med. Woch.*, 8 sept. 1904, p. 1338-1339.
2. Zur Frage der Ankylostomiasis des Pferdes, *Centralbl. f. Bakter.*, XXIV, n° 8.

réfuté cette opinion : ils pensent que l'uncinaire du cheval appartient à une autre espèce dont *Korbelius* fait un *sclérostome*.

Nous avons essayé à maintes reprises d'infecter expérimentalement des rats (*mus decumanus*, semblables à ceux que l'on rencontre fréquemment dans les mines), des lapins, des cobayes, des souris et des chiens de rue, sans jamais y parvenir. Il semble donc bien que l'ankylostome de l'homme soit un parasite d'adaptation très nettement spécialisée.

Sandwith et *Giles* disent avoir constaté la maturité hétérogénétique du nématode. D'autres auteurs et nous-mêmes n'avons pu la réaliser en variant les milieux de culture : charbon et sang défibriné, charbon et plasma, charbon-peptone et sérum, gélose-sang, etc. (*Patrick Manson*, *Daniels*).

Il ne paraît pas exister d'immunité spéciale de l'homme à l'égard de l'infection ankylostomiasique. Le sexe, l'âge, la race, les divers états pathologiques ne jouent aucun rôle protecteur : il semble au contraire que toute débilité constitutionnelle favorise l'infection.

Les hommes sont plus souvent atteints à cause de leur profession. Les enfants à la mamelle peuvent être infectés ainsi qu'en témoigne une observation d'*Arslau*[1].

Une fois développé, l'ankylostome s'accoutume facilement au voisinage d'autres parasites intestinaux. Suivant *P. Manson*, les sujets porteurs du *bothriocephalus latus*, ont une susceptibilité spéciale. Par contre, il est extrêmement rare que l'on rencontre, dans les mêmes déjections, des œufs d'*ascaris* et d'*ankylostome*. Il est, au contraire, assez fréquent de trouver dans une même préparation des œufs de *botriocéphale*, de *trichocéphale*, d'*oxyure*, d'*anguillule* et d'*ankylostome*!

La vie du parasite dans l'intestin peut être de longue

1. *Rev. mens. des mal. de l'enfance*, Paris, 1892, p. 555-561.

durée. *Leichstenstern* pense que l'anémie ankylostomiasique guérit spontanément. *Ralph Stockmann* a vu de ces guérisons spontanées survenir cinq et six ans après la contamination, chez des individus qui avaient quitté l'endroit où ils avaient été infectés.

Pendant son séjour dans l'intestin, le ver se nourrit de globules du sang et surtout de plasma. Il peut aussi utiliser les matières organiques du chyme dont il se trouve baigné.

Il provoque d'innombrables petites saignées de la muqueuse, et celles-ci finissent par produire les troubles fonctionnels caractéristiques de l'*anémie*.

A la suite des travaux de *Müller* et *Rieder* sur le sang dans l'ankylostomiase, et après ceux de *Gappert*, d'*Ehrlich* et de *Leichstenstern*[1], on admit que le parasite sécrète une *toxine* ou une *hémolysine* susceptible à elle seule de provoquer l'anémie.

L'explication des principaux symptômes de l'ankylostomiase avait été proposée pour la première fois en 1890, par *Lussana*[2] : cet auteur pensait démontrer par l'existence d'une toxine soluble, les troubles provoqués par l'injection sous la peau d'extrait d'urine d'ankylostomiasique chez le lapin. *Bohland* attribuait, lui aussi, les effets de la maladie à un poison sécrété par le ver.

Herman (de Mons) avait proposé de trancher la question en préparant des extraits avec la moitié antérieure du ver, puis avec la moitié postérieure, et en étudiant l'action de ces produits sur les globules rouges du sang humain. On devait arriver ainsi à démontrer le rôle des glandes céphaliques et cervicales d'une part, et celui des glandes anales d'autre part. Nous avons réalisé cette expérience à l'Institut Pasteur de Lille et nous avons constaté que les extraits possèdent également la propriété de dissoudre les hématies de l'homme.

1. *Wiener klin. Rundschau*, 1898, n°s 23-27, et *Berlin. klin. Woch.*, 1898, n° 36.
2. *Rev. clin.*, 1889, n° 4.

On doit donc admettre, avec *Malvoz*[1], que l'ankylostome sécrète des produits toxiques hémolysants, comme beaucoup d'autres helminthes (ascaris, tænia, bothriocéphale, échinocoque : *Vlaïer*, *Schauman* et *Tallaqvist*)[2].

Herman[3] a cherché à appliquer la méthode du *sérodiagnostic* à l'infection ankylostomiasique, mais le résultat de ses essais a été complètement négatif. Ce savant ajoute qu'il ne faudrait pas en conclure que le sang des malades est dépourvu d'anticorps ankylostomiasiques : l'insuccès tient peut-être à l'extraordinaire résistance de la larve, trop bien protégée par une cuticule impropre aux actions osmotiques.

L'œuf et la larve ont besoin, pour vivre, d'air, de chaleur et d'humidité : lorsqu'un de ces facteurs vient à manquer, le développement s'arrête. Il est facile de réaliser expérimentalement les conditions favorables à l'évolution de l'œuf. *Looss*[4] a indiqué, à cet effet, une excellente méthode :

Une parcelle de matière fécale grosse comme un pois, est mélangée avec du noir animal, lequel, additionné d'un peu d'eau, permet d'obtenir une pâte homogène, dégageant peu d'odeur. La pâte ainsi faite est étalée au milieu d'une boîte de Pétri, en couche mince, et abandonnée à la lumière diffuse, dans une étuve, entre 26 et 30 degrés. Il est bon de laisser incomplètement dessécher la pâte et de l'arroser pendant deux ou trois jours de quelques gouttes d'eau.

Le quatrième jour, après avoir favorisé un commencement de dessiccation, on immerge le tout et on laisse évaporer l'eau. C'est à ce moment, dans les petites plaques formées entre les fissures de la pâte, que l'on trouve en abondance des larves en mouvement, ayant

1. *Scalpel*, Liège, 5 juillet 1902.
2. *Deutsche med. Woch.*, 19 mai 1898, et *Sem. méd.*, 1898, p. 295.
3. *Scalpel*, 25 mars 1900.
4. *Centralbl. f. Bakt.*, 1897, p. 913.

déjà dépassé le stade rhabditoïde, et visibles à l'œil nu.

Il est généralement admis que la lumière intense est préjudiciable à la transformation de l'œuf en larve. *Lambinet* a constaté que, si l'on expose aux rayons directs du soleil des larves mobiles, les mouvements, si actifs d'abord, se ralentissent pour cesser bientôt : après 24 à 48 heures, quelques larves seules ont survécu.

Herer[1] a combattu cette notion. Il base son opinion sur ce fait que la maladie ne frappe pas exclusivement les mineurs, mais aussi les briquetiers, les bergers, les agriculteurs, travailleurs du *jour*, comme on dit en style de houillères. Il ajoute encore, avec grande apparence de raison, que les coolies indiens s'infectent à la surface du sol, et que dans les pays tropicaux où le soleil est ardent, la lumière plus éblouissante, la diffusion de l'ankylostome est très rapide. On pourrait objecter à *Herer* que la larve a pu rester, à l'abri des rayons solaires, cachée dans les couches superficielles du sol, dans la boue des rizières ou dans les cases humides des indigènes (*Loebker*[2]).

La dessiccation complète tue assez rapidement les larves et les œufs d'ankylostome. Cette destruction est très prompte lorsque les larves et les œufs sont nus; elle est lente, au contraire, lorsque les matières qui les renferment restent légèrement humides. Si on laisse évaporer une goutte de liquide larvifère sur un porte-objet, à la température de 25°, les larves, laissées à sec pendant vingt-quatre heures, se rétractent fortement à l'intérieur de leur enveloppe kystique. Après ce temps, l'eau ne parvient plus à les ranimer : le contenu du kyste est complètement désorganisé (*Lambinet*[3]).

D'après *Leichtenstern*, *Grassi* et *Perroncito*, les œufs

1. Cité par Talayrach. *Arch. de méd. milit.*, juin 1904, p. 413.
2. Conférence, Berlin, 4 avril 1905, rapportée par Watteyne. — *Congrès d'hygiène de Bruxelles*, 1903.
3. *Bull. de l'Acad. royale de Belgique*, 15 mai 1901.

ne se développent pas dans l'eau. *Lambinet* pense qu'ils y restent à l'état de vie latente, mais que, transportés dans un milieu de consistance pâteuse, ils peuvent continuer leur évolution. Cet auteur a dilué de la matière fécale, riche en œufs, dans de l'eau, l'a maintenue pendant dix jours à l'étuve, l'a centrifugée, et a mélangé le dépôt avec une pâte molle. Dans ces conditions, il a vu les larves éclore après 6 à 7 jours.

On sait d'autre part que les larves peuvent être conservées vivantes dans l'eau pure pendant 3 à 4 mois, pourvu qu'elles soient à l'abri de la lumière.

La température la plus favorable à l'éclosion des œufs est de 25° à 28°. A 40° *Boycott* a vu naître quelques larves, mais leur vitalité reste très faible. Au-dessous de 12°, l'évolution n'a plus lieu. Elle peut s'effectuer, quoique lentement, à partir de 15°. On voit donc combien était erronée l'opinion d'après laquelle les galeries n'étaient infectables que lorsque leur température excédait 18°. Cette opinion avait été basée sur les travaux de *Lagage*[1] que *Lambinet*[2] a réfutés à l'aide d'expériences très bien conduites, en se servant de l'appareil d'Ostwald qui permet d'assurer la fixité de basses températures. D'après *Lambinet*, alors que les œufs éclosent en 4 à 5 jours entre 20° et 26°, ils exigent 18 jours entre 14° et 15°.

Aux températures inférieures à 15°, les larves ne s'enkystent pas : elles perdent leur mobilité et périssent très vite.

Les faibles variations influent sur la rapidité de l'évolution. Les variations considérables et brusques sont funestes, même aux œufs en voie de segmentation.

L'oxygène est indispensable au développement des œufs et des larves : la preuve en est que les œufs, maintenus à l'abri de l'air, restent à l'état de vie latente,

1. Contrib. à l'étude du développement de l'Ankylostome, *Acad. de méd. de Belgique*, 1900.
2. *Acad. de méd. de Belgique*, 25 juillet 1903.

mais n'évoluent plus. C'est probablement pour cette raison que leur éclosion n'a jamais lieu dans l'intestin (*Leichtenstern*, *Lambinet*), et que l'ankylostomiase est tout à fait exceptionnelle dans les mines grisouteuses (*Haldane*[1]).

Nous avons constaté expérimentalement que l'éclosion des œufs ne s'effectue jamais dans une atmosphère de gaz d'éclairage.

Les œufs et les larves présentent une résistance très grande aux diverses causes de destruction. Les sucs de l'estomac et de l'intestin sont impuissants à les attaquer. *Goldmann*[2] pensait que les larves enkystées perdent leur capsule dans l'estomac sous l'influence du suc gastrique, et qu'ainsi *décapsulées* on pouvait les détruire par l'acide citrique à 1 pour 1000. Il appuyait cette opinion sur des expériences de laboratoire et préconisait en conséquence, à titre de moyen prophylactique, la distribution journalière de limonade citrique aux ouvriers. Mais *Lambinet*[3] a réfuté cette manière de voir en montrant que des larves, mises au contact du suc gastrique normal ou additionné d'acide citrique à 1 pour 1000 ou même à 1 pour 100, restent vivantes après vingt-quatre heures de séjour à l'étuve à 37°.

Les larves encapsulées peuvent ramper longtemps sur la muqueuse de l'estomac sans subir d'autres altérations qu'un ramollissement de leur capsule chitineuse. Celle-ci n'est pas dissoute : elle se gonfle et permet alors l'issue de la larve débarrassée de son enveloppe kystique.

Nous avons pu nous convaincre que le suc pancréatique et le suc intestinal sont également sans action.

Il eût été d'un puissant intérêt, au point de vue de la lutte contre l'ankylostomiase, de détruire les œufs et les larves dans les milieux extérieurs où ils se déve-

1. *Journal of Hyg.*, 27 février 1904.
2. *Die Ankylostomiasis*, Wien, 1901.
3. *Bull. Acad. royale de Belgique*, 22 février 1902.

loppent, en utilisant les propriétés antiseptiques de certains corps d'un emploi commode, tels que la chaux, le sulfate ferreux, les hypochlorites alcalins, etc.

Cette question a fait l'objet de nombreuses recherches parmi lesquelles on doit citer celles de *Perroncito*, de *Lagage*, d'*Herman*, de *Malvoz* et surtout celles de *Lambinet* et de *Hayo Bruns*.

Lambinet a étudié l'action d'une foule de substances en les incorporant en quantités variables à des déjections riches en œufs d'ankylostomes. Il mélangeait une certaine proportion de matières fécales à des liquides désinfectants et, après une durée de contact plus ou moins prolongée, il étalait le mélange sur un milieu de *Looss*. Il portait ensuite le tout à l'étuve dans les conditions les plus favorables au développement.

Il essaya ainsi les réactifs suivants :

Sublimé à 2 pour 100 après 1 heure de contact.
Eau de chaux à saturation pendant 24 heures.
Solution à 4 pour 100 d'acide phosphorique à 44° Bé, contact 24 heures.
Lysol à 5 pour 100.
Chlorure de chaux à 2 pour 60.
Liqueur de Labarraque.
Eau de Javelle.

Les résultats qu'il obtint furent complètement négatifs : les larves écloses présentaient dans tous les cas une vitalité normale.

Mises directement en contact avec les larves, ces mêmes substances antiseptiques immobilisent celles-ci, mais ne les tuent qu'après plusieurs heures. On peut presque toujours les revivifier en les reportant dans de l'eau pure. L'acide sulfurique à 50 pour 1000 ne parvient à les tuer qu'en trois quarts d'heure et les hypochlorites alcalins restent totalement inactifs.

Lambinet a aussi expérimenté l'action des différents antiseptiques volatils, en laissant séjourner un petit tube contenant un liquide larvifère dans des vapeurs de chloroforme, d'ammoniaque, de sulfure de carbone, de pétrole camphré, de formol, etc.

Le chloroforme, l'ammoniaque et le sulfure de carbone tuent les larves après un séjour de 24 heures dans l'atmosphère saturée de vapeurs de ces substances. Les vapeurs de formol et de pétrole camphré n'ont aucune action.

Nous avons répété une partie de ces essais et nous pouvons confirmer l'exactitude des résultats obtenus par *Lambinet.* Nous avons constaté cependant qu'en saupoudrant soit des matières fécales riches en œufs, soit les milieux de *Looss* avec un mélange formé d'un tiers de sulfate ferrique pour deux tiers de chaux vive en poudre, on empêche complètement et dans tous les cas l'éclosion des larves.

Quant à la nicotine, à laquelle *Camusat* attribuait une action toxique sur les œufs et les larves, elle ne possède en aucune manière cette qualité.

La résistance extrême des œufs et des larves aux différents agents physico-chimiques paraît due à la texture de la membrane enveloppante. Elle est sans doute liée, ainsi que l'a montré *Bataillon*[1] pour les œufs d'*ascaris* : 1° à l'existence, à l'intérieur de la coque, d'un chorion membraneux qui réalise une paroi semi-perméable des plus parfaites; 2° à la concentration extrême du fluide intérieur qui représente une pression osmotique énorme. C'est cette imperméabilité qui permet aux œufs d'*ascaris* de donner lieu à la formation d'embryons dans l'acide sulfurique au cinquième, l'acide acétique au tiers, le nitrate d'argent à 2 pour 100, l'alcool à 50 pour 100!

Hayo Bruns (de Gelsenkirchen)[2] a déterminé avec précision les doses de divers réactifs qui arrêtent l'évolution des œufs d'ankylostome ou empêchent l'éclosion

1. *Comptes rendus*, Soc. de Biologie, 1900, p. 435-437.
2. Hayo Bruns, *Klinisches Jahrbuch*, 12 B^d^, Iéna, 1904.

des larves. Voici un résumé de ses très intéressantes expériences :

	DOSE TOXIQUE POUR LES ŒUFS.	DOSE TOXIQUE POUR LES JEUNES LARVES.
Acide sulfurique	0,2 pour 100	0,1 pour 100
Acide chlorhydrique . . .	0,2 —	0,15 —
Lessive de soude normale.	5 —	2 —
Montanine.	5 —	1 —
Chlorure de calcium . . .	2 —	1,5 —
Chlorure de sodium . . .	4 —	5 —
Sublimé.	0,5 —	0,2 —
Acide phénique.	0,5 —	0,2 —
Crésyl	0,4 —	0,5 —
Lysol.	0,5 —	0,4 —
Créoline	0,2 —	0,1 —
Saprol	0,5 —	0,4 —
Formol.	0,5 —	0,5 —
Acide citrique.	0,5 —	0,2 —

D'après le même auteur, les larves sont tuées en 30 minutes par le crésyl à 5 pour 100, le saprol à 5 pour 100, le formol à 5 pour 100; en 4 heures par le lysol à 5 pour 100, le chloroforme pur et l'acide sulfurique à 5 pour 100; en 10 heures par l'alcool à 96° et la benzine; en 1 heure par l'éther; en 6 heures par la glycérine pure et par le sublimé au millième.

Coloration. — Les procédés histologiques auxquels on s'adresse ordinairement pour colorer les tissus sont impuissants à fixer et à colorer les œufs d'ankylostome. « Il est très difficile, dit *Lambinet*, de tuer ces œufs en conservant à leur contenu l'aspect qu'ils présentent durant la vie, ce qui doit être dû à la lenteur avec laquelle le fixatif pénètre à travers les parois. Pour y pénétrer rapidement et coaguler le protoplasma central sans l'altérer, le mélange qui nous a donné les meilleurs résultats est le suivant :

Alcool à 90°	5 parties.
Acide acétique glacial.	1 partie.
Chloroforme	quelques gouttes.

« On y laisse séjourner pendant 24 heures le produit contenant les œufs. Ceux-ci sont bien fixés. On les colore en les faisant passer par la glycérine au tiers à laquelle on a ajouté 10 gouttes d'une solution aqueuse de safranine. »

Quant aux larves, bien que leur résistance à la pénétration par les couleurs soit égale à celle des œufs, un procédé commode de coloration reste encore à trouver. Le meilleur moyen consiste à les traiter par le picrocarmin de *Ranvier*. On les monte ensuite dans la glycérine et on peut alors étudier assez bien tous les détails de leur structure.

III

ÉTIOLOGIE ET PATHOGÉNIE DE L'ANKYLOSTOMIASE

L'*ankylostomiase* étant une affection parasitaire, son évolution est liée, comme celle de toutes les maladies contagieuses, à une cause déterminante *spécifique* et à des causes *favorisantes* qui dérivent de l'individu et du milieu social dans lequel il est obligé de vivre.

Spécificité de l'ankylostome. — On admet aujourd'hui sans conteste que l'ankylostomiase est la manifestation clinique de l'introduction dans l'organisme humain de l'*ankylostome duodénal.*

L'anémie qui la caractérise est spécifique, mais elle ne devient *grave* que si elle se développe sur un terrain préparé. Le terrain et la graine sont, ici comme dans toutes les infections, deux facteurs d'égale importance. Si la graine vient à pénétrer dans l'intestin de sujets résistants, elle peut y germer sans qu'il en résulte de troubles pathologiques apparents. Si le terrain est débilité par toutes sortes de causes extrinsèques ou intrinsèques, elle s'y implantera au contraire en produisant tous les symptômes d'une maladie chronique à allures menaçantes pour la vie de l'individu.

La distinction établie par les médecins allemands entre les *Wurmträger*, *porteurs de vers*, ou *ankylostomés*, et les *Wurmkranken*, *malades vermineux* ou *ankylostomiasiques*, est donc parfaitement exacte. Les premiers hébergent le parasite sans en être autrement incommodés; ils n'en souffrent pas, mais ils peuvent créer des foyers d'infection. Les seconds en souffrent et sont de véritables malades.

Tous présentent un égal danger au point de vue de la diffusion de la maladie, et les mesures de prophylaxie sociale doivent être dirigées aussi bien contre les uns que contre les autres.

Causes favorisantes. — Nous avons déjà dit que toutes les races humaines semblent être également sensibles à l'infection ankylostomiasique. Le genre de vie des individus, leur profession et leur mode d'alimentation constituent les principaux facteurs étiologiques favorisants. Dans les pays tropicaux, tous ceux qui vivent dans des conditions d'hygiène corporelle défectueuses, tous ceux qui marchent pieds nus dans la boue ou les rizières, sont susceptibles d'être atteints. La température constamment chaude de ces régions permet l'éclosion des larves à la surface du sol : les chances d'infection existent donc partout. Aussi l'ankylostomiase y est-elle très commune et beaucoup d'anémies rebelles n'ont pas d'autre cause.

En Europe et dans les zones tempérées des autres parties du monde, où l'éclosion des œufs ne s'effectue que lorsque ceux-ci sont protégés contre les froids nocturnes et contre les intempéries des saisons, il n'en va plus de même. L'infection ne frappe guère que les travailleurs souterrains et, très exceptionnellement, ceux qui manient la terre humide au voisinage de foyers permanents de chaleur : briquetiers, potiers, tuiliers, ouvriers occupés à la construction des tunnels ou à l'exploitation des solfatares.

Les mineurs sont, de beaucoup, les plus fréquemment atteints et surtout, parmi ceux-ci, les *ouvriers du fond*, c'est-à-dire ceux qui taillent le charbon dans les galeries étroites et basses, mal ventilées et humides. Les *Hercheurs* qui vont et viennent des puits aux plans de taille, poussant les « berlines » ou wagonnets, et les *ouvriers du jour*, sont très rarement infectés.

La fréquence et la gravité de la maladie sont extrêmement variables suivant les localités. Des charbonnages très voisins et quelquefois les mêmes charbonnages présentent des puits ou des galeries absolument indemnes, et d'autres puits ou galeries où presque tous les ouvriers sont infectés. Nous aurons plus loin l'occasion de revenir sur ces faits très importants.

La proportion des ouvriers *ankylostomiasiques*, c'est-à-dire souffrant de l'anémie due au ver, est, dans tous les cas, relativement minime par rapport à celle des ouvriers *ankylostomés*, c'est-à-dire porteurs du ver. A la conférence du 4 avril 1903 à Berlin, *Reuss* a produit des chiffres d'où il semble résulter que le rapport du nombre d'ankylostomiasiques au nombre d'ankylostomés est de 15 pour 100. *Herer* donne la proportion de 25 pour 100. Dans les charbonnages du nord de la France, où l'anémie est très bénigne et peu répandue à l'heure actuelle, nous en trouvons à peine 5 pour 100.

Ajoutons toutefois que ces chiffres ne valent que pour le moment où on les relève, car on observe de temps en temps des poussées épidémiques graves qui tiennent sans doute à une plus grande virulence du parasite ou à d'autres influences qui nous échappent. Toujours est-il qu'à de certaines périodes, l'infection exerce de véritables ravages : des recrudescences de ce genre ont frappé, au cours de ces dernières années, les charbonnages de Westphalie et ceux du bassin de Liège. Elles ont provoqué dans le monde minier de ces régions une émotion qui n'est pas encore calmée. Dans la seule province de Liège, d'après un rapport de Malvoz, 800 malades ont été soignés dans les hôpitaux en trois ans, et l'administration provinciale s'est trouvée obligée de répartir, entre les mineurs atteints, une somme de 62 257 francs pour 42 677 journées de chômage causées par la maladie.

On s'est naturellement demandé s'il existait quelque rapport entre la nature de la houille maigre ou grasse et le développement de l'ankylostomiase. Les enquêtes effectuées dans cet ordre d'idées sont restées infructueuses. Il semble jusqu'à présent que l'infection dépend de plusieurs facteurs dont l'un des plus importants est le *mode d'exploitation* de la mine. Partout où la ventilation est largement assurée, où les galeries sont suffisamment vastes et sèches, le mal n'existe pas. On l'observe, au contraire, d'autant plus fréquent et plus grave que l'humidité est plus grande et la ventilation moins parfaite.

Un autre facteur, plus important encore, est l'ouvrier mineur lui-même, dont l'éducation et les habitudes favorisent ou éloignent la contagion. Or, cette éducation et ces habitudes sont, il faut l'avouer, trop souvent déplorables : hâtons-nous de dire qu'on n'a pas encore fait grand'chose pour les modifier.

L'ouvrier ignore le danger que peuvent présenter les déjections déposées n'importe où, dans les plans de taille, où lui-même et ses camarades sont exposés à se souiller les mains et les vêtements. Il se soulage où il se trouve, sur une pelle, dans une berline ou dans un remblai.

Si les conditions de la mine sont favorables à l'évolution des œufs d'ankylostome, celle-ci tout entière peut ainsi se trouver infectée de proche en proche et il suffit d'un seul ouvrier porteur du ver pour propager l'infection à tout un charbonnage.

Modes de contagion. — Il paraît incontestable que les larves pénètrent le plus ordinairement dans l'organisme par le tube digestif. Tous les auteurs qui ont étudié l'ankylostomiase sont d'accord à ce sujet. La contamination s'effectue alors par les aliments que les mains souillées portent à la bouche. Mais ce mode de transmission n'est certainement pas le seul ; on a incriminé aussi les poussières qui renferment parfois des larves desséchées et revivifiables après leur introduction dans les voies respiratoires : ce mode d'infection est probablement exceptionnel.

En 1898 *Looss* a, pour la première fois, démontré que la pénétration des larves pouvait s'effectuer par la peau[1]. Il avait constaté à plusieurs reprises le développement de la maladie parmi les travailleurs de laboratoire dont l'excès de précautions vis-à-vis du contage ne permettait pas d'admettre l'infection digestive. Il observa par lui-même que, lorsqu'on dépose sur la peau un liquide larvifère, le tégument devient rouge comme s'il s'agissait d'une plaque d'urticaire et est le siège de démangeaisons vives. Il vit que les larves pénétraient par les follicules pileux et, quelques semaines après, ses déjections contenaient des œufs en grand nombre.

L'expérience fut répétée sur plusieurs personnes avec le même résultat. Il réussit également sur de jeunes chiens avec l'*ankylostomum duodenale* humain et avec l'*ankylostomum caninum*. Des follicules pileux, les larves passent dans le derme pour y atteindre un vaisseau lymphatique ou sanguin; par ces deux voies elles sont conduites au cœur, puis au poumon; de là elles passent dans les voies respiratoires et finalement émigrent dans l'intestin par la trachée, le larynx et l'œsophage. Le processus migrateur s'accomplit d'autant plus rapidement que les animaux infectés sont plus jeunes.

Au récent Congrès de Zoologie de Berne (août 1904) *Looss* a exposé de nombreuses préparations tout à fait démonstratives, où l'on voyait en abondance les jeunes nématodes dans les diverses régions de la peau, dans les vaisseaux lymphatiques et sanguins, dans les alvéoles pulmonaires, les bronches, etc. Chez les ani-

1. *Centralbl. f. Bakter.*, 1898, 1901, 1902, 1903, 1904 et *Congrès de Zoologie de Berne*, août 1904.

maux jeunes, au bout de 24 heures environ, les poumons sont largement infectés.

Ces faits ont été confirmés par *Schaudinn* qui, en opérant sur deux *Innuus sinicus*, a réussi à donner à ces singes des infections intestinales à *ankylostomum duodenale*. Le liquide contenant les larves était déposé sur un petit espace tondu de la peau du dos entre les deux épaules ; lorsque le liquide était desséché, la région était soigneusement désinfectée à l'alcool absolu. Chez l'un des deux singes, infecté successivement les 11, 29 et 30 juin 1904, et qui fut sacrifié six heures après la troisième infection, *Schaudinn* a trouvé, comme *Looss*, des larves dans la peau, dans les poumons et le sang du cœur[1] et d'autres dans l'intestin grêle.

Le fait est donc bien établi que la voie cutanée peut servir à la pénétration des larves d'ankylostome.

D'ailleurs un assez grand nombre de faits cliniques étayent ces constatations expérimentales :

Perroncito avait déjà remarqué la fréquence d'éruptions cutanées chez les ouvriers du Saint-Gothard. *Bozzolo*, en 1879, avait fait la même observation chez les briquetiers, et *Manouvriez*, à Valenciennes, rappelle l'existence de l'*urticaire tubéreux* ou *gourme des mineurs*, souvent accompagné de catarrhe des bronches et précédant l'anémie. Enfin *Patrick Manson* décrit une dermatite siégeant à la plante des pieds, spéciale aux coolies indiens qui travaillent sur le sol humide et sablonneux, riche en larves d'ankylostomes.

En 1901, *Sandwith*[2] fit une expérience très démonstrative sur la jambe d'un enfant de 13 ans qui devait subir, quelques heures plus tard, l'amputation : les larves furent retrouvées dans la gaine des poils et dans le tissu cellulaire sous-cutané.

1. Fritz Schaudinn, *Deutsch. med. Wochensch.*, n° 37, 1904.
2. *Gaz. hebdom.*, 12 janvier 1902.

L'infection ankylostomiasique peut donc se produire par la peau et les voies respiratoires aussi bien que par le tube digestif. Nous aurons à tenir compte de cette donnée lorsqu'il s'agira de déterminer les mesures prophylactiques qu'il convient de prendre pour empêcher la propagation de la maladie.

IV

ÉTUDE CLINIQUE DE L'ANKYLOSTOMIASE

La symptomatologie de l'infection ankylostomiasique ne diffère en rien de celle de l'*anémie pernicieuse* décrite par les anciens pathologistes, ou de l'*hypohémie tropicale* telle que nous l'ont fait connaître *Griesinger* en Égypte et *Wücherer* au Brésil. Deux phénomènes la dominent : le plus constant paraît être une altération du sang caractérisée surtout par la chute du taux de l'hémoglobine et par une augmentation considérable du nombre des leucocytes éosinophiles. Le second, qui manque assez souvent et qui avait seul attiré, jusqu'à ces derniers temps, l'attention des observateurs, est l'*anémie* avec tout son cortège de signes extérieurs : teinte jaune de la peau, décoloration des muqueuses, palpitations et défaillances cardiaques, céphalalgie, douleurs épigastriques et abdominales, faiblesse musculaire et lassitude générale; enfin, dans les formes graves, bouffissure de la face et œdème des membres précédant l'établissement d'une véritable *cachexie*.

Incubation. — La durée de l'incubation est de cinq à six semaines : elle correspond au temps qu'exige le parasite introduit dans l'organisme pour achever son évolution et pour se fixer sur les parois de l'intestin grêle. Cette durée a pu être précisée par *Looss* sur lui-même et par *Sandwith* sur le singe et sur l'homme.

Au début de l'infection et alors que les œufs se montrent déjà nombreux dans les déjections, le malade ne ressent généralement aucun symptôme. Quelquefois seulement on note des nausées (*Looss*) ou des vomissements. On perçoit tout au plus quelques légères douleurs dans les régions épigastriques ou abdominales, mais les troubles digestifs sont exceptionnels.

Pendant cette période prodromique, il arrive, dans certains cas, que l'on observe des lésions cutanées, éruptions papulo-vésiculeuses analogues à l'eczéma ou à l'urticaire tubéreux (gale du sol, *ground-itch*, gourmes des mineurs). Celles-ci apparaissent sur les régions du corps qui ont été en contact avec des matières contaminées : elles résultent vraisemblablement de l'infection primitive de la peau autour des points par lesquels s'est effectuée la pénétration des larves.

Deux mois environ après, le premier signe important qui se manifeste est une *douleur épigastrique* discontinue, plus ou moins vive, augmentée par la pression et momentanément calmée par l'ingestion d'aliments. Cette douleur s'irradie parfois vers l'épaule gauche ou vers la fosse iliaque du même côté. Elle peut être d'emblée abdominale et s'accompagner de troubles dysentériformes (*Firket*).

Tantôt l'appétit manque, tantôt au contraire il est exagéré, et le malade, cherchant à apaiser sa faim, provoque des troubles dyspeptiques, des vomissements, des borborygmes et de la diarrhée avec évacuation d'aliments non digérés. Dans certains cas, il y a une constipation opiniâtre que ne réussissent pas à vaincre les purgatifs huileux. La langue est sale, l'haleine fétide, le goût se pervertit et les malades mangent de la boue, de la terre, de la craie, de la chaux et du charbon. C'est à cette perversion, surtout fréquemment observée chez les Indiens et les nègres, que l'on a donné le nom de *pica* ou de *géophagie*.

Lorsque les vomissements se répètent, ils sont aqueux, muqueux ou bilieux.

La fièvre apparaît bientôt et revêt le type subcontinu

ou intermittent : elle ne dépasse pas 38 à 38°,5 et dure habituellement plusieurs jours sans rémission. Dans le type intermittent, la courbe de la température est assez semblable à celle de l'infection malarienne. La rapide élévation aboutit à un plateau et la chute s'accompagne d'un stade de sueurs. Le retour à la normale n'est jamais complet, contrairement à ce qui se produit dans la malaria. *Menche* et *Shali*, ainsi que *Masius*, ont noté de légères exacerbations vespérales.

L'*anhélation* est fréquente à la première période de la maladie. Les malades ne peuvent se livrer à des travaux fatigants sans présenter de véritables crises de dyspnée avec palpitations cardiaques (*Manouvriez*). Les mouvements respiratoires sont accélérés et il existe souvent de la tendance aux lypothymies et aux syncopes.

Des épistaxis abondantes se renouvellent sous l'influence du moindre effort ou de la moindre excitation. Enfin la faiblesse générale s'accentue et d'autres symptômes en rapport avec la déchéance physiologique de l'organisme ne tardent pas à apparaître : on commence à apercevoir la décoloration des muqueuses, surtout aux lèvres et aux paupières. La tête est pesante. Le malade accuse des vertiges oculaires, une céphalalgie frontale plus ou moins vive et progressive, des douleurs lombaires qui l'empêchent de se baisser, des névralgies intercostales et une très grande impressionnabilité au froid (*Manouvriez*[1]).

Le moral ne tarde pas à s'affecter et le sujet perd complètement le goût du travail.

Les *manifestations cutanées* que nous avons déjà relatées à la période d'invasion, revêtent des formes diverses. *Préviteria*[2] a observé dans les solfatares de Muglia, chez les ouvriers ankylostomiasiques, une

1. *De l'anémie des mineurs d'Anzin.* Valenciennes, 1878.
2. *Giornale della Reale Soc. ital. d'igiene*, 28 novembre 1898, p. 499-546.

affection de la peau appelée par eux *pitirr* et caractérisée par du prurigo, des papules, de la rougeur et du gonflement. Cette affection siège surtout à la face palmaire des mains.

Looss décrit des pustules d'acné sur toutes les surfaces découvertes du tégument : c'est dans ces pustules qu'il a découvert des larves d'ankylostome. *Bentley* a donné les noms de *gale du sol*, de *panighao*, *water-itch*, *water-pox*, *water-sores*, *sore-feet of coolies* à une affection tantôt érythémateuse, tantôt pustuleuse, siégeant à la plante des pieds des indigènes qui marchent sur un terrain infecté. *Scheult* et *Dalgetty* ont observé des lésions croûteuses apparaissant surtout aux surfaces articulaires et semblables à celles que détermine un acarien, le *rhizoglyphus*. Enfin, *Manouvriez*, dans un beau mémoire sur l'anémie d'Anzin, couronné par la Société de médecine de Saint-Étienne et de la Loire, notait un certain nombre de manifestations cutanées chez les mineurs du Nord. C'était tantôt une éruption d'allure eczémateuse siégeant surtout au tronc, à la naissance du cou, au pli du coude, au creux poplité ou dans le pli interfessier où elle détermine une vive démangeaison ; tantôt des vésico-papules plus ou moins confluentes aux pieds ou aux mains et, d'une manière générale, aux parties en contact avec les eaux de filtration des galeries et le poussier de houille ; ou bien encore cette éruption que les ouvriers appellent *gourme* et qui est caractérisée par des nodosités rouges, indurées, d'un volume variant de celui d'un petit pois à celui d'un haricot. Ces nodules s'étendent jusque dans le tissu cellulaire sous-cutané : ils causent un vif prurit et disparaissent au bout de deux ou trois jours alors que d'autres leur succèdent.

Leur siège d'élection est surtout aux membres supérieurs et inférieurs.

Quand ces nodosités sont nombreuses elles s'accompagnent assez fréquemment d'une bronchite catarrhale intense (*catarrhe des gourmes*), dont les atteintes répétées peuvent déterminer de l'emphysème pulmonaire.

Ce catarrhe spécial, signalé également par *Masius*. *Francotte* et *Kuborn* en Belgique, est une inflammation des grosses bronches, longue à guérir. L'expectoration qui l'accompagne est aérée, visqueuse, blanchâtre. Il serait du plus grand intérêt d'y rechercher la présence de larves d'ankylostome.

La période prodromique que nous venons de décrire dure environ un ou deux mois. L'anémie va bientôt apparaître, progressivement grave. Nous entrons dans la période d'état.

Période d'état. — Les phénomènes que nous avons précédemment étudiés s'accentuent. L'anémie se manifeste surtout par la décoloration des muqueuses et la pâleur blafarde de la face. La peau est jaunâtre, d'un blanc cireux (*maladie jaune* des anciens auteurs); elle semble amincie, transparente, légèrement œdématiée. La pupille est dilatée; la sclérotique a une couleur blanc nacré éblouissant; le regard, fixe, donne au sujet un air hébété.

Les pulsations des vaisseaux du cou deviennent très visibles. Le thorax s'émacie, l'abdomen augmente de volume et on observe souvent un peu d'ascite qu'accompagne un léger œdème pré-tibial.

Ce tableau symptomatologique peut être moins accentué, alors même que les recherches hématologiques, dont nous parlerons tout à l'heure, révèlent une diminution de la richesse globulaire et de la teneur en hémoglobine. Certains malades conservent toutes les apparences d'une bonne santé.

Jamais l'anémie ankylostomiasique ne s'accompagne de perte de poids.

L'auscultation du cœur révèle tantôt l'existence d'un bruit de souffle unique, siégeant à la pointe ou à la base, tellement intense qu'il couvre les autres bruits, et fait penser à une affection valvulaire; tantôt, au contraire, on perçoit plusieurs souffles, à la pointe et à la base, ou bien un souffle systolique dur, au niveau de l'artère pulmonaire. La jugulaire externe présente un vrai ou un faux pouls veineux. La jugulaire interne fait entendre à l'auscultation un bruit de rouet, ou de diable, avec, très rarement, du frémissement cataire. Le pouls est mou, accéléré, égal et régulier.

D'une manière générale, les signes stéthoscopiques cardio-vasculaires sont beaucoup moins accusés que dans la chlorose, mais rappellent exactement ceux qui ont été signalés dans l'anémie pernicieuse. La masse du sang étant, dans ce dernier cas, et dans l'ankylostomiase, peu diminuée, il manque une condition nécessaire à la production rapide des souffles anémiques (*Hayem*).

Étude du sang. — L'étude du sang, dans l'infection ankylostomiasique, est d'une importance diagnostique et pronostique capitale.

Ce liquide ne présente pas, en apparence, de modifications considérables dans son aspect : lorsqu'on pique le lobe de l'oreille ou la pulpe du doigt, il s'écoule un peu pâle et séreux, parfois de couleur gris rosé, mais le caillot qu'il produit se rétracte normalement.

Seuls les éléments figurés subissent des altérations considérables. Les hématies sont modifiées dans leur nombre : tantôt l'hypoglobulie est légère, accompagnée d'une baisse notable de la teneur en hémoglobine; tantôt on constate une hypoglobulie intense et progressive (*Marcel Labbé*)[1]. Le chiffre des globules rouges tombe au début à 3 500 000, puis bientôt à moins de 2 000 000. C'est là une moyenne qui résulte des analyses de *Boycott* et *Haldane*, *Stiles*, *Grünberger*[2], etc.

1. *Traité d'hématologie*, Paris, 1904.
2. *Wiener klin. Wochenschift*, 1902, n° 52.

Le taux de l'hémoglobine tombe également : *Boycott*, *Sahli*[1], *Stiles*, l'ont vu descendre à 27 et 17 pour 100, avec l'appareil de Fleischl.

Les globules rouges sont aussi modifiés dans leurs dimensions et leur aspect. Toutes les formes d'hématies nucléées peuvent se rencontrer, et parfois on constate l'apparition de mégaloblastes en nombre considérable. Cependant cette réaction mégaloblastique n'est pas constante : elle n'existait pas dans les observations de *Gappert*[2] et de *Sandwith*[3], et il en résultait un abaissement de la valeur globulaire. Celle-ci équivalait à 0,55 dans des cas observés par nous.

La résistance des hématies est affaiblie : dans les préparations fraîches elles se déforment très rapidement et se transforment en boules sphériques, très colorées, ou microcytes, semblables à ceux qu'*Eichorst* remarqua dans l'anémie pernicieuse.

Les hématoblastes sont peu nombreux : de 200 000, leur chiffre peut tomber au-dessous de 50 000.

La caractéristique de la formule hémoleucocytaire chez les sujets atteints d'ankylostomiase est l'augmentation du nombre des *leucocytes éosinophiles*. *Müller* et *Rieder*[4], les premiers, ont trouvé chez deux malades 8,2 et 9,7 pour 100 d'éosinophiles. *Jappert* en a compté 17 pour 100. *Ehrlich* et *Leichtenstern* signalent un cas avec 72 pour 100.

L'éosinophilie a fait l'objet d'études importantes de la part de *Boycott* et *Haldane*, de *Stiles*, de *Malvoz*, de *Lambinet*, d'*Honoré*, etc.... Tous ces auteurs ont obtenu des résultats concordants. Ils ont montré que, longtemps après la guérison, les modifications du sang persistent, et qu'on peut se servir de ce signe pour déterminer l'incapacité ou la capacité de travail.

1. *Deutsch. Archiv. f. klin. med.*, 1883, XXXII, p. 421.
2. *Wiener klin. Woch.*, 1892, p. 347.
3. *Brit. med. Journ.*, 1894, I, p. 1362.
4. *Deutsch. Arch. f. klin. med.*, 1891, B^d, 48.

Outre cette polynucléose éosinophilique, sur laquelle nous aurons à revenir plus longuement à propos du diagnostic de l'ankylostomiase, on observe aussi une réduction du nombre des neutrophiles, et une augmentation de celui des mononucléaires.

Excrétions. — La plupart des ankylostomiasiques accusent des alternances irrégulières de constipation et de diarrhée. Les déjections renferment fréquemment de petites masses de sang noir, plus ou moins digéré, qui proviennent des morsures d'ankylostomes. *Stiles*, sous le nom d'*épreuve du papier buvard*, indique un élégant procédé diagnostic tiré de la recherche du sang contenu dans les selles : sur une feuille de papier buvard blanc il dépose un petit fragment du bol fécal (gros comme une noisette) et l'y laisse séjourner une heure. La tache formée sur le buvard a des bords concentriques rougeâtres et dénote la présence du sang.

Il est bien évident que cette épreuve n'a qu'une valeur toute relative : la présence d'hémorroïdes suffirait à en vicier les résultats. Elle présente néanmoins dans quelques cas un certain intérêt.

On rencontre assez souvent, dans les déjections de sujets porteurs du ver, des lamelles de cholestérine (*Firket*) et des cristaux octaédriques, désignés sous le nom de *cristaux de Charcot-Leyden*; ces éléments, que l'on observe aussi dans les crachats des asthmatiques, ont été vus pour la première fois dans les selles d'ankylostomiasiques, par *Bizzozero*[1].

Leichstenstern a recherché en vain les globules éosinophiles, soit dans les déjections, soit dans le mucus intestinal.

Les urines sont généralement limpides, peu colorées, d'une odeur légèrement résineuse (*Manouvriez*) et

1. *Manuel de microscopie clinique*, 2e éd. française, p. 222.

d'une densité faible, variant de 1010 à 1015 (*Sandwith*). Elles sont indifféremment neutres ou alcalines, très rarement acides. Elles ne contiennent ni albumine, ni sucre, ni indican, ni urobiline. Leur teneur en urée et en acide urique est légèrement augmentée. *Lussana* dit en avoir isolé un poison dont l'inoculation au lapin provoque une baisse rapide du nombre des globules rouges.

Troubles fonctionnels. — D'après *Bœns-Boissau* les ankylostomiasiques présentent souvent de l'impuissance génitale ou de la frigidité. Chez les femmes, les menstrues sont irrégulières, peu abondantes; le sang est pâle, fluide, comme chez les chlorotiques. Certaines hercheuses belges éprouveraient des coliques ovariennes très douloureuses. Chez l'adolescent, la puberté est retardée ; le système pileux se développe tardivement chez l'homme, et, chez la jeune fille, il n'est pas rare de voir la menstruation apparaître à 19 ou 20 ans. Les femmes enceintes ont une tendance à l'avortement (*Stiles*) ; les nourrices perdent très vite leur lait.

Les modifications du système nerveux sont en rapports avec le degré d'anémie. Beaucoup d'observations signalent une hypersensibilité de la peau. Il y a hypalgésie (*Riembault*) et hyperthermesthésie : le sujet éprouve continuellement une sensation de froid aux membres inférieurs. Les mouvements volontaires des membres sont brusques, mal coordonnés (*Masius*). Au début de la maladie il existe souvent des crampes dans les jambes.

On a aussi noté des convulsions épileptiformes à la période d'incubation. Il est très probable qu'il s'agit là de réflexes d'origine intestinale, provoqués par la fixation des parasites dans le duodénum.

Habituellement, les réflexes tendineux et cutanés sont exagérés.

D'une statistique publiée par *Sandwith* il résulte que,

dans 35 pour 100 des cas, on ne trouve qu'un réflexe unilatéral, qu'il est aboli dans 48 pour 100 des cas, augmenté dans 12 pour 100, diminué dans 5 pour 100.

Le moral des malades est, nous l'avons déjà dit, extrêmement déprimé. Ils sont apathiques, dénués d'énergie. Dans les cas très graves, ils rêvassent toute la journée et refusent de manger. Parfois un délire doux et tranquille persiste plusieurs jours sans rémissions.

Du côté des organes des sens, nous avons déjà signalé la dilatation pupillaire et l'aspect spécial de la sclérotique, d'un blanc nacré. *Stubbert*, de New-York, a été frappé de la fixité du regard des malades. *Dransart*[1], de Somain et d'autres auteurs ont observé du nystagmus uni ou bilatéral. La vision est affaiblie mais peu modifiée : il y a parfois de l'amblyopie.

L'examen du fond de l'œil révèle : 1° de la décoloration de la choroïde, d'où un aspect gris, à peine rosé ; 2° de l'œdème et de la décoloration de la papille optique dont les bords ne sont plus distincts. Les vaisseaux rétiniens sont diminués de calibre et entourés d'une gangue œdémateuse dans laquelle ils disparaissent en certains points (*Manouvriez*).

Fuchs, chargé par *Masius* et *Francotte* d'examens ophtalmoscopiques à Liège, a noté la pâleur générale du fond de l'œil et, à côté des veines rétiniennes, la fréquence de taches blanches dues probablement à des hémorragies anciennes. Ces remarques ont été confirmées par *Rampoldi*[2].

Du côté de l'ouïe, les malades accusent parfois des bourdonnements d'oreille persistants.

Stiles signale une tendance à la non-guérison des plaies et à la formation d'abcès.

La force musculaire est extraordinairement amoindrie. La contracture faradique et galvanique est affai-

1. Communication au *Congrès du Havre*, 24 août 1877

2. *Congrès int. d'ophtalmologie*, Milan, 1880, VI, 283-85.

blie. Au dynamomètre, l'effort est restreint et peu prolongé.

L'état général est évidemment mauvais : il peut être aggravé par l'adjonction de symptômes très divers, indépendants de l'affection initiale.

Marche et terminaison. — La marche de la maladie est très différente suivant les cas. La guérison spontanée est possible, mais elle est lente à se produire et peut demander plus de six années (*Bentley*). Lorsqu'une thérapeutique efficace intervient, les symptômes d'anémie disparaissent peu à peu; toutefois, la formule hémoleucocytaire normale ne se rétablit que lentement. Lorsque la maladie est abandonnée à elle-même, on observe des alternatives d'améliorations et d'aggravations successives, celles-ci obligeant le malade à suspendre son travail. Elle dure alors très longtemps sans se manifester par des symptômes à grand fracas. D'une statistique dressée par *Sandwith*, il résulte que, dans 29 cas d'ankylostomiase non compliquée d'affections intercurrentes, la maladie a duré 3 ans; 13 cas ont évolué en 4 ans, 6 en 5 ans, 3 en 6 ans, 2 en 8 ans, 2 en 9 ans, 2 en 11 ans et 1 en 15 ans. Il est probable que, dans ces derniers cas, il s'agissait d'infections cumulatives.

Les terminaisons rapides et graves sont l'exception. Lorsqu'on les observe, la mort survient subitement ou après une période de marasme avec complications intercurrentes.

La mort subite se produit quelquefois pendant la période d'invasion, à la suite d'une syncope due à l'intensité des douleurs épigastriques.

Les intoxications dues à l'alcoolisme ou à la syphilis semblent prolonger la période d'état, mais aggravent les symptômes et le pronostic.

La tuberculose coïncide rarement avec l'ankylostomiase. Elle est, du reste, relativement peu fréquente chez les mineurs, au moins chez ceux des concessions minières du nord de la France.

Lorsque les malades vivent sans soins, dans un état voisin de la misère physiologique, ils tombent souvent dans un marasme précurseur de la mort. *Eichorst*[1] a admirablement décrit cette période caractérisée par l'atrophie du système musculaire et adipeux, avec œdème et bouffissure de la face. Les malades sont alors obligés de garder le lit, les forces diminuant progressivement. Puis, l'asystolie aidant, l'hydropisie envahit les cavités séreuses, l'albuminurie apparaît avec des symptômes de néphrite. Le malade éprouve des douleurs de tête violentes, de la rachialgie. Le poumon s'engorge, le foie devient volumineux, l'ascite remplit la cavité abdominale, gênant les mouvements du diaphragme. Le malade meurt par insuffisance de la circulation cardiaque, à moins qu'une crise délirante ne l'emporte en quelques heures.

Voici, à titre d'indication, le tableau clinique de la maladie, tel que l'a indiqué *Lutz* et reproduit *Macdonald* :

I. *Stade de symptômes exclusivement locaux :*
   a) *Forme aiguë.*
   b) *Forme chronique.* — Dans les deux formes les symptômes sont semblables et caractérisés par des troubles de la digestion. Ni pâleur, ni fréquence du pouls.

II. *Stade d'anémie* (fausse chlorose) :
   a) *Forme aiguë : 1° Premier degré :* Les vaisseaux des conjonctives sont visibles; les ongles et les lèvres pâlissent; le pouls est fréquent; pas de souffle anémique. 2° *Deuxième degré :* Conjonctives décolorées; parties sous-unguéales blanchâtres, lèvres pâles; pouls toujours accru; souffle anémique.
   b) *Forme chronique :* Anémie plus ou moins intense; hypertrophie cardiaque et dilatation; insuffisances valvulaires rares; pouls fréquent.

1. Trad. allemande par A. Eshner, 1901, v. I, 628, p. 84, Phidelphie et Londres.

III. *Stade d'hydropisie et d'épanchements :*

a) *Forme aiguë :* Anémie profonde; accroissement de la fréquence du pouls; souffles anémiques; œdèmes et épanchements séreux.

b) *Forme chronique :* Symptômes de déchéance organique. Cœur arythmique; myocardite; asystolie; cyanose; anasarque; marasme; mort.

Hâtons-nous de dire que ce tableau symptomatologique très sombre est exceptionnellement rencontré en Europe. Dans l'immense majorité des cas, on n'observe que des symptômes atténués qui guérissent, soit spontanément, soit par intervention thérapeutique. Ils laissent cependant, après leur disparition, une anémie redoutable, sceau presque indélébile de la maladie, préparant le terrain à des infections étrangères surajoutées.

Les rechutes sont fréquentes; mais il semble qu'une série de réinfections successives confère un certain degré d'immunité.

Formes cliniques. — Selon l'influence du terrain, les formes cliniques peuvent différer. On les classe d'après la prédominance d'un symptôme et d'après la rapidité d'évolution générale de la maladie.

La *forme dyspeptique aiguë* est caractérisée par l'apparition précoce de douleurs épigastriques intenses. Les coliques s'ajoutent aux crises stomacales, et c'est pourquoi *Manouvriez* a donné le nom de forme abdominale aiguë à ce type spécial d'ankylostomiase. L'anémie survient dès le début de la maladie et très rapidement, en 5 ou 6 mois. Le malade peut être emporté par des crises diarrhéiques. C'est cette forme qui a été observée lors de l'épidémie de Fresnes, en 1903, par *de Saint-Moulin.*

La *forme dyspeptique chronique* a un début plus insidieux. L'anémie s'installe en même temps que les symptômes gastriques, qui sont d'ailleurs très atténués. La fièvre est continue, avec céphalalgie, photophobie, hyperacousie. L'appétit est conservé, et le malade peut rester pendant des années en bon état général apparent. Les souffles anémiques s'observent toujours dans cette forme. La constipation est la règle.

Il est fréquent que la guérison survienne. Dans le cas contraire, c'est presque toujours une affection aiguë intercurrente qui emporte le malade.

Cette forme a sévi à Anzin de 1811 à 1830, à Aniche-Auberchicourt de 1827 à 1834, à l'Escarpelle en 1871-1872, et, jusqu'à ces derniers temps, aux mines de Graissessac, en Aveyron (*Manouvriez*).

La *forme anémique pure* ou *anémie des mineurs* est la plus communément rencontrée. C'est elle que décrivirent *Firket*, *Masius* et *Francotte*, *Kuborn*, en Belgique, *Buisson*, *Riembault*, *Valat*, *Manouvriez*, en France. Elle est éminemment insidieuse. L'anémie occupe tout le tableau symptomatique bien avant que quelques troubles digestifs apparaissent. Les manifestations organiques et fonctionnelles sont restreintes. L'aspect blafard du sujet, des battements tumultueux des vaisseaux du cou, des souffles cardiaques et quelques légers œdèmes matutinaux sont les seuls signes observés. Les douleurs névralgiques et autres accidents nerveux sont rares. Le nystagmus et la dilatation pupillaire existent quelquefois. La durée est très longue. Le mineur ignore habituellement la cause de la déperdition de ses forces, et il faut toute la sagacité du médecin pour la découvrir. Une terminaison fatale est très exceptionnelle.

La *forme ictérique* est peu fréquente. Elle débute comme la forme dyspeptique chronique. L'appétit est conservé; mais soudain, après une crise gastrique, un ictère se déclare et persiste plusieurs mois, sans décoloration des matières fécales. Cet ictère guérit, mais des rechutes peuvent survenir, qui laissent chaque fois le malade dans un état d'anémie plus profonde.

C'est alors que l'on observe des poussées diarrhéiques avec déjections liquides muqueuses ou muco-membraneuses. Souvent le foie est volumineux, sensible au palper.

Enfin, des *formes anormales* peuvent être caractérisées par la prédominance de certains symptômes exceptionnels, tels que bronchite catarrhale persistante, affections cutanées, troubles oculaires ou acoustiques, troubles nerveux. Nous n'insisterons pas sur ces diverses modalités.

Disons en terminant que, lorsque l'ankylostomiase frappe les jeunes enfants, on observe parfois un retard et même un arrêt complet de la croissance. Il existe certainement un *nanisme ankylostomiasique* analogue au *nanisme mitral*.

A l'exposé des formes qui précèdent, nous devons ajouter que, chez certains sujets, les manifestations ankylostomiasiques peuvent être si bénignes, qu'elles passent totalement inaperçues lorsque l'examen des déjections n'est pas pratiqué. Ces formes bénignes sont, de beaucoup, les plus nombreuses. Nous n'en parlerons pas davantage; qu'il nous suffise de rappeler la distinction, que nous avons énoncée au début, des *ankylostomiasiques* et des *ankylostomés*.

V

ANATOMO-PATHOLOGIE DE L'ANKYLOSTOMIASE

Les lésions anatomo-pathologiques de l'ankylostomiase sont habituellement négligées par les auteurs qui ont étudié cette maladie. Les autopsies sont d'ailleurs rares. *Strong*[1], *Yates*[2], *Clayton*[3], *Capps*[4], *Sandwith*, *Stiles* et *Firket* fournissent quelques documents à leur sujet, mais la plupart se rapportent à des cas d'ankylostomiase américaine.

Lorsqu'on procède à l'autopsie d'un sujet mort d'ankylostomiase, il faut chercher d'abord à dégager les lésions dues au parasite de celles qui relèvent d'une affection intercurrente.

Le corps n'est pas amaigri; il présente au contraire, en général, un certain embonpoint qui est exagéré par la présence d'œdèmes. La couleur de la peau est la même que dans le cours de la maladie. Les organes internes sont pâles et souvent atteints de dégénérescence graisseuse. Il peut y avoir des épanchements dans une ou plusieurs cavités séreuses.

A l'ouverture de la *cavité thoracique*, on trouve les poumons anthracosés, avec des lésions d'emphysème, comme il arrive chez presque tous les mineurs. Dans le péricarde, le liquide séreux est plus abondant qu'à l'état normal, souvent légèrement hémorragique. Le

1. *John's Hopkins Hosp-Rep.*, Baltimore, 1901, v. 10, p. 91-132.
2. d° d° 1901, v. 12, p. 366-372.
3. *Philad. med. J.* 29 june, 1901, p. 1251.
4. *Med. News-New-York*, 29 nov. 1902, p. 1042, v. 81.

cœur est dilaté et flasque. Les parois ventriculaires amincies présentent de la dégénérescence graisseuse. L'oreillette et le ventricule gauche contiennent des caillots. Les cavités droites sont remplies de coagulations fibrineuses volumineuses. Pas de lésions valvulaires. Les ganglions médiastinaux sont accrus de volume, mais sans lésions analogues à celles que l'on rencontre dans la leucémie myélogène.

La *cavité abdominale* renferme généralement du liquide ascitique très riche en fibrine. On ne trouve d'ecchymoses ni sur le péritoine pariétal, ni sur le mésentère.

L'estomac ne présente rien de spécial. L'intestin est pâle. La muqueuse du duodénum et celle du jéjunum sont rouges, enflammées, comme atteintes de catarrhe aigu. Si l'autopsie est pratiquée deux ou trois heures après la mort, on découvre des ankylostomes en nombre variant de quelques unités à plusieurs centaines, fixés à la muqueuse. Au bout de quelques heures, les parasites se détachent et tombent dans la lumière du tube digestif, où ils succombent. La muqueuse présente de nombreuses extravasations sanguines, anciennes ou récentes. Les points où les parasites étaient ancrés sont indiqués par de petites plaies semblables à celles produites par de petites sangsues et situées au centre de chaque extravasation.

Parfois des vers s'introduisent dans la sous-muqueuse et baignent dans un amas de sang. Des pigmentations punctiformes indiquent des hémorragies anciennes.

Outre les ankylostomes, on rencontre très fréquemment, mais dans le cæcum surtout, quelques trichocéphales. Ces nématodes sont si communs chez les mineurs que, contrairement à ce qui se passe chez le chien d'après *Mégnin*, il n'est pas possible d'admettre qu'ils jouent un rôle pathogénique quelconque dans la production de l'anémie.

On a signalé quelquefois de la tuméfaction des ganglions mésentériques et des inflammations locales du péritoine qui finissent par souder l'intestin au mésentère.

Le pancréas peut être induré. Le foie est petit, de couleur jaune orange, en état de dégénérescence graisseuse plus ou moins avancée. En beaucoup de points il existe une dilatation des capillaires comme on en observe dans les affections où il se produit de la stase veineuse dans les vaisseaux sus-hépatiques. Entre les travées des cellules hépatiques, de larges canaux gorgés de sang représentent les vaisseaux capillaires. Les cellules sont petites, écrasées. Dans les capillaires dilatés les leucocytes sont peu abondants et les hématies forment des masses compactes. L'aspect des préparations reproduit assez exactement, suivant *Firket*, celui des coupes de foie dans l'adénie et la pseudoleucémie figurées par *Cornil* et *Ranvier*, mais avec moins de globules blancs. *Daniels*[1] a noté, à l'intérieur des cellules hépatiques, et parfois dans les cellules rénales, des grains de pigment jaune ayant les réactions de l'hématoïdine. Ceci répond évidemment à une destruction du sang, à une hémolyse intense intravasculaire analogue à celle décrite dans l'anémie pernicieuse. *Daniels* pense que cette destruction est le fait d'une absorption intestinale de toxine sécrétée par le parasite.

La rate est augmentée de volume, mais elle n'atteint pas le rebord costal. Sa couleur est pâle. Celle des reins également. Ceux-ci ont souvent la capsule un peu pigmentée. Leurs vaisseaux sont étroits, vides de sang et rétractés, mais il n'y a pas de lésions caractéristiques dans ces organes.

A l'ouverture de la *cavité crânienne*, on trouve la dure-mère adhérente à l'arachnoïde, plus épaisse et plus opaque qu'à l'état normal. Les sinus contiennent parfois des coagulums fibrineux. Les vaisseaux de la base sont sains. La pie-mère a une épaisseur normale :

1. *Brit. Guiana med. annual*, 1895.

on la détache facilement. Le cerveau est pâle et de consistance habituelle. A la coupe on observe de nombreuses hémorragies punctiformes, plus abondantes au niveau du corps calleux.

En examinant au microscope le tissu cérébral au voisinage des foyers hémorragiques, *Firket* a remarqué en plusieurs points une véritable obstruction des capillaires par des leucocytes : c'est probablement à ces oblitérations vasculaires et au défaut de résistance des parois mal nourries des vaisseaux qu'il faut attribuer les extravasations.

Il n'y a rien à noter du côté du système musculaire, sauf la décoloration des tissus. Les leucocytes seraient en nombre très considérable dans les capillaires de la peau pendant les heures qui précèdent la mort (*Litten*)[1].

La moelle osseuse est le siège d'altérations profondes. Dans leur partie diaphysaire, les os longs ont une moelle *rouge*, à consistance de gelée épaisse. Les os courts ont une moelle jaune et graisseuse. Nulle part le tissu médullaire n'a l'aspect grisâtre, puriforme, qu'on a signalé dans la leucémie. Il est fréquent de rencontrer, dans la hauteur des fémurs, des taches jaunes de moelle graisseuse entourées de moelle rouge.

Jamais, au cours de l'ankylostomiase, la moelle osseuse ne subit de modifications aussi profondes que celles qu'ont décrites *Mackensie* et *Cohnheim* dans l'anémie pernicieuse, ou *Litten*, *Orth* et *Eisenlohr* dans le cancer et la tuberculose.

Dans l'anémie parasitaire que nous étudions, les pertes sanguines et les troubles digestifs ont provoqué un effort de régénération du sang, qui se manifeste par un retour de la moelle jaune à la moelle rouge.

Le *sang* n'a pas subi d'autres modifications que celles que nous avons déjà étudiées à propos de la symptomatologie.

1. Path. des Blutes, *Berl. klin. Woch.*, 1883, 27.

VI

DIAGNOSTIC DE L'ANKYLOSTOMIASE

La constatation d'une anémie grave, s'accentuant d'une façon lente et progressive, accompagnée de désordres gastriques et intestinaux, ayant permis la conservation de l'embonpoint et amené la production d'une formule hématologique spéciale, a une valeur diagnostique considérable. Mais l'ankylostomiase n'est pas la seule affection susceptible de produire un tel état anémique, et nous sommes obligés de passer en revue les nombreuses maladies qui répondent cliniquement à ce syndrôme, au cours de leur évolution.

Les signes qui serviront à poser un diagnostic sont de deux ordres : les uns, signes de probabilité, relèvent de l'examen clinique du malade et de l'étude de son sang ; les autres, de certitude, reposent sur l'examen microscopique des matières fécales et sur la présence d'œufs d'ankylostomes dans les selles.

On a cherché dans ces derniers temps à classer les anémies d'après les caractères hématologiques, d'après le mode de fonctionnement des organes hématopoïétiques, ou selon leur nature symptomatique ou essentielle (*Marcel Labbé*). La diminution du nombre des globules rouges, ou celle de la teneur de ceux-ci en hémoglobine, leurs altérations morphologiques, la constatation de formes leucocytaires spéciales, indiquent la souffrance ou la suractivité des organes hématopoïétiques, ou la présence de poisons globulaires dans la circulation.

Cette étude contribue sans doute à éclairer le diagnostic, mais elle ne suffit point à l'établir.

La dénomination d'*anémies essentielles* cache simplement notre ignorance de leur cause. Elle répond au point de vue clinique et anatomo-pathologique à la description générale de ce qu'on est convenu d'appeler l'*anémie progressive pernicieuse*. Cette rubrique englobe en réalité toute une série d'affections caractérisées par une déglobulisation avec ou sans altérations morphologiques des hématies et par une décoloration plus ou moins intense de la peau et des muqueuses, avec troubles cardio-vasculaires.

Ces affections peuvent résulter d une foule de causes différentes, d'ordre infectieux ou toxique. Elles peuvent apparaître au cours des maladies dues aux trypanosomes, ou aux hématozoaires d'autres espèces, telles que la malaria, ou bien à la suite d'infections par des agents microbiens capables de sécréter des poisons du sang tels que les hémolysines, ou bien encore à la suite d'infections intéressant plus spécialement les organes hématopoïétiques.

Il est presque impossible de les différencier cliniquement si ce n'est en tenant compte des circonstances de leur apparition. La chlorose des jeunes filles, par exemple, si fréquente au moment de la crise de la puberté, se manifeste par des symptômes exactement semblables à ceux de l'ankylostomiase : seuls, les commémoratifs et la formule hématologique permettent de ne point les confondre.

On peut en dire autant de toutes les anémies symptomatiques, de celles, par exemple, qui accompagnent ou suivent les hémorragies abondantes ou répétées et de celles qui résultent de suppurations prolongées ou du développement de tumeurs malignes.

L'examen du sang permettra toujours de reconnaître si l'on a affaire à une *lymphadénie* avec ou sans *leucémie*. Cette affection s'accompagne d'une prolifération tellement intense des leucocytes sans augmentation du nombre des éosinophiles, qu'on ne pourrait guère la confondre avec l'ankylostomiase.

Les anémies consécutives aux maladies infectieuses aiguës sont rarement aussi prononcées que celles dues à l'ankylostome. Leur nature sera facilement décelée par la recherche des antécédents morbides et par l'absence d'une formule hématologique particulière. La persistance de certains symptômes ou l'existence d'une réaction sanguine spéciale, comme le séro-diagnostic dans la fièvre typhoïde, éclaireront souvent le diagnostic.

Les maladies aiguës qui laissent, après leurs atteintes, un état anémique plus ou moins accusé sont surtout la fièvre jaune, la variole, la fièvre typhoïde, la coqueluche, le rhumatisme, les streptococcies. Il en est de même de quelques affections chroniques, telles que la syphilis et le mal de Bright. *Marcel Labbé* [1] cite le cas d'un malade chez lequel avait apparu une anémie progressive inexplicable durant la vie; après sa mort, on constata à l'autopsie qu'il était atteint de néphrite épithéliale. Il avait présenté une hypoglobulie intense avec mononucléose. Il s'agissait là d'une anémie par dilution du sang.

Parmi les intoxications anémiantes, d'ordre chimique, l'une des plus communes est celle due au plomb ou aux composés plombiques (céruse, minium). On décèlera celle-ci facilement en raison de la coexistence de manifestations douloureuses, de troubles gastriques ou intestinaux, de paralysies des extenseurs et du liseré gingival de Burton. Elle s'accompagne fréquemment d'hypoglobulie avec apparition de granulations basophiles dans les hématies (*Grawitz* et *Sabrazès*).

L'anémie consécutive à l'action prolongée du mercure chez les syphilitiques est plus susceptible d'être

1. Marcel Labbé et Lortat Jacob, *Soc. Anat.*, juillet 1903.

confondue avec l'ankylostomiase à première vue. L'action toxique du mercure sur les hématies est bien démontrée par l'expérience dite de *Justus*.

Cet auteur a constaté que, dans les cas non traités de syphilis congénitale et de syphilis secondaire ou tertiaire, une friction mercurielle suffit, pour provoquer dans les premières vingt-quatre heures, une perte d'hémoglobine de 10 à 20 pour 100. La notion d'une thérapeutique mercurielle antérieure doit donc attirer l'attention du médecin.

Il faut se rappeler aussi que beaucoup de *poisons chimiques, liquides ou gazeux* et un certain nombre de *médicaments* (chlorate de potasse, antipyrine, phénacétine, phénol, etc.), absorbés à doses répétées, sont capables de produire de l'anémie avec altérations plus ou moins profondes des éléments figurés du sang. Il en est de même de la bile résorbée, des sels biliaires et de beaucoup de toxines bactériennes hémolytiques.

On n'oubliera pas non plus que la plupart des *parasites intestinaux* peuvent manifester leur présence uniquement par des symptômes d'anémie. C'est ainsi que le *tænia bothriocéphale* produit une hypoglobulie intense pouvant abaisser à 595 000 la teneur du sang en globules rouges d'après *Fédoroff*, sans hyperleucocytose très marquée. L'expulsion du ver amène d'ailleurs rapidement la guérison. Le *tænia solium* a été également incriminé comme cause d'anémie dite pernicieuse : *Rechych* en a fourni une observation assez probante.

Enfin, les *oxyures*, l'*ascaris*, l'*anguillule intestinale*, ont exceptionnellement occasionné des pertes sanguines avec anémie notable. La caractéristique de ces diverses infections parasitaires est de produire une augmentation du nombre des éosinophiles. Ce fait a été confirmé par *Bucklers* et *Weil* pour les oxyures ; par *Bucklers* et *Schulze* pour l'ascaris.

Les différentes formules hématologiques que l'on

observe en pareils cas sont très bien exposées dans la thèse de *Limasset*[1].

La conséquence des faits que nous venons d'exposer est que l'examen du sang ne permet pas à lui seul d'établir le diagnostic de l'ankylostomiase. Celui-ci ne peut être affirmé que par la présence d'œufs d'ankylostomes dans les matières fécales. Il importe donc au premier chef de savoir bien reconnaître ces œufs et de ne pas les confondre avec ceux d'autres parasites.

Examen microscopique des matières fécales.

L'examen microscopique des matières fécales n'exige qu'une technique simple et un outillage peu compliqué. Un bon microscope avec un grossissement de 800 diamètres peut suffire à tous les besoins.

Pour éviter le transport au laboratoire de vases contenant les déjections, on se servira avantageusement de petites boîtes cylindriques en zinc, à couvercle glissant, à frottement dur, et portant un numéro d'ordre, frappé en creux. A l'intérieur du couvercle est soudée une petite pelle en métal qui permet de prélever un fragment de matières à examiner. Ce dispositif très pratique est peu coûteux. Les boîtes se nettoient très facilement et sont désinfectées par simple ébullition dans l'eau.

Une parcelle de matière est déposée au centre d'une lame porte-objet; on l'étale avec un fil de platine ou une aiguille à dissocier, en la diluant d'une ou deux gouttes de glycérine ou simplement d'eau. On dépose une lamelle couvre-objet sur la lame, en appuyant légèrement, de manière à réduire le plus possible l'épaisseur de la couche à examiner.

On porte alors la préparation sous le microscope et

1. Limasset, *Thèse Paris*, 1901.

on la lit dans toute son étendue de gauche à droite et de haut en bas avec un grossissement de 300 ou 400 diamètres.

Les œufs d'ankylostomes se reconnaissent facilement, avec un peu d'habitude, à leur forme ovale, à leur contour régulier et à leur transparence qui laisse voir à l'intérieur les blastomères en voie de segmentation. Nous avons déjà décrit avec assez de détails leurs différents aspects pour n'avoir point à y revenir, et nous renvoyons le lecteur aux figures 6, 10 et suivantes.

Nous devons nous borner ici à mentionner les principaux caractères des œufs d'autres parasites que l'on rencontre dans les déjections et qu'on pourrait confondre avec ceux de l'ankylostome (fig. 9).

Citons tout d'abord, dans l'ordre des *Nématodes*, ceux de l'*ascaris lumbricoïdes*. Ces œufs sont ellipsoïdes; ils mesurent de 50 à 75 μ de longueur sur 40 à 50 μ de largeur. Exceptionnellement, leur forme peut être sphérique ou se rapprocher de celle d'un barillet. Ils sont toujours d'une teinte beaucoup plus foncée que celle de l'œuf d'ankylostome. Leur surface est inégale, parsemée de petites bosses. En les comprimant entre lame et lamelle, celles-ci se détachent et la coque apparaît alors lisse, mais très épaisse et formant un double contour. Il est difficile d'apercevoir le contenu de l'œuf et l'on n'y voit jamais trace de segmentation ni d'embryon : son développement ne commence à se manifester que hors de l'intestin et assez longtemps après son expulsion.

La figure 9 (n°s 1 à 14) montre les différents stades d'évolution de ce parasite jusqu'à la libération complète de l'embryon.

Les œufs d'*oxyure* sont oblongs, lisses, non symétriques; l'un de leurs bords étant plus déprimé que l'autre, ils présentent l'aspect d'un haricot. Leurs dimensions sont de 50 à 54 μ de longueur et de 20 à

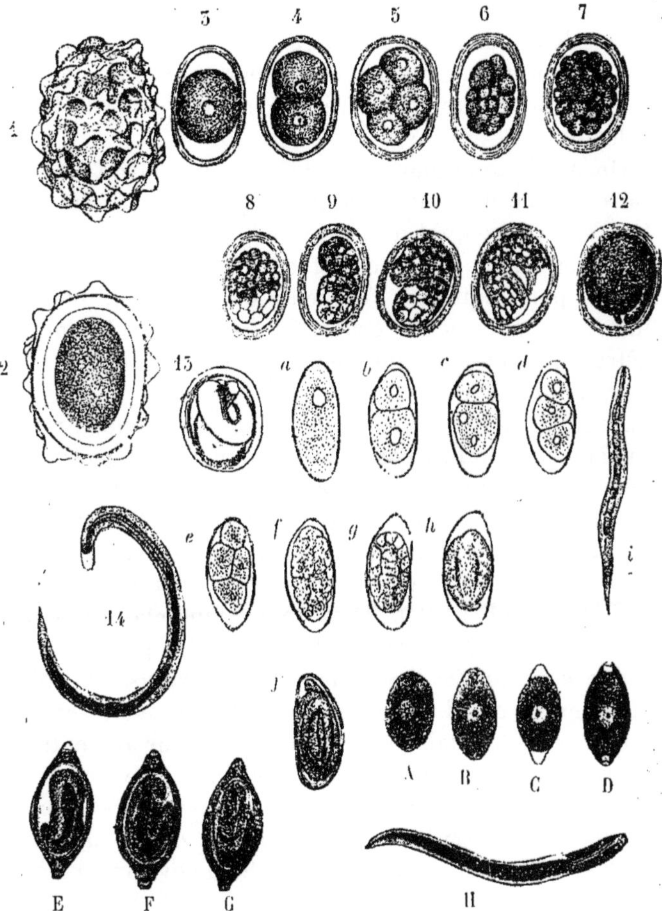

Fig. 9.

1 à 14. Évolution de l'œuf d'*Ascaris lumbricoïdes*; (2) coupe de l'œuf. (D'après Stiles et Leuckart.)

a à *j*. Évolution de l'œuf d'*Oxyurus vermicularis*. (D'après Leuckart.)

A à H. Évolution de l'œuf de *Trichocephalus dispar*. (D'après Leuckart.)

25 μ de largeur. Le blastoderme est souvent segmenté au moment de la ponte, et on aperçoit parfois l'embryon déjà tout formé (fig. 9, *a* à *j*).

La paroi unie, transparente, apparaît avec un double contour beaucoup moins réfringent que celui de l'ankylostome.

On a cru longtemps que l'embryon pouvait éclore dans le tube digestif et subir sur place son évolution. *Leuckart* pense qu'il n'en est rien.

Le diagnostic clinique de l'infection par oxyures est facilité par l'expulsion fréquente de petits vers blancs filiformes, à cuticule striée, longs de 5 à 10 millimètres, provoquant une sensation de ténesme et un prurit anal violent.

Les œufs du *Trichocephalus dispar* se rencontrent souvent en nombre considérable dans les déjections. Leur aspect est assez caractéristique pour éviter toute erreur. Ils sont ovales, longs de 51 à 56 μ et larges de 24 à 26 μ. Leur forme est celle d'un citron, avec les deux extrémités du grand axe garnies d'une sorte de bouton saillant, brillant et de teinte plus claire que la coque dont la couleur est brunâtre. La paroi est à double contour. Si l'œuf vient d'être expulsé, on n'y voit ni embryon ni trace de segmentation, mais seulement une tache claire avec un point obscur au centre. Le travail de segmentation ne s'effectue que hors de l'organisme, dans l'eau, et il dure plusieurs mois. *Davaine* a conservé des œufs en état de vie latente pendant cinq ans. Le parasite adulte a environ 45 millimètres de longueur; sa partie antérieure est effilée et plus étendue que la partie postérieure (fig. 9, A à H et 10).

Le *Strongyloïdes intestinalis* (fig. 11) a été décrit par *Bavay* sous le nom d'*Anguillula stercoralis. Normand*, qui l'a observé dans les déjections des malades atteints de diarrhée de Cochinchine, a cru qu'il s'agissait d'une espèce spéciale à cette affection et lui avait donné le nom d'*Anguillula intestinalis*.

Ce parasite présente un embryon dont la ressemblance morphologique avec la larve d'ankylostome est très grande. Les œufs eux-mêmes sont de forme assez semblable, ellipsoïdes, de teinte jaunâtre, à coque lisse et réfringente. Ils ont 70 μ de longueur et 45 μ de largeur, plus longs par conséquent et surtout plus pointus aux pôles que ceux de l'ankylostome. Dès la ponte, ils se segmentent rapidement et l'embryon peut être mis en liberté dans l'intestin quelques heures après. Il mesure 200 à 240 μ de long sur 12 μ d'épaisseur et s'accroît bientôt jusqu'à atteindre une longueur double

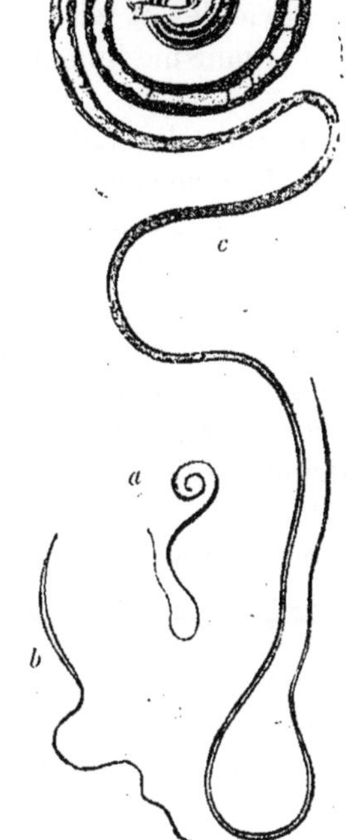

Fig. 10. — Trichocephalus dispar.

a. Mâle (grandeur naturelle).
b. Femelle —
c. Mâle grossi.
d. Œufs (environ 400 diamètres).

de la précédente. Il se distingue par la forme de l'œsophage qui rappelle les larves de *rhabditis* et par la mobilité beaucoup plus grande que celle des larves d'ankylostome. Du reste celles-ci ne se rencontrent jamais dans l'intestin ni dans le bol fécal.

Les larves rhabditoïdes de l'anguillule peuvent devenir strongyloïdes dans l'intestin qui les héberge. Leur queue se raccourcit alors et présente deux saillies latérales près de l'extrémité. La bouche a quatre prolongements labiaux. L'œsophage est cylindrique. Il n'existe pas d'armature dentaire.

Au bout de 8 jours, toutes les larves sont devenues strongyloïdes et elles périssent si elles ne réintègrent pas l'organisme humain.

En somme, les différences structurales qui séparent l'anguillule de l'ankylostome sont légères. La découverte de formes embryonnaires dans les selles, la rapidité de l'évolution et la faible résistance des larves d'anguillules aux agents chimiques et physiques mettront cependant assez facilement l'observateur sur la voie du diagnostic. Ajoutons aussi que l'anguillule semble dénuée de toute influence nocive sur l'intestin et sur l'organisme humain, de sorte qu'on ne peut lui attribuer les méfaits de l'ankylostome.

Parmi les *Cestodes*, le *Tænia solium* et le *T. saginata* produisent des œufs dont la diagnose est facile. Ceux du *T. solium* sont de forme ovale ou globuleuse, d'un diamètre de 31 à 36 μ (fig. 12), et entourés d'une membrane mince, doublant extérieurement une coque épaisse qui enclôt l'embryon, dont le diamètre est de 20 μ. La coque est striée radialement, de couleur jaunâtre.

Ceux du *T. saginata* sont plus allongés : ils mesurent de 30 à 40 μ de longueur, et 20 à 35 μ de largeur. Ils sont presque toujours entourés de leur membrane vitelline. La coque est striée radialement, et plus transparente que celle des œufs du *T. solium*.

Les œufs du *Bothriocephalus latus*, de couleur brunâtre, ont une forme elliptique comme ceux de l'ankylostome, mais ils mesurent de 68 à 71 μ, suivant leur grand axe et de 44 à 50 μ de largeur. Le protoplasma est peu transparent, ordinairement en voie de segmentation au

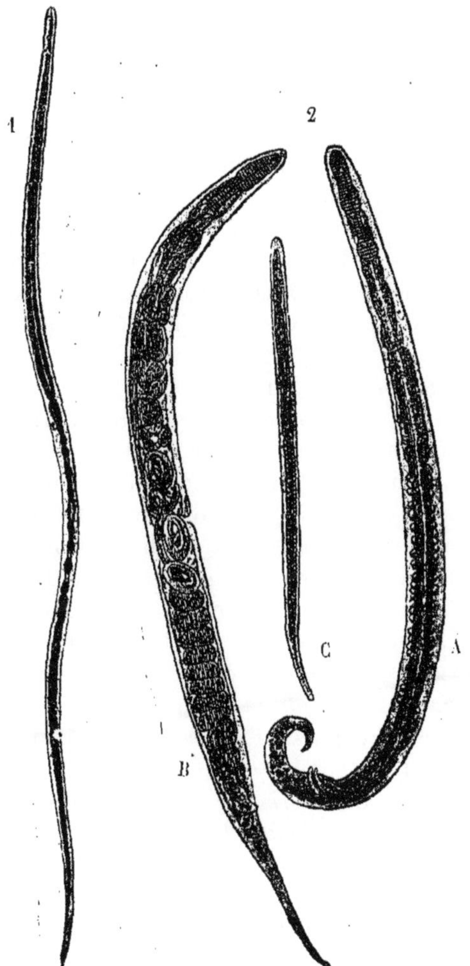

Fig. 11. — Strongyloïdes intestinalis.

1. Anguillule intestinale, femelle adulte. (D'après GRASSI et PALONA.)
2. Anguillule id. (D'après PERRONCITO) { A. Mâle. B. Femelle. C. Larve strongyloïde.

moment de la ponte, et entouré de nombreuses masses vitellines. L'épaisseur du vitellus et les dimensions de l'œuf suffisent à le différencier.

L'éclosion s'effectue dans l'eau. L'embryon formé se compose d'un endoderme revêtu d'un ectoderme cellulaire, couvert lui-même de cils vibratiles. Cet endoderme est pourvu de trois paires de crochets. L'embryon soulève l'opercule de l'œuf pour nager dans l'eau. Parfois le manteau cilié se déchire et l'embryon hexacanthe est mis en liberté. Lorsqu'il vient à être ingéré, son développement s'effectue avec une rapidité telle que les œufs apparaissent dans les déjections après 18 à 25 jours.

L'*Hymenolepis nana*, ou *Tænia nana*, se rencontre dans l'intestin grêle de l'homme, et est surtout fréquent en Égypte, en Italie et en France, particulièrement chez les enfants. Ses œufs sont arrondis ou ovalaires, et ne mesurent que de 30 à 35 μ de diamètre. Ils sont entourés de trois enveloppes dont la distinction n'est pas toujours facile. L'enveloppe interne présente à chaque pôle un mamelon peu apparent. Les crochets de l'embryon sont assez difficiles à voir : leurs dimensions sont de 10 à 14 μ. L'expulsion de ces œufs, comme d'ailleurs celle des œufs du *T. solium* et du *T. saginata*, est généralement accompagnée d'anneaux. Ils sont toujours peu abondants.

Dans l'ordre des *Trématodes*, quelques parasites, hôtes anormaux et exceptionnels de l'intestin de l'homme, produisent des œufs qui ont pu être confondus avec ceux de l'ankylostome. Nous les citons, bien qu'il soit rare de les rencontrer en Europe. Le *Distome hépatique* ou *Fasciola hepatica* (fig. 12, n° 1), vulgairement appelé *douve du foie*, pond des œufs ovales, operculés, longs de 130 à 140 μ, larges de 70 à 90 μ, bruns jaunâtres, à parois minces, transparentes, légèrement ridées et semblant former un double contour. Ces œufs sont émis dans les fèces en toutes saisons et expulsés

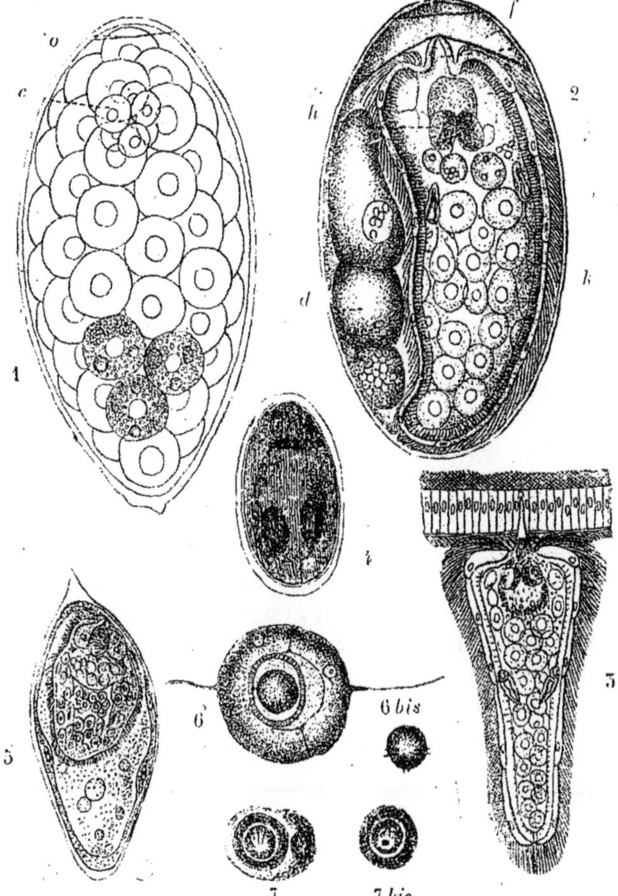

Fig. 12.

1. *Œuf de Distome hépatique* (*Fasciola hepatica*), avec son opercule (*o*) et ses amas cellulaires (*c*). (D'après Thomas.)
2. *Œuf de Distome hépatique* contenant un embryon cilié près d'éclore; (*d*) débris de masses nutritives; (*e*) substance gélatineuse; (*f*) papille en éperon; (*h*) taches oculaires; (*k*) cellules germinatives. (D'après Thomas.)
3. *Embryon de Distome hépatique*, perforant les tissus du mollusque. (D'après Thomas.)
4. *Œuf de Dicrocœlium lanceolatum*, contenant son embryon. (D'après Leuckart.)
5. *Œuf de Schistosomum hæmatobium* (*Bilharzia*), dans les déjections humaines. (D'après Loos.)
6. *Œuf de Tænia saginata*, avec son embryophore enkysté.
6 *bis*. *Œuf de Tænia*, embryophore libre.
7. *Œuf de Tænia solium*, avec sa membrane vitelline primitive.
7 *bis*. *Œuf de Tænia solium*, sans sa membrane vitelline primitive.

(6 à 7 *bis* : D'après Leuckart.)

en quantités innombrables. La segmentation commence à l'intérieur même de l'utérus, mais le développement ne s'achève qu'à l'extérieur du corps humain, sous l'influence de l'humidité et d'une température modérée. Après trois semaines, l'embryon sort en soulevant l'opercule situé à l'un des pôles : il a l'aspect d'un corps allongé, couvert de cils vibratiles, plus large à la portion antérieure où il existe une éminence papilliforme. Cette partie antérieure contient un tube digestif et la postérieure est remplie de cellules germinatives. L'embryon nage dans l'eau. Nous n'insistons pas sur les transformations successives du parasite, qui, devenant un sporocyste inactif, donne naissance à des redies qui produisent à leur tour une nouvelle série, soit de redies, soit de cercaires.

D'autres distomes, tels que *Dicrocœlium lanceolatum* (fig. 12), sont encore plus rarement observés. Les œufs sont de teinte brune ou fauve, noircissant à l'air, longs de 38 à 45 μ, larges de 22 à 30 μ. La coque est très épaisse, à double contour. Ils contiennent, au moment de la ponte, un embryon cilié seulement à la partie antérieure du corps. Les migrations de ces distomes sont inconnues.

Enfin le *Schistosomum hœmatobium*, ou *Bilharzia hœmatobia*, est un parasite exclusif de l'espèce humaine. Ce trématode (fig. 12, n° 5) peut déterminer du côté du tube digestif des lésions analogues à celles que l'on observe dans la vessie dans les cas d'hématuries bilharziennes. Au premier abord, on pense à des hémorroïdes; mais la fréquence des hémorragies, la douleur, le ténesme, enfin des accidents généraux plus graves mettent sur la voie du diagnostic. Celui-ci ne peut être fixé que par la recherche des œufs qui sont ovoïdes et mesurent de 135 à 160 μ de long sur 55 à 65 de large. Ils ont une paroi lisse, à triple contour, et portent ordinairement à l'un des pôles un prolongement épineux qui se montre parfois un peu latéral; on ne voit pas l'opercule. L'embryon ne se développe pas avant la ponte, mais il se forme en général dans le corps de l'hôte. Il est immobile tant qu'il est contenu dans un liquide physiologique ; mais à peine est-il dans l'eau que l'œuf se gonfle, s'allonge, montrant l'embryon écarté de ses parois, cilié et portant à l'une de ses extrémités une sorte de rostre inerme qui représente sans doute un appareil perforateur. De la base du rostre partent deux canaux qui aboutissent chacun à une grosse glande unicellulaire. Entre ces canaux, une masse granuleuse correspond à un tube digestif rudimentaire. Le corps est étranglé en trois endroits. En arrière des deux segments antérieurs, on distingue une paire d'entonnoirs flagellés (*Railliet*). L'embryon ne tarde pas à faire éclater l'œuf et à subir diverses modifications dont nous n'avons plus à nous occuper ici.

On voit, par ce qui précède, que lorsqu'on pratique l'examen microscopique des déjections humaines, on est exposé à y rencontrer des œufs provenant de parasites très divers. Avec un peu d'habitude, il est facile de les reconnaître et de les différencier; mais, dans le doute, on ne devra jamais négliger de pratiquer l'ensemencement d'une petite quantité de matières fécales sur le milieu de *Looss*, et de porter la culture dans une étuve dont la température sera autant que possible voisine de 25°. L'évolution des larves d'ankylostomes s'effectuant, sur ce milieu, en trois à cinq jours, le diagnostic s'établira avec précision, et on ne s'exposera à aucune cause d'erreur.

Il faut savoir que, très souvent, on rencontre, dans les fèces, les œufs de plusieurs sortes de parasites : il est même rare que l'ankylostome s'y trouve seul. Chez les mineurs du Nord de la France, les œufs de trichocéphale et ceux d'ascaris sont particulièrement fréquents, et il n'est pas exceptionnel d'observer, dans la même déjection, à la fois de l'ankylostome, du trichocéphale, de l'ascaris et de l'oxyure !

Il est toujours recommandable d'étudier les matières au plus tard vingt-quatre heures après leur évacuation, car les fermentations microbiennes ne tardent pas à détruire les œufs ou à les déformer à tel point qu'ils deviennent difficiles à reconnaître. Si l'on était obligé de retarder l'examen ou d'expédier les produits à un laboratoire éloigné, on devrait prendre soin de les délayer dans un mélange à parties égales de glycérine et d'alcool, ou, mieux encore, dans une solution saturée de fluorure de sodium.

VII

TRAITEMENT DE L'ANKYLOSTOMIASE

En présence d'un cas d'infection ankylostomiasique, soit qu'il s'agisse d'un sujet atteint d'anémie spécifique, soit qu'il s'agisse d'un simple porteur de ver, la première indication à remplir consiste à expulser les parasites intestinaux au moyen d'une médication anthelminthique.

Celle-ci devra être continuée jusqu'à la disparition complète et persistante des œufs d'ankylostome dans les déjections.

Or, si les vers sont nombreux, comme il arrive fréquemment, il est extrêmement rare qu'un seul traitement puisse suffire. Leur expulsion est rendue très difficile par suite de leur mode de fixation dans les couches profondes de la muqueuse et en raison de leur résistance aux divers agents thérapeutiques. On est donc obligé, dans la plupart des cas, de faire suivre au malade une série de traitements successifs et suffisamment rapprochés pour que leurs effets se superposent. Cette médication est assez pénible à supporter, quel que soit l'agent thérapeutique auquel on donne la préférence.

Le nombre des substances susceptibles d'être efficacement employées est d'ailleurs restreint. La plupart de celles que l'on utilise pour l'expulsion des différents parasites intestinaux, tænias, trichocéphales, ascaris, oxyures, sont impuissantes vis-à-vis de l'ankylostome.

L'écorce de racine de grenadier et son principe actif,

la pelletiérine, le kousso, la santonine, le chénopode, ont été essayés tour à tour sans succès.

Seuls l'extrait de fougère mâle (ou extrait filicique) et le thymol, administrés l'un ou l'autre à hautes doses avec des purgatifs drastiques, donnent des résultats satisfaisants.

La méthode de traitement instituée par les médecins du Knappschaftverein, en Westphalie, est la suivante : Les ouvriers mineurs porteurs du vers entrent le lundi au baraquement Dœcker, dont nous parlerons plus loin, pour y subir leur cure.

Dans la soirée, on leur administre un purgatif qui est généralement composé de 0 gr. 25 de poudre de jalap et de 0 gr. 25 de calomel.

Le mardi matin, on leur fait avaler 8 grammes d'extrait éthéré de fougère mâle avec 20 à 30 grammes de sirop de séné.

Le mardi soir, repas léger. Le lendemain, repos.

Le mercredi soir, nouvelle purgation avec 0 gr. 25 de jalap et 0 gr. 25 de calomel.

Le jeudi matin, encore 8 grammes d'extrait éthéré de fougère mâle avec 20 à 30 grammes de sirop de séné.

Le jeudi soir, repas.

Le vendredi soir, troisième purgation avec 0 gr. 25 de jalap et 0 gr. 25 de calomel.

Le samedi matin, 4 grammes d'extrait éthéré de fougère mâle et 20 grammes de sirop de séné.

Dans la soirée, le malade est autorisé à rentrer chez lui, et on lui donne quatre jours de repos avec son salaire complet.

Le traitement dure donc six jours pleins. Dans 80 pour 100 des cas, les vers sont totalement expulsés.

L'examen des déjections est pratiqué trois fois de suite à 24 heures d'intervalle ; s'il n'existe plus d'œufs, le mineur reçoit son certificat de guérison.

Lorsque l'expulsion des vers n'a pas été complète, l'ouvrier est seulement autorisé à travailler au jour, mais les règlements de police allemands lui interdisent de descendre dans la mine. Il devra, quinze jours ou trois semaines plus tard, subir de nouveau une série de cures.

Pendant toute la durée de l'hospitalisation au baraquement, le mineur reçoit l'intégralité de son salaire (4 marks par jour), dont la moitié est payé par la caisse du Knappschaftverein et la moitié par le charbonnage auquel il appartient. Les frais de traitement, de même que ceux du personnel et du matériel hospitaliers, incombent exclusivement au Knappschaftverein.

Au Dispensaire du mineur de Liège, Malvoz et Lambinet réalisent la cure par l'emploi combiné de l'extrait de fougère mâle et du chloroforme. Voici leur méthode de traitement qui est moins pénible, mais un peu moins souvent suivie de succès que celle usitée en Allemagne :

Le premier jour, purgatif drastique (huile de ricin ou eau-de-vie allemande). Diète lactée.

Le deuxième jour { Extrait de fougère mâle. 4 grammes.
Chloroforme. . . . . . 2 —

En deux doses administrées à une demi-heure d'intervalle.

Deux heures après : 200 grammes d'eau chloroformée à saturation.

Deux heures après { Eau-de-vie allemande. 20 grammes.
Sirop de nerprun . . 20 —

Le troisième jour, repos.

Le quatrième jour, nouveau purgatif drastique.

Le cinquième jour, même traitement que le deuxième jour.

Le sixième jour, repos et sortie du malade dans la soirée.

Malvoz insiste avec raison sur l'importance de la qualité de l'extrait éthéré de fougère mâle. Celui qu'on se procure chez les pharmaciens est rarement de bonne qualité parce que sa préparation est fort délicate et qu'elle doit être récente[1]. Celui qui lui a été fourni

1. L'acide filicique se convertit, avec le temps, en acide filicique hydraté qui se dépose en cristaux et devient inactif.

par la fabrique de produits chimiques de Merck, à Darmstadt, lui a donné pleine satisfaction.

Employée à très haute dose (15 à 20 grammes), cette drogue détermine parfois des troubles visuels, des syncopes, des vertiges et une albuminurie passagère. *Nuel* et *Masius* ont insisté sur ses effets nocifs sur les yeux. Disons cependant qu'en Allemagne, sur plus de 19 000 ouvriers soumis au traitement jusqu'à ce jour, on n'a observé que trois cas d'affaiblissement de la vue ou de cécité, dont deux sur des sujets déjà profondément anémiés. On évite d'ailleurs ces accidents en fractionnant les doses et en prenant soin de *ne pas administrer de l'huile de ricin comme purgatif avec l'extrait de fougère mâle* : l'huile dissout l'acide filicique qui constitue le principe actif de cet extrait et en facilite exagérément l'absorption (*Poulsson*).

On trouve dans le commerce plusieurs spécialités pharmaceutiques à base d'extrait de fougère mâle ou d'acide filicique, et présentés sous forme de bols, de capsules ou de potions. Bornons-nous à citer, parmi ces dernières, le « Tænifuge français » de *Duhourcau*, qui est un mélange d'extrait de fougère mâle et de chloroforme additionné d'une demi-goutte d'huile de croton. *Herman* (de Mons) dit en avoir obtenu de bons résultats.

Goldmann, de Brennberg (Hongrie), prépare un médicament spécial anti-ankylostomiasique, qu'il emploierait avec un succès presque constant; mais jusqu'à présent, il n'en a pas publié la composition.

Le *thymol*, ou *acide thymique* est surtout préconisé en Italie, en Angleterre et en Amérique, de préférence à l'extrait de fougère mâle.

On l'administre le plus ordinairement à la dose de 4 à 8 grammes en cachets ou en capsules gélatineuses. *Leichtenstern* en ordonne même jusqu'à 15 grammes.

La veille du traitement, le malade est astreint à une diète lactée rigoureuse et, le soir, il prend un purgatif : 0 gr. 50 de calomel associé à 0 gr. 25 de poudre de jalap ou à 2 grammes de poudre de séné.

Le lendemain matin, on fait avaler toutes les deux heures 2 grammes de thymol jusqu'à concurrence de 6 à 8 grammes. Chaque dose doit être suivie de l'ingestion d'une tasse de tisane chaude.

Repos absolu au lit.

Dans l'après-midi, on peut laisser boire du bouillon, du lait et du café, mais il faut exiger l'abstention totale de l'alcool qui, dissolvant le thymol, entraînerait des accidents graves. On doit éviter de même les purgatifs huileux, l'eau chloroformée, la glycérine et l'éther qui dissolvent également le thymol et faciliteraient son absorption.

L'intoxication par le thymol se manifeste par un abaissement de la température, un ralentissement du pouls et de la respiration, du collapsus et du délire. Le malade éprouve une violente sensation de brûlure dans le tube digestif et l'estomac. On apaise celle-ci en faisant ingérer de l'eau froide et de petits morceaux de glace.

Les urines se colorent en vert olive et foncent en couleur par le repos au contact de l'air.

Le thymol est contre-indiqué chez les sujets faibles, chez les personnes âgées et chez celles qui éprouvent des troubles cardiaques ou qui présentent des lésions viscérales chroniques. Il produit assez souvent un peu d'albuminurie et quelquefois des hématuries passagères.

Il est regrettable que cette substance soit d'un maniement si délicat, car, en raison de sa composition chimique, elle présente l'avantage d'être d'une activité constante et facile à doser.

Les dérivés du thymol (thymol-uréthane, etc.) n'ont aucune efficacité.

La *doliarine*, ou *doléarine*, employée depuis quelque temps au Brésil, est un ferment semblable, sinon identique à la papaïne, tiré du suc laiteux du *ficus doliaria* (Urticacées), arbre de la région de l'Amazone. Les doses administrées par Wücherer et Guimaraës sont de 30 grammes, répétées tous les trois jours, ou de 15 grammes par jour jusqu'à disparition des œufs. Avec cette médication, il n'est pas utile d'imposer la diète ni le repos.

Ce produit est inconnu en Europe. Nous avons pu l'expérimenter en faisant suivre son ingestion d'un purgatif huileux, et les résultats ont été excellents.

Certains tænifuges d'Abyssinie ont été préconisés contre l'ankylostomiase. Nous citerons surtout parmi eux l'*habbitchogo*, ou bulbes de l'*oxalis anthelminthica ;* le *balbidia*, ou *celosia adænsis*; le *musenna*, ou *moncena*, écorce de l'*albizzia anthelminthica*, d'où *Gastinel* a tiré la *musénine*.

Schemper, gouverneur d'Adua, a observé les effets de cette dernière drogue, et *Goldmann* prétend qu'elle constitue l'agent le meilleur et le plus inoffensif contre l'ankylostomiase.

Grâce à l'obligeance de M. *Dybowski*, directeur de l'école d'agriculture coloniale de Paris, nous avons pu nous procurer un spécimen d'écorce d'albizzia et nous l'avons expérimenté chez des ouvriers mineurs porteurs du ver. Les résultats obtenus furent absolument nuls, soit après l'ingestion de 20, 30 et 40 grammes d'une infusion de poudre d'écorce dans 250 grammes d'eau bouillante (la poudre et le liquide étant absorbés ensemble) ; soit après l'ingestion de 1 à 2 grammes de résine obtenue par évaporation de l'extrait éthéré de l'écorce et préalablement dissoute dans 30 grammes d'huile de ricin. Sous cette forme, l'albizzia produit des effets purgatifs très violents accompagnés de ténesme, de coliques douloureuses avec tendance à la syncope, étourdissements, troubles de la vue et de l'ouïe; mais les ankylostomes ne sont pas expulsés.

Quel que soit le mode de traitement choisi, il est

nécessaire de rechercher les vers dans les déjections; à cet effet, on recommandera au malade de déféquer dans un vase contenant de l'eau. Avec une cuiller de bois à long manche, on malaxera les matières dans le liquide et on jettera le mélange sur un tamis en toile métallique à mailles fines de 1 à 2 millimètres de diamètre. Un léger courant d'eau projeté sur le tamis permettra le passage des matières fécales à travers les mailles, et les vers adultes, mâles et femelles, retenus par le tamis, pourront être facilement recueillis avec une pince. On les réunira dans un petit flacon contenant de l'eau chloroformée ou de l'alcool.

Il arrive parfois que des malades rendent ainsi jusqu'à 1000 ankylostomes en une seule cure!

Lorsque les vers sont expulsés, la seconde indication à remplir est de hâter la guérison complète en traitant l'*anémie*. Celle-ci disparaît le plus souvent en quelques semaines. Il faut procurer au malade une nourriture réconfortante et du repos. *Lutz* affirme que le régime lacté est alors excellent. On peut utilement y ajouter quelques préparations ferrugineuses ou arsenicales. L'hydrothérapie, sous forme de douches froides en pluie, est aussi très recommandable.

DEUXIÈME PARTIE

PROPHYLAXIE DE L'ANKYLOSTOMIASE

VIII

PROTECTION DES MINEURS

Les mesures de protection qu'il s'agit de mettre en œuvre pour empêcher la diffusion de l'ankylostomiase doivent avoir pour objet :

1° D'empêcher, dans une exploitation houillère *indemne*, l'introduction de tout ouvrier porteur du ver;

2° D'empêcher, dans une mine *infectée*, la contamination des ouvriers indemnes.

Dans les deux cas, les larves d'ankylostomes étant les seuls agents du contage, tous nos moyens d'action dérivent naturellement de la connaissance que nous avons acquise des mœurs de ce parasite.

Rappelons donc brièvement les faits essentiels de son histoire qui devront être désormais constamment présents à notre esprit.

Tout individu dont l'intestin grêle héberge des ankylostomes mâles et femelles, alors même qu'il n'en souffre pas, est une source d'infection pour ceux qui vivent et travaillent avec lui.

Ses déjections renferment, souvent par millions, des œufs très petits, visibles seulement au microscope, et qui n'éclosent jamais dans le tube digestif de celui qui les produit, parce que la température y est trop élevée et que l'air, indispensable à leur évolution, y fait défaut.

Ces œufs, pour éclore et donner naissance à des *larves*, ont besoin d'oxygène, d'humidité et d'une température de 25° à 30° à peu près constante.

Si ces conditions sont réalisées après leur expulsion, comme cela peut avoir lieu dans les galeries souterraines (mines, tunnels), au voisinage des fours à briques, ou à la surface du sol dans les pays chauds, les larves ne tardent pas à éclore. D'abord très petites, elles s'accroissent rapidement, subissent une série de *mues* et deviennent bientôt aptes à pénétrer dans l'organisme de l'homme, soit *par les voies digestives* avec les aliments, soit *par les voies respiratoires* avec les poussières, soit *par la peau*.

Elles s'établissent ensuite, quelle que soit la voie par laquelle elles ont pénétré, dans la première partie de l'intestin grêle (duodénum et jéjunum) et s'y implantent fortement dans la muqueuse, grâce aux crochets dont leur bouche est armée. Leur évolution s'y achève et après accouplement, les vers, devenus adultes, pondent à leur tour des œufs que les matières fécales entraîneront à l'extérieur, semant ainsi, de nouveau, la contagion.

La prophylaxie de l'ankylostomiase se résume donc tout entière dans l'application des moyens capables de supprimer les larves d'ankylostomes.

Ces moyens existent : la difficulté est de les mettre en œuvre. Voyons comment il est possible d'y parvenir.

A. — *Protection des mineurs dans les mines indemnes.*

Plaçons-nous d'abord dans les conditions les plus favorables et supposons que nous sommes en présence d'une exploitation houillère dans laquelle une enquête préalable, soigneusement faite, *a démontré l'absence de tout mineur infecté.*

Pour empêcher la contamination de cette mine, il suffit qu'aucun nouvel ouvrier ne puisse être embauché pour le travail du fond sans qu'il présente un certificat affirmant qu'après trois examens de ses déjections répétés trois jours de suite, il a été reconnu indemne d'ankylostomiase. Ce certificat doit être délivré par un médecin examinateur spécialement préposé à cet effet auprès de chaque Compagnie. Il énonce, bien entendu, la date à laquelle l'examen a été effectué et on doit exiger que depuis cette date, l'ouvrier n'ait été admis au travail dans aucune autre mine.

Un grand nombre de charbonnages anglais, allemands, autrichiens et belges ont adopté cette mesure éminemment salutaire. Les inconvénients qu'elle entraîne sont de minime importance en regard de ses avantages. On peut lui reprocher, il est vrai, d'obliger l'ouvrier à perdre trois journées de travail, mais si tous les ouvriers étaient instruits — comme il serait désirable qu'ils le fûssent — des dangers que présente pour eux-mêmes l'infection par l'ankylostome, il ne semble guère douteux qu'ils accepteraient de bon cœur ce sacrifice, en compensation des garanties de sécurité qu'il leur procurerait.

Il est d'ailleurs probable que pour la même raison, les Compagnies n'hésiteraient guère, comme elles le font en Allemagne, à payer au postulant une indemnité de chômage en dédommagement du temps consacré à son examen sanitaire : elles comprennent certainement, que si leurs intérêts exigent l'embauchage de nouveaux mineurs, il est juste qu'elles attirent ceux-ci en leur épargnant les frais d'une mesure dont elles sont les premières à bénéficier.

Voici un spécimen des certificats établis par le Knappschaftverein, ou société d'assurance mutuelle des mineurs de Bochum (Allemagne) pour chaque ouvrier qui sollicite l'embauchage. Ces certificats sont dressés exclusivement par les médecins commissionnés par le Knappschaftverein et reconnus aptes à pratiquer les examens microscopiques pour la recherche de l'ankylostome.

Ces médecins ont tous fait obligatoirement un stage au laboratoire bactériologique de Gelsenkirchen, sous la direction du docteur Hayo Bruns. Ils reçoivent pour les trois examens afférents à chaque mineur un honoraire de 2 *marks*.

Knappschaftverein (Bochum).

Le soussigné ....
né à .... *domicile* ....
employé au charbonnage de ....
en qualité de .... *a été examiné par moi au point de vue de la recherche microscopique des œufs d'ankylostomes dans les déjections.*

Résultat du		*examen le*			
Résultat du	*1er*	*examen le*	*Négatif.*	*Positif.*	(Rayer l'un des deux mots).
—	*2e*	— *le*	*Id.*	*Id.*	
—	*3e*	— *le*	*Id.*	*Id.*	

Date ....

Signature du médecin commissionne par la Société d'assurances des mineurs :

Signature du postulant apposée en présence du médecin :

Dans les charbonnages allemands, lorsqu'un mineur est reconnu infecté, on lui remet un bulletin d'entrée à l'hôpital afin qu'il puisse s'y faire traiter immédiatement, aux frais du Knappschaftverein.

Ce bulletin est ainsi libellé :

Certificat d'admission à l'hôpital.

Le mineur .... inscrit au charbonnage de .... sous le n° .... peut être admis à l'hôpital de ....

Il a cessé de travailler le .... et est en traitement à dater du ....

Motif de son admission : Ankylostomiase.

Date ....

Le délégué de la Caisse d'assurances des mineurs : *Le médecin commissionné :*

Le mineur susnommé a été admis le ....

Il est sorti de l'hôpital le ....

Le directeur de l'hôpital :

Le résultat du traitement à l'hôpital peut avoir été positif ou négatif, c'est-à-dire que le malade peut avoir été complètement débarrassé de ses parasites ou que, malgré les soins qu'il a reçus, il continue à expulser encore des œufs d'ankylostomes.

Dans le premier cas, il reçoit à sa sortie un certificat du médecin sur la présentation duquel il est admis au travail et dont voici le libellé :

Certificat de guérison à la sortie de l'hôpital.

Le mineur .... du charbonnage de .... a été admis à l'hôpital de .... en vue du traitement curatif de l'ankylostomiase.

Résultat des examens des déjections.	*1er examen le ....*	*Négatif.*
	2e — le	*Id.*
	3e — le	*Id.*

Date ....

Pour le directeur de l'hôpital,
Le médecin résident :

Dans le second cas, on lui délivre l'attestation suivante qui n'autorise son embauchage que pour les travaux « au jour » :

Certificat de non-guérison à la sortie de l'hôpital.

Le mineur ....
employé en dernier lieu au charbonnage de ....
a été reconnu atteint d'ankylostomiase.

Le traitement n'a pas réussi à expulser la totalité des ankylostomes. En conséquence, conformément au règlement sur la police des mines, il doit être employé, jusqu'à nouvel avis, exclusivement aux travaux de surface.

Pour la Caisse d'assurance des mineurs,
L'Administrateur :

En Allemagne, l'ordonnance de police du 13 juillet 1903 (Voir annexes), interdit à la direction d'une mine d'accepter pour le travail du fond aucun ouvrier ou aucun agent, s'il n'est porteur d'un certificat médical datant, au maximum de deux semaines, et constatant qu'aucun œuf d'ankylostome n'a été trouvé dans ses déjections.

L'exploitant est tenu en outre de faire pratiquer, par le médecin commissionné, un nouvel examen microscopique au bout de six semaines. L'ouvrier ne peut continuer à être employé aux travaux du fond que si ce second examen est négatif.

Lorsqu'un ouvrier est reconnu atteint d'ankylostomiase, la Société d'assurances mutuelles (Knappschaftverein) à laquelle il est obligatoirement affilié, assume, nous l'avons déjà dit, tous les frais d'hospitalisation et de traitement. Elle lui verse en outre, pendant toute la durée du chômage que nécessite celui-ci, conformément à la loi allemande d'assurance-maladie, une indemnité quotidienne de 2 marks (2 fr. 50), et par suite d'un accord récemment établi entre patrons et ouvriers, spécialement en vue de la lutte contre l'ankylostomiase, le charbonnage dont dépend le mineur hospitalisé verse à celui-ci une somme complémentaire de 2 marks. L'ouvrier en traitement reçoit donc, moitié du Knappschaft, moitié de la Compagnie, son salaire intégral.

En Belgique, dans les charbonnages de la province de Liège, les exploitants se sont mis d'accord pour organiser à frais communs ou séparément, des dispensaires spéciaux où des médecins compétents examinent les déjections des mineurs qui sollicitent l'embauchage. Les mineurs ankylostomés sont admis à la cure, au dispensaire même, et reçoivent alors, outre les indemnités de leurs caisses de secours mutuels, un subside de la province dont le montant, en 1904, s'élève à 1 fr. 50 par jour. On délivre aux indemnes un certificat de libre circulation.

En France, nous ne disposons encore d'aucune organisation de ce genre. Or, bien que l'ankylostomiase y soit beaucoup moins répandue et moins menaçante que dans les charbonnages belges et westphaliens, nous savons qu'elle existe et qu'elle frappe, dans certaines fosses du bassin houiller du Nord, jusqu'à 25 pour 100 des ouvriers, et jusqu'à 75 pour 100 dans quelques puits du bassin de la Loire! Les échanges fréquents de mineurs entre charbonnages voisins, les uns plus ou moins infectés, les autres indemnes, nécessitent donc l'examen préalable à l'embauchage dans les mines indemnes, si l'on veut que celles-ci puissent être efficacement préservées.

Et pour que cet examen soit effectué avec toutes les garanties désirables, il faudrait que les Compagnies se décident à créer, auprès de leurs centres administratifs, de petits laboratoires pourvus du matériel indispensable à la recherche des œufs d'ankylostome dans les déjections, et dirigés par des médecins spécialement instruits à cet effet.

Ces laboratoires seraient utilement annexés à un organisme analogue à ce que l'un de nous a dénommé *Dispensaire d'hygiène sociale*, qui permettrait de grouper, dans un même local, toutes les institutions d'assistance utiles aux mineurs et à leurs familles (infirmerie, salles d'opérations et de pansements, salle d'appareils de mécanothérapie pour le traitement des accidents du travail, goutte de lait et consultation de nourrissons, laboratoire pour l'examen microscopique des déjections, la recherche de l'ankylostome et le diagnostic des maladies infectieuses : tuberculose, diphtérie, fièvre typhoïde, etc.).

Lorsqu'un mineur serait trouvé porteur d'ankylostome, il suffirait d'autoriser son admission à l'infirmerie d'un tel dispensaire et de l'y traiter aux frais de la caisse de secours mutuels. Il ne pourrait être embauché que muni d'un certificat de guérison.

L'intérêt des ouvriers serait ainsi sauvegardé au même titre que celui des Compagnies, et celles-ci s'assureraient de la façon la plus simple, la plus humaine et la plus efficace en même temps, contre l'introduction de mineurs malades dans leurs charbonnages indemnes.

Nous reviendrons plus loin avec quelques détails sur l'organisation de ces dispensaires d'hygiène sociale dont le rôle protecteur, en ce qui concerne plus particulièrement l'infection ankylostomiasique, ne saurait échapper à la clairvoyance des administrations de nos houillères françaises.

B. — *Protection des mineurs indemnes dans les mines infectées.*

Examinons maintenant le cas d'une mine où l'enquête dont nous avons parlé plus haut et portant, par exemple, sur 20 pour 100 du personnel souterrain, a démontré l'existence d'un nombre plus ou moins grand d'ouvriers atteints d'ankylostomiase. N'y eût-il, sur 100 mineurs, qu'un ou deux ankylostomés, il serait quand même nécessaire de prendre des mesures aussi rigoureuses que possible pour éviter la contagion, celle-ci pouvant à tous moments, et sous des influences encore mal connues, se propager avec une intensité redoutable : l'exemple de ce qui s'est produit depuis dix ans dans les charbonnages de Westphalie, de Belgique et dans ceux de Dolcoath en Angleterre, est de nature à nous rendre circonspects à ce sujet.

On a pensé tout d'abord que le moyen le plus sûr consiste à interdire l'accès de la mine à tous les sujets dont les déjections renferment des œufs d'ankylostome. Ce moyen radical a prévalu en Allemagne, et il a été également proposé en Belgique par la Commission d'enquête de Liége.

Les dispositions adoptées à la conférence de Berlin, promulguées par l'ordonnance du 13 juillet 1903, et rendues obligatoires en Allemagne à partir du 1er août de la même année, sont les suivantes (Voir annexes) :

Les exploitants sont tenus de faire exécuter à leurs frais, par un médecin agréé par l'Administration des mines, une investigation microscopique complète de tout le personnel du fond, dans les mines infectées.

Les résultats de ces examens seront communiqués à l'Administration des mines.

Art. 5. — Les ouvriers et agents de la mine sont tenus de se soumettre aux mesures jugées nécessaires par les médecins en vue des examens microscopiques dont il est question.

Art. 6. — Toute personne chez laquelle l'examen microscopique a révélé la présence du ver ne peut être admise dans les travaux du fond que si une attestation médicale écrite, délivrée après un examen microscopique sérieux, constate qu'il n'y a plus d'œufs d'ankylostome dans les déjections.

Si le nombre d'ouvriers ainsi exclus des travaux souterrains dépasse 15 pour 100 du personnel, la défense formulée ci-dessus ne sera pas mise en vigueur.

Art. 7. — Les noms et domiciles des médecins agréés par l'Administration des mines sont affichés aux sièges d'extraction.

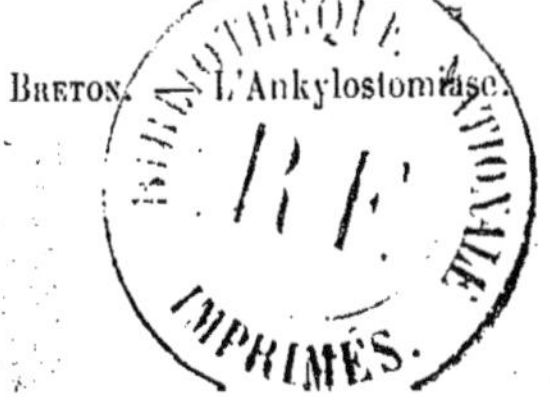

Est considéré comme examen microscopique, satisfaisant au présent règlement, un examen qui a eu lieu sur trois déjections au moins, datant de trois jours différents.

Art. 8. — Les certificats médicaux seront transcrits au contrôle du personnel.

Art. 9. — Des dérogations au présent règlement peuvent être accordées par l'Administration des mines.

Art. 10. — Les contraventions seront punies par une amende pouvant aller jusqu'à 300 marks ou par la prison.

La conséquence naturelle de l'adoption de ces mesures fut le traitement curatif *obligatoire* de tous les ouvriers trouvés porteurs du ver; et comme la cure à domicile ne présentait aucune garantie, on institua la cure méthodique à l'hôpital ou dans des lazarets spécialement aménagés à cet effet auprès de chaque charbonnage.

Plusieurs de ces lazarets furent installés dans des baraques démontables, système Dœcker, semblables à celles qu'on utilise pour les ambulances de la Croix-Rouge (construites par la firme Christoph et Unmach à *Nieky*, Silésie) (fig. 15).

Le Knappschaftverein de Bochum, ou caisse de prévoyance générale contre la maladie et l'invalidité, englobant tous les mineurs de Westphalie, a supporté les frais de construction de ces baraques qui ont coûté chacune environ 8000 marks avec les aménagements intérieurs. Il a également pris à sa charge les honoraires des médecins attachés à ces hôpitaux, et ces honoraires varient de 200 à 300 marks par mois.

C'est encore le Knappschaftverein qui paye les frais de traitement des mineurs admis à la cure, et qui leur verse la somme de 2 marks par jour.

D'après la loi d'Empire concernant l'assurance maladie, les ouvriers ne doivent recevoir le demi-salaire qu'après quatre jours de chômage. Mais, en présence des protestations des ouvriers auxquels la cure était imposée, et même des menaces de grève, on a décidé d'indemniser les mineurs soumis au traitement obligatoire, à partir du premier jour de chômage, et même de leur assurer le salaire intégral, avec indemnité de secours à la famille si celle-ci est nombreuse. Ces frais supplémentaires sont supportés par le charbonnage et non par le Knappschaftverein.

Nous exposerons plus loin, dans un chapitre spécial,

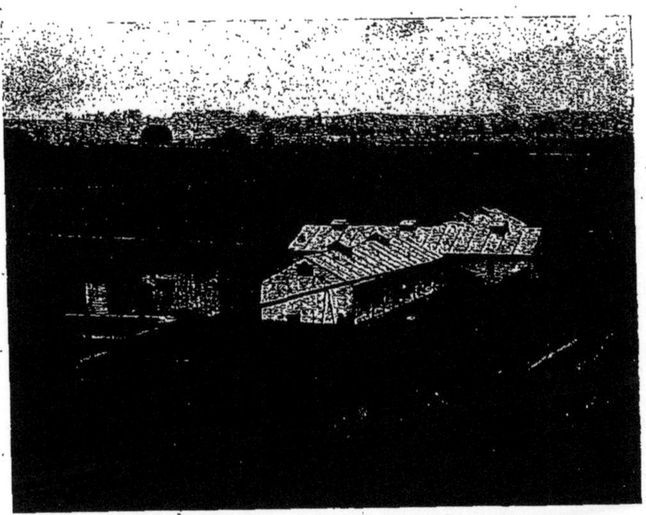

Fig. 15. — Baraquements Dœcker, servant d'hôpital pour le traitement des mineurs ankylostomiasiques, à Erin (*Castrop-Westphalie*).

toute l'organisation de la lutte contre l'ankylostomiase telle qu'elle a été instituée en Allemagne, et ses résultats actuellement connus. Disons seulement ici que le système de l'obligation de la cure pour les mineurs trouvés infectés ne pouvait être efficace qu'à la condition de soumettre, dans chaque mine contaminée, tout le personnel souterrain à une revision totale renouvelée tous les deux ou trois mois jusqu'à ce qu'il ne reste plus un seul ouvrier porteur du ver qui eût échappé au traitement.

On décida qu'il en serait ainsi fait et, à partir de janvier 1903, 150 médecins commissionnés par le Knappschaftverein et munis d'un certificat de capacité délivré par le laboratoire bactériologique de Gelsenkirchen, ont commencé à pratiquer l'examen méthodique de tous les ouvriers occupés aux travaux souterrains des mines de Westphalie. Ceux-ci étaient au nombre de **188 730**. L'enquête, presque terminée en sept mois, révéla que 17 161 mineurs, soit 9,09 pour 100, étaient porteurs d'ankylostome.

A chaque revision successive on envoyait à la cure, aux baraques-hôpitaux, tous les mineurs ankylostomés, de telle sorte que la proportion des infectés s'abaissa bientôt jusqu'à devenir presque nulle.

Au siège d'extraction *Shamrock I et II* de la Société *Hibernia*, par exemple, voici les résultats que l'on obtint[1] :

Le premier examen, de décembre 1902 à mai 1903, porta sur 2126 ouvriers du fond : 34 pour 100 étaient infectés.

A la 2e revision (mai-juillet 1903), sur 2110 ouvriers de fond, le nombre des infectés fut de 28 pour 100.

A la 3e revision (août-octobre 1903), sur 2045 mineurs, 17 pour 100 sont encore porteurs du ver.

A la 4e revision (novembre-décembre 1903), sur 2126 mineurs, 9 pour 100 sont encore porteurs du ver.

A la 5e revision (janvier-février 1904), sur 2205 mineurs, 8 pour 100 sont encore porteurs du ver.

A la 6e revision (mars-avril 1904), sur 2215 mineurs, 6 pour 100 sont encore porteurs du ver.

A la 7e revision (avril-mai 1904), sur 2086 mineurs, 4 pour 100 sont encore porteurs du ver.

A la 8e revision (juillet-août 1904), sur 2000 mineurs, 2,25 pour 100 sont encore porteurs du ver.

Donc, en l'espace de 14 mois, le nombre des ouvriers

1. Les renseignements qui suivent nous ont été obligeamment communiqués par le Dr Tenholt de Bochum, le Dr Malvoz de Liège, et le Dr Bruns de Gelsenkirchen : nous les en remercions cordialement.

infectés tomba, grâce à la cure obligatoire, de 34 à 2,25 pour 100!

Il en fut de même partout, de sorte que la Westphalie, qui comptait au début de 1903 environ 18 000 mineurs ankylostomés, n'en compte plus à l'heure actuelle que 2500 à 3000 et elle sera totalement débarrassée de l'épidémie avant la fin de 1905!

Ces faits attestent d'une manière suffisamment éloquente l'efficacité des mesures que le gouvernement allemand crut devoir adopter. Leur application fut coûteuse : la cure de chaque mineur imposait une dépense d'environ 80 marks, y compris l'indemnité de chômage, et le Knappschaftverein a supporté de ce chef des frais qui s'élèvent à 5 millions de marks[1].

Il est évident qu'en Belgique et en France, où il n'existe encore aucune organisation d'assurances contre la maladie et l'invalidité ayant une puissance financière comparable à celle du Knappschaft de Bochum, on ne saurait songer à entreprendre la lutte contre l'ankylostomiase avec des armes d'une telle portée.

En Belgique, où les Sociétés de secours mutuels des mineurs sont très pauvres, on a dû se borner à faire appel aux Compagnies houillères et aux gouvernements des provinces pour constituer à frais communs des *dispensaires* où les ouvriers malades, ou porteurs du ver, puissent être soumis à la cure. A Liège l'obligation de se faire traiter n'existe que pour les mineurs qui changent de charbonnage et pour ceux qui veulent bénéficier de l'allocation de 1 fr. 50 par jour, allouée par la province comme indemnité de chômage pour cause d'infection ankylostomiasique.

En France, les caisses de secours et les Compagnies

1. L'actif actuel du Knappschaftverein est d'environ 60 000 000 de marks dont 40 000 000 provenant des prélèvements obligatoires sur les salaires des mineurs et 20 000 000 des versements patronaux.

se suffisent à elles-mêmes et, jusqu'à présent, les cas d'ankylostomiase révélés par l'enquête (qui porte sur 20 pour 100 des ouvriers de chaque fosse) sont trop peu nombreux pour nécessiter une réglementation uniforme dans tous les charbonnages. On peut donc, sans inconvénients, laisser aux Compagnies le soin de supprimer les quelques foyers de contagion qui existent, et se borner à leur fournir des indications générales sur les moyens qu'il est préférable d'employer à cet effet.

Ces moyens doivent tendre à réaliser l'assainissement et la désinfection de la mine, et à assurer la protection du mineur contre le contact de larves infectantes. Quant au traitement des porteurs de vers, nous verrons plus loin, à propos de l'organisation et du fonctionnement des *dispensaires d'hygiène sociale* préconisés par nous, comment il nous paraît désirable de le voir instituer avec le maximum d'efficacité et le minimum de contrainte.

IX

ASSAINISSEMENT ET DÉSINFECTION DES MINES INFECTÉES

L'étude biologique que nous avons faite de l'ankylostome montre que les larves ne peuvent éclore et vivre jusqu'à leur stade d'enkystement que dans les endroits humides où la température reste constante aux environs de 25°. Ces conditions sont évidemment réalisées dans la plupart des charbonnages et cependant, tout au moins dans le nord de la France, l'infection a peu de tendance à se propager, même dans certaines mines très humides et chaudes.

C'est que, dans ces mines, l'eau qui suinte sur les parois des bowettes ou des voies de taille s'écoule dans les ruisseaux ou *kernets* avec une vitesse suffisante pour que sa température reste basse. Les œufs n'y peuvent pas éclore et les larves ne s'y développent pas.

En revanche, dans les mines allemandes où, par suite du mode d'extraction imposé par l'épaisseur des veines et la nature du charbon, l'on est obligé de projeter constamment de l'eau pulvérisée pour faire tomber les poussières et empêcher les incendies, une humidité chaude, particulièrement favorable à l'évolution des larves, règne presque partout.

La destruction de celles-ci par des substances antiseptiques est, nous l'avons vu, à peu près impossible à réaliser. Seuls la chaux et le chlorure de chaux ont quelque efficacité. Le chlorure de chaux est inutilisable à cause des vapeurs irritantes de chlore qu'il dégage.

On a essayé de badigeonner à la chaux les boisages de charpente dans leur partie inférieure, où les larves pullulent assez fréquemment. On a tenté aussi de mélanlanger un lait de chaux concentré à l'eau de pulvérisation, mais ce procédé présente l'inconvénient d'obstruer les canalisations et il a fallu y renoncer.

L'arrosage du fond des galeries de mines avec un liquide désinfectant est d'ailleurs une idée un peu naïve. « Ce ne sera pas calomnier la Commission médicale de Liège, écrivait Duclaux[1], que de dire que ceux qui ont préconisé cette mesure sont des ouvriers de la surface. A quoi sert d'ailleurs de désinfecter une mine si le lendemain on y laisse entrer des ouvriers malades? »

Il faut aussi considérer comme sans valeur la recommandation d'assurer à tout mineur de l'eau de bonne qualité pour la boisson et la toilette des mains avant le repas. L'ouvrier ne boit jamais l'eau des kernets ou des mares, ni celles de suintement : il emporte toujours avec lui son bidon qui contient une provision suffisante de café ou d'eau-de-vie, ou de bière et, quand il s'arrête de son travail pour manger son « briquet », il ne prend pas le temps de se laver les mains.

L'*assèchement et la ventilation des galeries* constituent en réalité les seules mesures vraiment pratiques d'assainissement et de désinfection. Les larves périssent en très peu de jours lorsqu'elles sont privées d'humidité, et les œufs n'éclosent plus si les matières fécales qui les contiennent sont mélangées à des poussières sèches.

Or, cette question est exclusivement du ressort des ingénieurs. M. *Meyer*, directeur des charbonnages de la Société *Hibernia*, en Westphalie, a fait une étude très intéressante de l'influence de la température sur la fréquence de l'ankylostomiase dans les voies de taille des

1. *Hygiène sociale*, Alcan, 1902.

mines *Shamrock I et II*. En novembre 1902, il trouvait 15 pour 100 d'ouvriers infectés dans les galeries où la température restait aux environs de 20°; 56 pour 100 entre 20 et 25°; et 28 pour 100 entre 25 et 29°.

Il s'est efforcé dès lors d'améliorer la ventilation et de régulariser les remblais pour empêcher la stagnation de l'air. En novembre 1903, il relevait encore 21 pour 100 de mineurs infectés à 20°, 52 pour 100 entre 20 et 25°, et 26 pour 100 entre 25 et 29°. En avril 1904, une troisième revision accusait encore 28 pour 100 à 20°, 50 pour 100 entre 20 et 25°, et 20 pour 100 entre 25 et 29°.

On voit donc qu'il est très difficile d'arriver à un résultat satisfaisant par le seul moyen de la ventilation. L'assèchement est beaucoup plus efficace : il est malheureusement impossible à réaliser dans les mines allemandes où il faut lutter contre les poussières afin d'éviter les incendies; mais dans les charbonnages du nord de la France où l'arrosage est inutile, il est toujours possible d'éviter la stagnation des eaux et celle des crottins de chevaux ou des boues, en organisant une surveillance convenable à ce sujet.

X

PROTECTION DU MINEUR CONTRE LE CONTACT DE LARVES INFECTANTES

Ce problème a été discuté sous toutes ses faces dans les commissions sanitaires, dans les rapports officiels, dans les congrès. Il ne semble pas encore qu'il soit résolu, mais les solutions adoptées par quelques charbonnages nous apportent de précieux enseignements.

Les mesures considérées jusqu'à présent comme les plus recommandables et les plus efficaces, en Allemagne, en Belgique et en Angleterre, consistent :

1° A établir à la surface des water-closets;

2° A installer des tinettes mobiles au fond de la mine;

3° A aménager des bains-douches, des vestiaires et des lavoirs à l'usage des ouvriers;

4° A interdire aux mineurs de déposer leurs déjections dans les travaux souterrains.

Étudions chacune d'elles et demandons-nous jusqu'à quel point nous pouvons compter sur leur efficacité.

1° Établissement de water-closets à la surface.

Ces water-closets existent déjà dans la plupart des charbonnages, mais le mineur ne les utilise que très exceptionnellement, parce qu'en général il préfère se délester chez lui avant de se rendre à son travail. Il

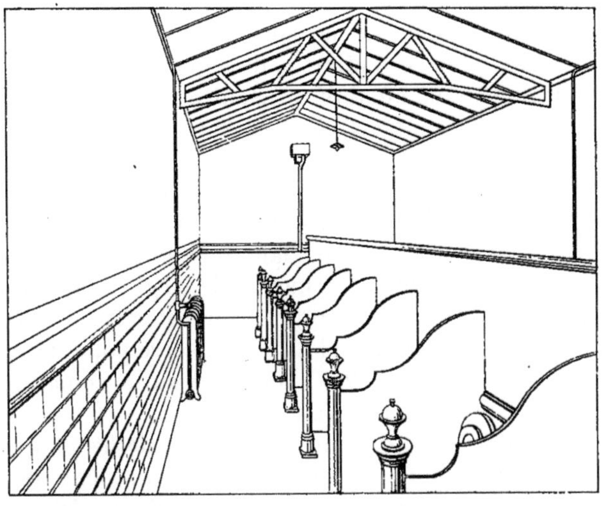

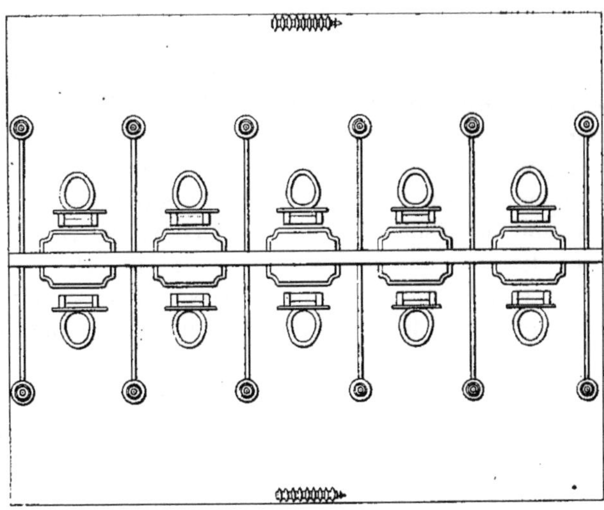

Fig. 14. — Water-closets de surface, à Erin (Westphalie).

arrive d'ailleurs à la mine au dernier moment, juste à l'heure de la descente.

Les water-closets de la surface seraient cependant fréquentés plus volontiers s'ils étaient relativement confortables et en nombre suffisant pour recevoir tous les ouvriers d'un *trait* et pour leur éviter ainsi une perte de temps.

La *Gelsenkirchener Bergwerks*, en Westphalie, a réalisé à la fosse *Erin* une installation dont le dispositif pourrait servir de modèle. Dans une sorte de couloir de 11 mètres de long sur 6 mètres de large, bien éclairé et aéré par un plafond vitré, se trouvent seize compartiments séparés par une cloison en pierre polie, munis chacun d'une cuvette W. C. à effet d'eau automatique et absolument inodore. (Voir fig. 14.)

Le seul défaut de cette installation est de ne compter que 16 sièges pour 800 ouvriers, soit un siège pour 50 mineurs. Malgré cela, on a constaté que 500 mineurs s'y présentent chaque jour.

Aux fosses *Shamrock*, à *Herne*, le directeur, M. *Meyer*, a également fait construire des water-closets très confortables où les ouvriers, qui s'y présentent volontiers, ont même du papier hygiénique à leur disposition, parce qu'on a constaté que ce léger luxe, qui entraîne une dépense de 1 mark par jour, permettait de réaliser une économie sur les frais occasionnés par les plombiers pour la désobstruction des tuyaux de vidange lorsque les mineurs employaient des journaux !

Ces exemples montrent qu'on arriverait sans doute, par l'éducation, à faire comprendre au mineur que s'il voulait y mettre un peu de bonne volonté, il lui serait facile de prendre ses précautions avant de descendre au travail et d'éviter ainsi, par devoir envers lui-même et envers ses camarades, d'évacuer ses déjections dans la mine.

Mais, pour que cette éducation puisse être entreprise avec fruit, il faudrait que les Compagnies établissent, à la surface, des water-closets bien entretenus, bien aérés, à compartiments nombreux et confortables.

Lorsqu'on n'a pas de chasses d'eau à sa disposition,

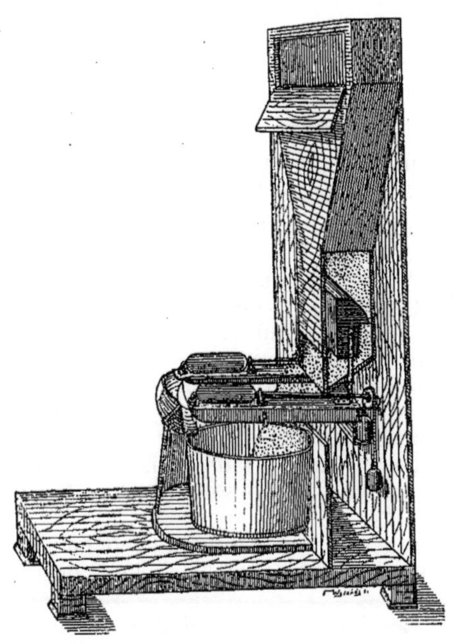

Fig. 15.
Earth-closet (closet à tourbe ou à terre), à siège inviolable (construit par la maison Léon Lambert, de Bruxelles).

il est toujours possible d'adopter, à l'exemple de plusieurs charbonnages belges, des appareils à projection automatique de tourbe ou de terre sèche après chaque usage, tels que ceux que construit la maison Léon Lambert de Bruxelles. Ces appareils sont pourvus d'un siège dit *inviolable* qui se compose de deux rouleaux placés de chaque côté du bac et sur lesquels il est impossible de monter. Ils permettent une position assise, avec le minimum de contacts. (Voir fig. 15.)

2° Tinettes mobiles au fond de la mine.

Les *baquets* ou tinettes mobiles, destinés à recevoir les déjections des ouvriers travaillant dans les galeries d'extraction, ont été rendus obligatoires en Allemagne, pour le district de *Dortmund*, par le règlement du 12 mars 1900, et en Belgique, pour les mines infectées du bassin de *Liège*, par l'arrêté royal du 4 novembre 1904. En Autriche, le ministre de l'agriculture en a également ordonné, dès 1900, l'adoption.

Le règlement allemand porte que :

Art. 4. — A chaque mine, on aura soin d'établir à la surface et à l'intérieur un nombre suffisant de latrines.

A l'intérieur, elles seront installées notamment :

a) A tous les envoyages;

b) Dans chaque chantier, en des endroits appropriés;

c) Partout ailleurs, où l'ingénieur des mines jugera cette installation nécessaire.

Art. 5. — Les latrines, à l'intérieur des mines, devront être à parois étanches, munies d'un couvercle, et transportables.

La vidange de ces baquets devra avoir lieu à la surface, dans des fosses étanches, exclusivement destinées à cet usage.

Art. 6. — Les latrines devront être en tout temps en état de propreté et d'un usage commode; par l'addition de substances convenables, elles seront rendues aussi inodores que possible.

En cas de maladies susceptibles d'être propagées par les excréments humains, on devra, sur l'ordre de l'ingénieur des mines, pourvoir les baquets de matières désinfectantes, et lors des changements de baquets, nettoyer les sièges avec des substances désinfectantes.

Ces prescriptions ont été complétées depuis ainsi qu'il suit :

Art. 7. — Le dépôt des déjections, partout ailleurs que dans les baquets, est défendu dans la mine.

1° Les baquets servant à recevoir les déjections à l'intérieur de la mine ne peuvent être en bois; ils doivent être imperméables et pourvus de couvercles.

Après vidange, ils doivent être nettoyés à la vapeur ou à l'eau chaude et désinfectés, et l'on s'assurera, avant de les renvoyer dans la mine, si leur étanchéité est complète.

2° L'entretien et la désinfection des latrines, ainsi que leur vidange, aura lieu par les soins d'agents spécialement affectés à cette besogne. Il y aura, au moins, un de ces agents par chantier (Steigerrevier).

Ces agents auront aussi pour mission de désinfecter soigneusement, au moins sur 2 mètres de rayon, les abords des latrines souterraines.

A *Erin*, les baquets sont des récipients cylindriques en fer galvanisé, pourvus d'un siège amovible en bois et d'un couvercle métallique à charnière, qui ferme hermétiquement. Il renferment une certaine quantité de lait de chaux. Chaque jour on enlève ceux dont il a été fait usage; on les transporte à l'accrochage dans des berlines, on les remonte au jour, on les vide dans une citerne spécialement affectée à cet effet et on les stérilise à la vapeur[1] (fig. 16, 17 et 18).

Les tinettes en usage à *Shamrock* sont encore plus pratiques. Au lieu d'un siège complet, elles sont munies de deux supports en bois faisant saillie à l'extérieur, au-devant de l'ouverture. De cette façon les chances de souillures sont réduites au minimum.

Ces tinettes coûtent 18 marks. On les garnit d'une substance antiseptique, analogue au lysol, qu'on a dénommée *Wurmsaprol*, ou d'une poudre désodorisante, composée de sulfate de fer et de plâtre, que prépare la maison Waldeck et C° de Munster.

Une équipe de 16 vieux ouvriers est employée dans chaque mine au transport et au nettoyage des 350 ti-

1. Le système de tinettes mobiles le plus recommandable est celui que représente la fig. 16, construit par *Hermann Franken*, à *Shalke* (Westphalie) : « Franken's transportables Grubencloset « *Reform* ».

nettes disséminées dans les diverses galeries. On les place de telle manière que les ouvriers n'aient jamais plus de 200 mètres à parcourir pour se rendre à l'une d'elles si le trajet à faire est horizontal, ou plus de 58 mètres s'il s'agit d'un plan incliné. La durée de ce trajet n'excède pas cinq minutes.

Un certain nombre de baquets sont disposés près de l'accrochage et dans les bowettes. On creuse, pour les recevoir, de petites excavations qu'on badigeonne à la chaux.

L'usage s'est très vite répandu, dans les mines west-

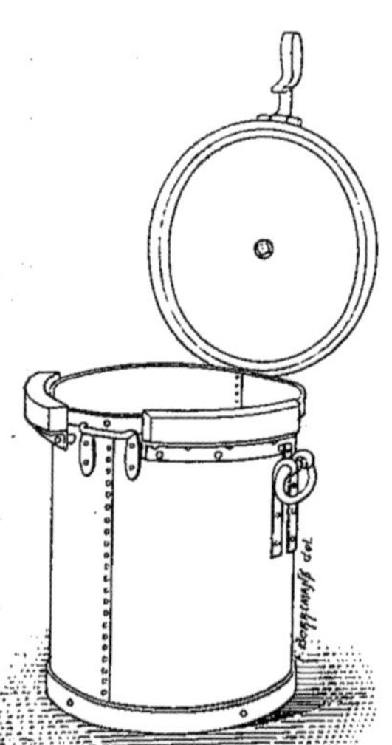

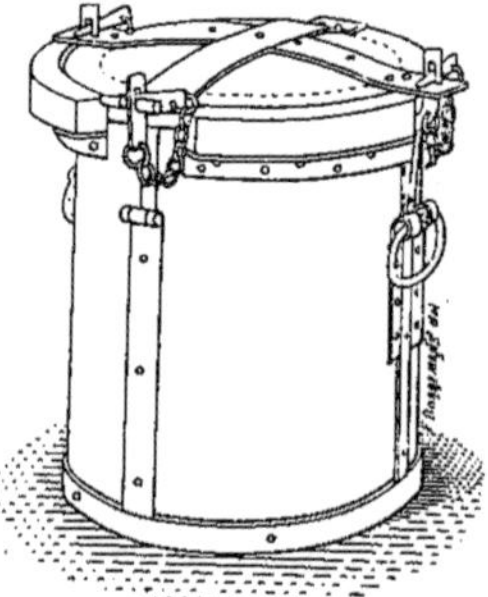

Fig. 16. — Tinette mobile Hermann Franken.

phaliennes, de ne plus déféquer sur les fronts de taille ni dans les galeries. Une surveillance active et rigoureuse est d'ailleurs exercée, avec des pénalités pouvant s'élever de 10 à 50 marks pour les contraventions. Les porions qui ne montreraient pas le zèle voulu pour assurer cette surveillance sont punis par le retrait de leurs primes.

En Belgique, l'arrêté royal du 4 novembre 1904 a imposé, dans tous les charbonnages reconnus infectés, l'installation de baquets transportables, à parois étanches, munis d'un couvercle permettant une fermeture

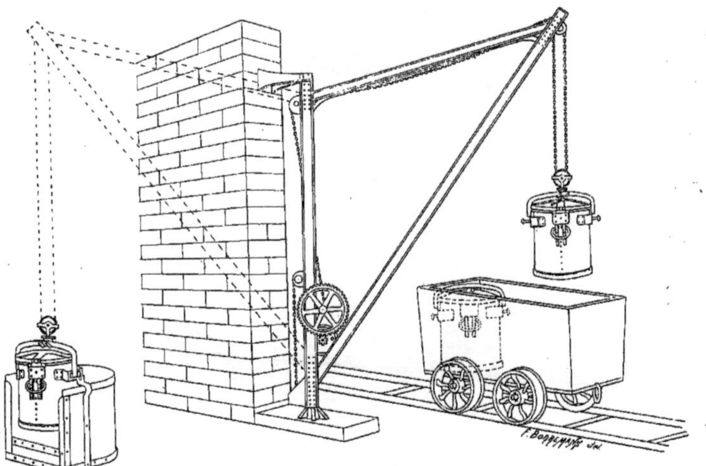

Fig. 17. — Tinettes mobiles Hermann Franken (vidange et mise en berline).

hermétique et d'un réservoir contenant une poudre désodorisante. Il est interdit aux ouvriers, sous peine d'amende, de déposer des déjections dans la mine ailleurs que dans les baquets. Ceux-ci doivent être remontés à la surface au moins une fois par vingt-quatre heures. Après vidange ils sont nettoyés à la vapeur ou

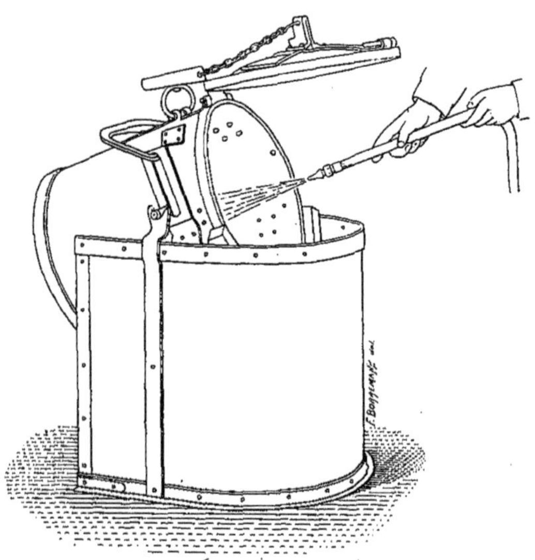

Fig. 18. — Tinette mobile Hermann Franken (vidange et nettoyage).

à l'eau chaude et leur étanchéité doit être vérifiée avant leur renvoi au fond. (Voir documents annexés.)

Cette mesure de prophylaxie est évidemment très recommandable en ce sens qu'elle empêche la contamination de la mine par les ouvriers porteurs du ver. Mais elle est passible de quelques objections qui nous font hésiter à réclamer sa généralisation dans les houillères du Nord. Quelques-unes de ces objections sont sans valeur : par exemple celle qui consiste à prétendre que les ouvriers montrent une grande répugnance à se charger de l'entretien et de l'enlèvement des baquets.

Nous avons vu qu'en Allemagne et en Belgique on affecte à cette corvée une équipe supplémentaire de vieux mineurs; il serait toujours facile d'agir de la même façon.

On a allégué, d'autre part, que les mineurs travaillant à la tâche, si on les oblige à quitter leur chantier pour se rendre aux baquets, aussi multipliés que ceux-ci puissent être, on leur fait perdre du temps et, par suite, une partie de leur salaire.

Une difficulté plus grande réside dans ce fait que, dans la plupart des charbonnages du Nord et du Pas-de-Calais tout au moins, et dans beaucoup de charbonnages belges, les veines de charbon n'ont que 40 à 60 centimètres d'épaisseur et que le mineur doit se traîner sur le ventre ou sur le dos pour arriver au point de taille, c'est-à-dire à l'endroit où son pic peut atteindre le charbon. « Voit-on bien, dit *Hermann*[1], la possibilité d'établir des latrines mobiles dans de pareilles crevasses? En admettant même que l'on taille une encoche dans le rocher pour y loger le baquet, comment fera-t-on pour lui assurer un entretien convenable? D'autre part, supposons qu'on établisse des latrines mobiles aux têtes des plans inclinés? Voit-on bien le mineur ramper pendant quelque cent mètres pour le plaisir de se délester l'intestin dans la position assise? »

L'un des médecins chargés de l'enquête sur la topographie de l'ankylostome dans le nord de la France, le Dr *Potelet*, questionné par nous sur cette question, pense que les tinettes de fond peuvent être très pratiques dans certaines exploitations, mais qu'elles sont impossibles à employer dans d'autres.

D'abord, il est nécessaire qu'on puisse les transporter facilement sur de très longs espaces. Il serait toujours possible de les charger sur les trains de berlines, de l'accrochage à un point quelconque d'une bowette ou

1. *La Prophylaxie de l'ankylostomiase*, Liége, 1900.

d'une voie de fond; mais s'il faut les décharger au bout d'une voie de fond pour les faire passer ensuite sur les plans inclinés, la chose devient, sans qu'il soit besoin d'insister, d'une évidente et très grande complication.

A Carmaux, par exemple, on a installé des tinettes et les ouvriers s'en servent très volontiers. Pourquoi? — C'est que les mines de Carmaux exploitent des veines énormes : ce sont des blocs; on y est en plein charbon. Il en résulte que les chantiers sont tout à côté les uns des autres et que les ouvriers y restent massés. Pour exploiter de telles veines, il suffit de creuser des galeries parallèles et perpendiculaires, très peu distantes les unes des autres. On délimite ainsi des petits carrés, qui représentent autant de *tailles*. Il n'y a pas de *plans inclinés*, pas de *descenderies*, pas de *voies de taille*, pas de *cheminées*, ni aucune de ces complications qui sont nécessaires à l'exploitation des mines du Nord. Aussi, on n'a qu'à disposer, çà et là, dans les galeries, des tinettes en petit nombre. Les ouvriers peuvent s'y rendre facilement sans avoir jamais à parcourir un trajet plus long que celui qu'ils auraient à faire pour se rendre à des water-closets s'ils travaillaient *au jour*. De plus, ces tinettes sont apportées et enlevées sans la moindre gêne, puisque les trains de berlines roulent dans toutes les galeries qui sont toujours très courtes.

Mais, dans les mines du Nord, les conditions sont bien différentes. Les veines y sont très peu épaisses, et il s'ensuit que les chantiers sont souvent éloignés les uns des autres. On franchit des kilomètres de *bowettes* et de *voies de fond* avant d'arriver à une tranche de charbon exploitée par quatre ou cinq tailles, dont chacune comporte de deux à quatre ouvriers. Puis on s'engage sur des plans inclinés pour reprendre encore des voies et parvenir de nouveau à une autre tranche exploitée de la même manière, et ainsi de suite. De sorte que si l'on adoptait la proportion d'une tinette pour 50 ouvriers, par exemple, il y aurait des mineurs qui devraient parcourir des kilomètres avant d'y arriver.

Il ne faudrait pas penser à augmenter le nombre des tinettes jusqu'à en mettre une par tranche, parce que c'est la minorité des tranches qui se trouve en contact avec les voies de fond, et que la majorité est sur des voies intermédiaires, c'est-à-dire entre deux plans inclinés. Or il serait tout à fait abusif de demander à une Compagnie de faire passer les tinettes sur les plans. Et nous ne tenons pas compte ici de l'opinion des mineurs, car il nous faudrait dire que jamais ils ne consentiraient à « dévaler de leur taille » jusqu'à la voie de roulage pour y aller trouver une tinette.

Voilà pourquoi les tinettes, très pratiques dans certaines exploitations du centre et en Allemagne, ne le sont guère dans les exploitations du Nord. Elles cadrent avec les conditions du travail chez les premières, et elles sont incompatibles avec celles des secondes. Est-ce à dire qu'il faille les rejeter complètement? Non pas, et pour la bonne raison que donne Duclaux : « Je tiens à dire que je ne cherche pas l'absolu, mais le relatif. Je ne suis pas de ces intransigeants qui disent : telle désinfection n'atteint pas tout ce qu'elle vise, il est inutile de la faire ». Les tinettes peuvent rendre des services, par la raison qu'il n'y a pas que des ouvriers à la veine dans une fosse, et que certaines catégories d'ouvriers peuvent s'en accommoder avec grand profit. De ce nombre sont les chargeurs d'accrochage, les conducteurs, les gardes d'écurie, les boutefeux, les surveillants, etc., c'est-à-dire, d'une façon générale, tous ceux qui travaillent en bowette et en voie de fond.

Dans les mines notoirement infectées, heureusement très rares chez nous, il est évidemment désirable que les Compagnies placent des tinettes mobiles en nombre suffisant pour que les mineurs puissent être astreints, par un règlement, à en faire usage partout où cela leur est possible.

Ne nous dissimulons pas cependant que l'adoption de cette mesure coûteuse n'apparaît pas très utile si l'on se décide à guérir tous les mineurs porteurs du ver et à ne plus laisser descendre au fond que des mineurs indemnes. L'assainissement de la mine et sa protection peuvent être ainsi beaucoup plus efficacement et, sans aucun doute, plus économiquement réalisés.

5° Bains-douches; vestiaires et lavoirs.

Le règlement du 9 mars 1900 a rendu obligatoire en Allemagne l'installation de bains-douches et de lavoirs avec vestiaires, afin que l'ouvrier remontant au jour pût se débarrasser de la poussière et de la boue plus ou moins souillée de matières fécales qui couvrent son corps, et afin qu'il pût laver sur le carreau même de la fosse ses vêtements de travail au lieu de les emporter chez lui.

Grâce à ces précautions, il n'est plus exposé à absorber des larves d'ankylostomes hors de la mine, et bien qu'on n'ait observé jusqu'à présent que de très exceptionnels faits de contagion dans la famille, il ne risque plus d'infecter son entourage.

Voici les articles du règlement qui se rapportent à cet objet :

« A chaque siège d'exploitation où s'effectuent la descente et la remonte du personnel, il doit se trouver une salle dont les dimensions dépendent de l'importance du personnel et dans laquelle les ouvriers peuvent changer de vêtements et se tenir.

« Cette salle doit être entretenue propre et bien aérée et être chauffée quand la saison l'exige.

« Il doit, en outre, se trouver à chacun desdits sièges une installation de bains-douches toujours maintenue en

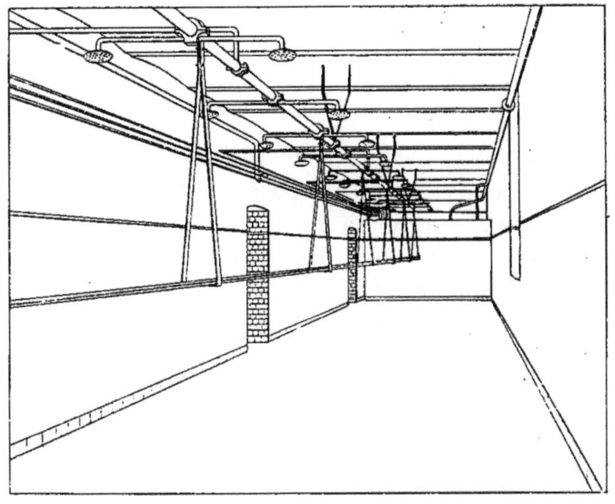

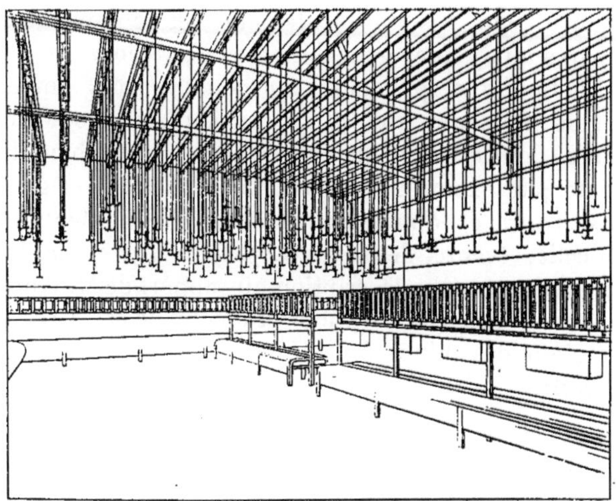

Fig. 19. — Installation de bains-douches et vestiaire, à Erin (Westphalie).

bon état de propreté. Cette installation doit être subdivisée de telle sorte que les jeunes gens de moins de 18 ans soient séparés des autres.

« L'eau qui remonte du puisard de la mine ne peut être utilisée pour cet usage (à cause des larves d'ankylostome qu'elle est susceptible de contenir). »

En Westphalie, les bains de piscine ont été longtemps en usage. On y a renoncé parce qu'ils augmentent les chances de contagion et on les a remplacés partout par des bains-douches dont il existe une installation modèle aux houillères d'*Erin* à *Castrop* (fig. 19).

Celle-ci comporte deux grandes salles communiquant l'une avec l'autre. La première, appelée *kaüe*, est le *vestiaire*. Les ouvriers y suspendent leurs vêtements à des cordes munies de crochets. Le plafond est aéré par de larges baies.

La seconde salle, affectée aux douches, est traversée dans toute sa longueur par plusieurs rangées de tuyaux munis de pommes d'arrosoir. Les ouvriers adultes s'y lavent en commun et n'en éprouvent aucune répugnance. On réserve seulement des compartiments séparés aux jeunes gens de moins de 18 ans.

En Belgique, plusieurs charbonnages ont aménagé depuis plusieurs années déjà des installations de ce genre, dont quelques-unes sont très confortables. Il en existe par exemple dans chacun des trois sièges de l'*Espérance* et *Bonne Fortune*. La plus perfectionnée est celle, récente, de *Gosson-Lagasse* à *Montegnée*. Nous en empruntons la description au rapport de M. Aubert, ingénieur en chef, directeur, et à celui de M. Watteyne, directeur des mines du ministère de l'industrie et du travail[1].

« Le lavoir, proportionné pour répondre aux besoins d'un personnel de 725 ouvriers en moyenne, dont près des deux tiers font partie du poste du matin, se compose de quatre salles.

1. *Congrès de Bruxelles*, septembre 1905.

« La plus grande, A, dont la longueur est de 20 mètres et la largeur de 10 mètres, sert de vestiaire. Elle est éclairée par le haut. On y a disposé six bancs, dont les dossiers portent des crochets auxquels s'enroulent les cordes de 400 monte-habits munis chacun d'une plaque numérotée et d'un loquet. Ces cordes passent sur des poulies fixées à la toiture et supportent un crochet à trois branches muni, en outre, d'une petite nacelle en métal étamé destinée à recevoir le savon ou d'autres petits objets que l'ouvrier peut désirer mettre en réserve. Le nombre de ces porte-habits pourra être doublé lorsque celui des ouvriers faisant usage des douches sera augmenté.

« Cette salle est, comme toutes les autres, du reste, ventilée par des cheminées à clapets et chauffée par des radiateurs à ailettes recevant de la vapeur à basse pression. Elle est pavée en carreaux de ciment disposés de façon à ramener les eaux de lavage vers des puisards munis de coupe-air et d'un seau intérieur en tôle amovible, facilitant le nettoyage et prévenant l'obstruction des tuyaux d'égout.

« Des lances, pouvant s'adapter à des robinets spéciaux disposés sur les parois, permettent le lavage à grande eau.

« Près de l'entrée, sont installées, à un niveau élevé, deux cuves : l'une, d'une capacité de 2 mètres cubes, destinée à desservir les douches, reçoit l'eau qu'un injecteur à vapeur puise dans une citerne intérieure placée sous le sol et élevée, en la chauffant vers 35 à 40°. Cette température est réglée par un surveillant en agissant sur la valve de l'injecteur. La seconde cuve, plus petite, est alimentée de même, mais d'eau plus froide destinée aux baignoires et au lavage des salles.

« Cette salle est protégée contre le refroidissement extérieur par des portes doubles, et chauffée par deux rangées de tuyaux à ailettes.

« La seconde salle, C, de même longueur, mais de 5 mètres seulement de largeur, communique avec la première par quatre larges baies. Elle contient trente-trois douches, disposées chacune dans une cabine de 90 à 95 centimètres de large, 1 m. 75 de profondeur et 1 m. 85 de hauteur. Ces cabines sont formées par une charpente de fer en V, soutenant des cloisons en briques creuses, réunies au ciment et revêtues de carreaux de faïence hollandaise.

« La façade est fermée par un rideau en toile bleue glissant sur des anneaux le long d'une tringle. Le rideau et les cloisons s'arrêtent à 30 centimètres du sol pour faciliter la surveillance.

« Chaque cabine est munie de crochets fixes pour recevoir les vêtements de dessous de l'ouvrier pendant qu'il prend sa douche.

« Le sol de cette salle est formé d'une couche d'asphalte coulé, qui est plus chaud aux pieds que le carrelage en ciment et qui se prête aux pentes variées nécessaires pour conduire les eaux des douches et du nettoyage vers les regards d'écoulement disposés comme ceux de la salle A.

« La salle C est chauffée par deux poêles à vapeur à radiateurs en fonte. Elle est éclairée par cinq larges lanterneaux placés dans la toiture.

« L'installation est complétée par deux autres salles, l'une destinée au personnel surveillant, l'autre au directeur et au personnel technique. Le soir, toutes les salles et cabines sont éclairées électriquement. »

Trois cents ouvriers utilisaient ces douches en 1903. La durée de chaque douche est de trois à quatre minutes.

Deux hommes, l'un de jour, l'autre de nuit, suffisent pour surveiller et entretenir cette installation.

Son coût total a été de 43 700 francs.

Au charbonnage de *Bonne-Espérance et Batterie* on a réservé une salle spéciale de bains-douches pour les femmes employées à la surface.

En Allemagne, les ouvriers usent volontiers du bain-douche. En Belgique on éprouve, au contraire, beaucoup de difficultés pour le leur faire accepter. La plupart d'entre eux préfèrent se laver chez eux et, dans quelques localités, les femmes se plaignent que, lorsque leurs maris se lavent à la mine, ils vont ensuite dans les estaminets et s'y éternisent, au lieu de rentrer à la maison.

Dans nos charbonnages du nord de la France, l'ouvrier mineur, dès qu'il remonte au jour, n'a qu'une idée : c'est de quitter la fosse et de courir chez lui après une courte halte au cabaret où il avale une chope de bière pour « noyer le charbon ». Il suffit d'avoir assisté une seule fois à sa galopade pour en être con-

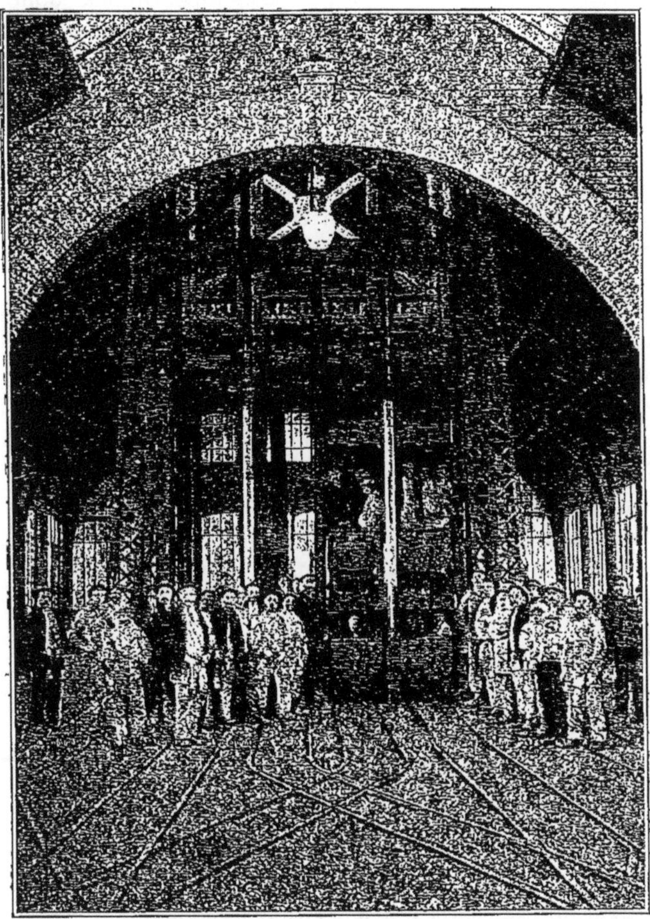

Fig. 20. — Le moulinage et la cage à la remonte. (Fosse d'Aremberg, à Anzin.

vaincu. Dès lors, toute mesure qui retarderait son exode risquerait d'être tellement impopulaire qu'elle serait probablement inapplicable.

Il est vrai, qu'une fois rentré chez lui, l'ouvrier commence généralement par se laver dans un baquet d'eau chaude que sa femme a préparé d'avance. On peut donc admettre qu'il consentirait à se baigner à la fosse au lieu de le faire chez lui, puisque le temps perdu serait le même, mais à une condition expresse : c'est qu'il n'attendrait pas son bain. Si, dans certains pays, on peut le faire attendre, il est certain qu'en France il n'y faudrait pas songer. Il serait donc nécessaire d'établir un nombre de douches tel que chaque ouvrier pût passer au bain immédiatement, dès sa sortie de la cage (fig. 20).

Or, voici comment s'effectue la remontée, par exemple, à la fosse 7 des mines de Dourges, qui emploie 765 mineurs[1].

A partir de 1 heure et demie de l'après-midi, la cage en ramène 32 à chaque ascension, et chaque voyage dure 2 minutes 40 secondes. La machine a un premier temps d'arrêt à 2 heures. Elle recommence les ascensions de 2 h. 30 à 2 h. 50, puis de 3 h. 30 à 3 h. 45, heure à laquelle remonte la dernière équipe. 410 ouvriers sont revenus au jour entre 1 h. 30 et 2 heures; 120 entre 2 h. 30 et 2 h. 50, et 90 entre 3 h. 30 et 3 h. 40.

En prenant le plus gros chiffre, on voit donc que le système des bains-douches à cabines séparées (comme à Gosson-Lagasse) devrait être établi sur une base telle que 410 ouvriers pussent y être admis dans l'espace d'une demi-heure.

A côté de l'établissement de bains-douches, il faudrait nécessairement installer un vestiaire pour 765 costumes de travail, et aussi une buanderie capable de lessiver en une seule journée ces 765 vêtements.

Telles sont les conditions auxquelles devraient satisfaire les bains-douches pour correspondre aux nécessités du travail à la fosse 7 des mines de Dourges et à

1. Dr Potelet, Enquête du bassin houiller du Nord, 1904.

presque toutes les autres fosses du bassin houiller du Nord et du Pas-de-Calais.

Leur installation généralisée constituerait une mesure évidemment très coûteuse pour beaucoup de Compagnies. Les auteurs qui l'ont préconisée ont soutenu avec raison que, si les ouvriers acceptaient volontiers de se servir des bains-douches, des vestiaires et des lavoirs, on réaliserait avec cette institution un très grand progrès hygiénique. Mais, à côté de cet argument, il en est un autre qui paraît bien n'avoir aucune valeur, et qui a été présenté par *Duclaux* en ces termes : « Le mineur reparaît au dehors propre, dans ses vêtements ordinaires, pareils à tous ceux qu'il rencontre dans la rue ; il échappe ainsi à ce sentiment instinctif d'humiliation qu'on éprouve à se voir si différent des autres..... » — S'il est vrai qu'on ressent une humiliation à se voir si différent des autres, ce serait, dans les villes minières, les gens qui ne sont point habillés en mineurs qui éprouveraient ce sentiment; le pavé, en effet, appartient aux mineurs, et il est certain que le sentiment que leur prête Duclaux ne les a jamais effleurés (Rapport inédit du Dr Potelet).

Quoi qu'il en soit, il n'en reste pas moins certain que l'installation de bains-douches, de peu de valeur prophylactique contre l'ankylostomiase, constituerait cependant une mesure excellente, puisqu'elle permettrait aux ouvriers de se nettoyer dans de bonnes conditions hygiéniques. Il ne saurait être question d'obliger ceux-ci à s'en servir, mais on parviendrait sans doute assez facilement à en imposer l'usage à ceux qui demeurent loin de la mine et qui doivent regagner leur domicile par les trains ouvriers ou les tramways.

4° Interdiction de déposer les déjections au fond de la mine. — Les données très précises que nous possédons aujourd'hui sur la biologie de l'ankylostome montrent de toute évidence que la seule mesure sûrement efficace pour protéger une mine indemne, alors même que quelques mineurs infectés y travailleraient, consiste à y *supprimer tout apport de déjections contenant des œufs*.

Ceux-ci ne pouvant donner naissance à des larves qu'à une température moyenne supérieure à 20°, et les larves enkystées seules étant infectantes pour l'homme, il suffirait que les mineurs s'interdisent de déféquer au fond de la mine, ailleurs que dans des baquets spécialement affectés à cet usage, pour que la contagion ne soit plus possible.

Malheureusement, nous avons vu que l'emploi des baquets ne peut pas être généralisé dans tous les charbonnages. La plupart de ceux du Nord et du Pas-de-Calais, qui exploitent des veines de faible épaisseur et fortement inclinées, ne se prêtent pas à leur adoption ailleurs que dans les bowettes ou dans les voies de taille à peu près horizontales.

Et comme, d'autre part, quelle que puisse être la bonne volonté du mineur, il faut admettre qu'il ait quelquefois besoin de se délester pendant son travail, on doit reconnaître l'impossibilité pratique d'édicter une mesure qui viserait à l'interdiction absolue de déféquer au fond.

Aussi s'est-on demandé s'il ne conviendrait pas de conseiller dans certains cas aux ouvriers de déposer leurs déjections, soit dans les remblais, soit dans les berlines.

Dans les mines sèches, la défécation dans les remblais ne semble présenter aucun inconvénient sérieux.

Au fur et à mesure que l'abatage du charbon s'effectue, le remblai est établi, derrière le front de taille, avec des terres provenant des galeries en état d'avancement, ou rapportées de la surface. Le remblai a pour but d'empêcher les affaissements du sol et les éboulements. Les déjections s'y trouvent donc chaque jour enfouies sous une épaisseur plus grande de terres et, si elles renferment des œufs d'ankylostomes, ceux-ci étant privés d'air et d'humidité, ne peuvent éclore.

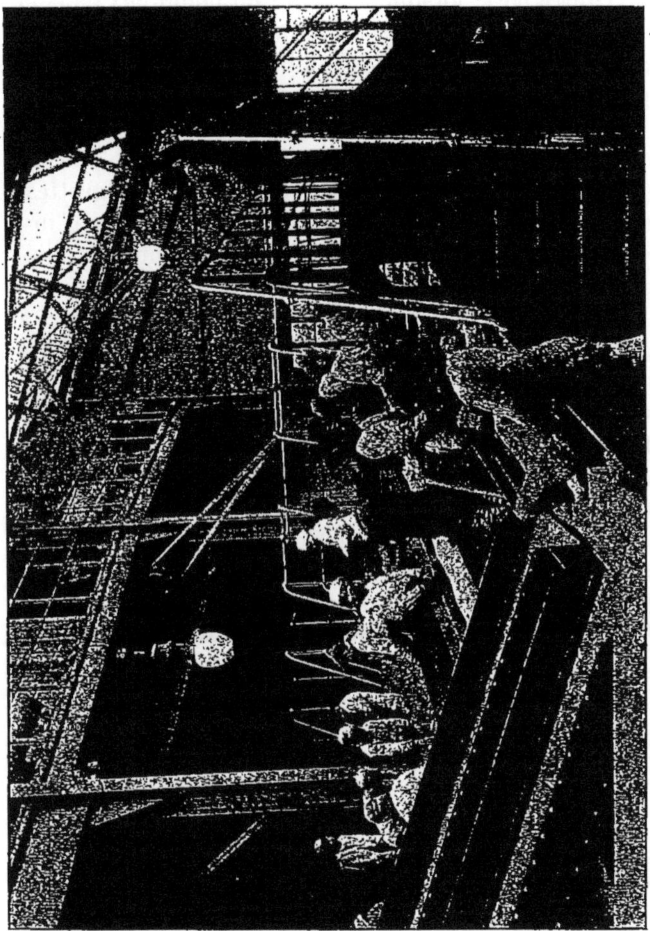

Fig. 21. — Triage du charbon sur tamis roulants à la Fosse d'Aremberg, à Anzin.

Mais, dans les charbonnages humides et chauds, où l'eau suinte sur les fronts de taille, ce mode de défécation n'est pas sans dangers.

Les larves s'y développent facilement et peuvent être entraînées, par les filets d'eau, jusque dans les *kernets* ou ruisseaux qui longent les voies de tailles et les bowettes.

D'autre part, lorsque les rats sont nombreux dans la mine, ce qui est assez fréquent, ils déterrent les matières fécales, s'en barbouillent et les disséminent partout.

Dans certaines fosses, insuffisamment aérées, existe en abondance une petite mouche *Metopina galeota* (Phoride), hôte habituel des cavernes et des grottes, et qui joue peut-être le même rôle. Il est donc très important d'éviter que les rongeurs et les mouches puissent servir de véhicules aux larves infectantes.

La défécation en berline, ou sur la pelle qui sert à charger le charbon, procédé que beaucoup de mineurs emploient volontiers, n'offre pas plus de sécurité et présente de nombreux inconvénients de divers ordres. D'abord, la berline n'est pas toujours facilement accessible, la hauteur du plafond des plans inclinés et des voies de taille étant d'ordinaire juste suffisante pour lui livrer passage. En outre, lorsque le charbon arrive au jour mélangé d'excréments, les enfants ou les femmes occupés au triage sont exposés à se souiller les mains (fig. 21), et les clients qui reçoivent ce charbon se plaignent quelquefois; de sorte que, dans la plupart des Compagnies houillères on interdit expressément aux ouvriers de déposer leurs déjections dans les berlines. Tout au plus tolère-t-on qu'ils fassent usage de celles qui remontent les terres.

Pour nous rendre compte des modes de défécation employés le plus volontiers par les ouvriers, nous avons fait interroger quelques-uns d'entre eux, au hasard, dans les voies de taille. Il résulte de cette enquête que chaque ouvrier use du moyen qui s'offre à lui de se débarrasser le plus commodément de ses déjections en évitant que l'odeur gêne ses camarades : jamais il ne les dépose dans une voie ou le long d'un boisage; il utilisera de préférence la berline vide ou pleine si elle est à sa portée, ou la pelle du hercheur qui sera vidée dans la berline, ou le remblai.

Mais, d'une manière générale, on peut dire que le mineur ne défèque dans la mine qu'en cas de nécessité. Il préfère s'exonérer chez lui où il est tranquille, et où il n'a pas à redouter de se faire dire des sottises par ses camarades que l'odeur gêne.

Il en résulte qu'au point de vue de la lutte anti-ankylostomiasique, qui nous préoccupe ici, on n'éprouverait sans doute pas de très grandes difficultés à convaincre le mineur, d'abord que son intérêt est d'éviter de se délester au fond, et ensuite que, lorsqu'il lui est impossible de faire autrement, il doit s'arranger pour déposer ses déjections soit dans un remblai très sec, soit dans une berline chargée de terres, et à demi pleine, en évitant soigneusement d'en souiller les parois.

Nous avons pu constater, sur le terrain de la lutte sociale contre la tuberculose, qu'on arrive sans grande peine à instruire l'ouvrier des dangers de propagation de cette maladie par les crachats et par les poussières : on lui apprend à se servir de crachoirs de poche, et on le persuade très vite que, s'il est déjà malade, il est dangereux pour lui-même, autant que pour son entourage, de semer autour de lui, dans sa demeure ou dans son atelier, des bacilles tuberculeux.

On obtiendrait sans doute le même résultat en s'adressant aux mineurs infestés d'ankylostomes, et à ceux qui, actuellement indemnes, sont exposés à la contagion. L'essentiel est de savoir s'y prendre pour éaliser cette éducation spéciale. C'est ce que nous allons essayer d'indiquer.

XI

ÉDUCATION PROPHYLACTIQUE DE L'OUVRIER MINEUR

On s'abuserait étrangement si l'on escomptait l'influence heureuse des règlements sur l'esprit du mineur pour décider celui-ci à suivre les prescriptions administratives, alors même qu'on tenterait de les lui imposer.

Le caractère du mineur est généralement indépendant : il aime son métier, il en est fier, et le considère comme très supérieur à tous les autres. Il n'est pas égoïste et les sentiments de solidarité professionnelle sont très développés chez lui. Son travail ne l'occupant que huit heures et demie par jour, et son salaire étant très élevé comparativement à celui des ouvriers d'industrie, il recherche volontiers un certain confort, se nourrit bien et se plaît à fréquenter les lieux de réunion. Au sortir de la mine, vers deux heures après midi, il est libre de son temps jusqu'au lendemain matin (fig. 22, 23, 24). Bien que sa demeure soit presque toujours proprette et gaie; bien qu'il y dispose d'un jardinet suffisant pour cultiver les légumes nécessaires à la consommation de son ménage, ses instincts de sociabilité le poussent trop souvent à fréquenter l'estaminet, où il reste jusqu'au soir, causant, jouant aux cartes et fumant des pipes. Sa boisson favorite est la bière, dont il absorbe de grandes quantités, et le genièvre, qu'il ingurgite par petits verres plus ou moins nombreux, aussi bien à jeun qu'après ses repas.

Il reste peu chez lui, où la femme, rarement bonne ménagère, ne sait pas le retenir.

Lorsque l'occasion s'en présente, il se rend aux réunions publiques et se plaît à écouter les orateurs

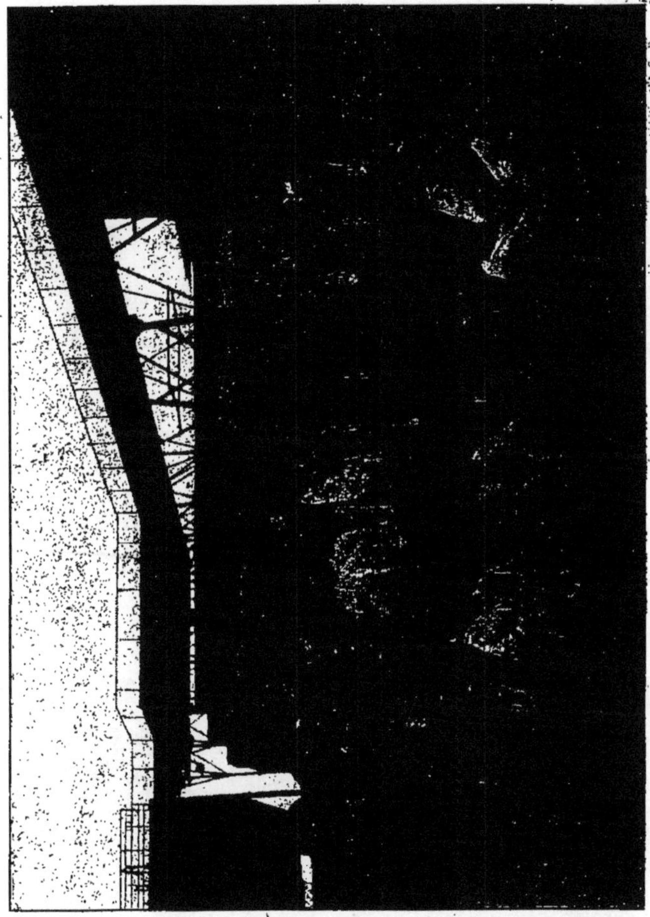

Fig. 22. — Groupe de mineurs à la remonte.

populaires qui n'ont malheureusement jamais songé à traiter devant lui d'autres questions que celles qui touchent à ce qu'on peut appeler la politique de la mine ou aux intérêts professionnels.

Il ne lit guère que de rares journaux. Personne n'a cherché à développer chez lui le goût des lectures ou

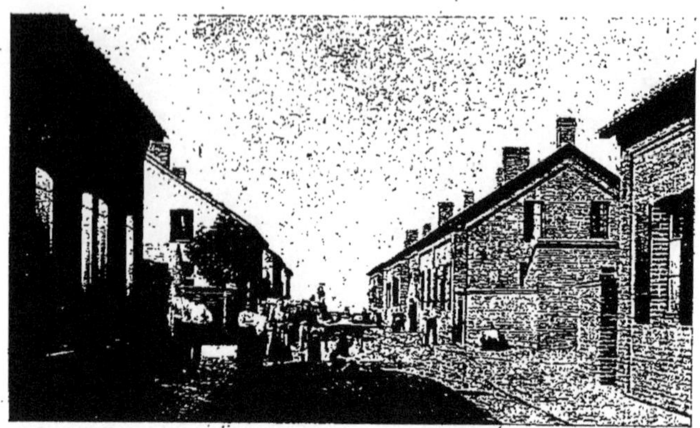

Fig. 23. — Corons de mineurs, à Thiers. (Compagnie d'Anzin.)

des conférences instructives. Il ignore tout ce qui ne

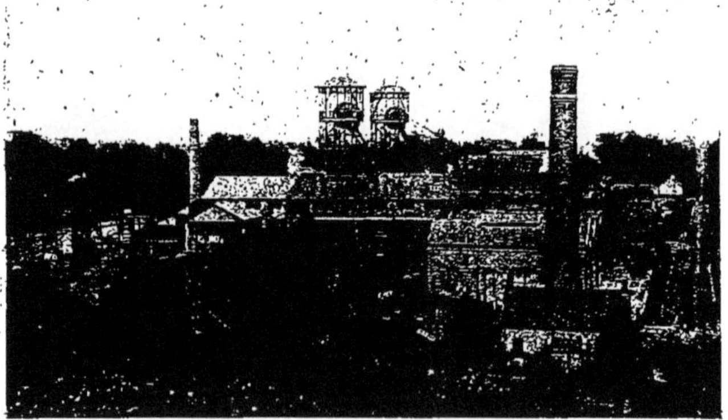

Fig. 24. — Siège d'extraction de la fosse Lagrange, à Anzin.

se rapporte pas à son métier. Il ne possède aucune notion d'hygiène individuelle ou sociale ; il a quitté l'école trop tôt pour que les éléments de cette science, que les instituteurs se sont efforcés de lui inculquer, aient laissé une trace durable dans son esprit. Aussi, reste-t-il imbu de tous les préjugés ridicules que les femmes entretiennent naïvement et il ne fait rien pour s'en affranchir.

Les Compagnies houillères, dans le bassin du Nord et du Pas-de-Calais surtout, ont très généreusement multiplié les œuvres d'assistance et de secours médicaux à son usage. Elles rivalisent de zèle pour organiser, auprès de tous les grands charbonnages, des consultations de nourrissons, des gouttes de lait pour les jeunes enfants, des ouvroirs pour les jeunes filles. Tous ces efforts concourent à assurer à l'ouvrier plus de bien-être, par conséquent, plus de vigueur physique et de santé; mais ils l'habituent à compter sur les Compagnies pour améliorer son sort, et ne contribuent pas à développer en lui l'esprit d'initiative.

Il n'éprouve aucun besoin d'économiser pour ses vieux jours et ne pense jamais à préserver les siens de la gêne au cas où il viendrait à disparaître. Il sait qu'une retraite l'attend lorsque l'âge lui interdira de travailler, et que, s'il tombe malade ou s'il meurt, la Société de secours mutuels et la Compagnie pourvoieront à ses besoins et à ceux de sa famille.

Beaucoup de mineurs gagnent de 120 à 150 francs par mois et ne possèdent aucune épargne. Interrogez-les et demandez-leur pourquoi ils ne songent pas à mettre de côté quelque argent pour aider plus tard à l'établissement de leurs enfants : ils vous répondront que leurs enfants travailleront plus tard comme ils travaillent eux-mêmes et qu'il est inutile de se priver pour eux. Ce n'est pas l'égoïsme qui les pousse à tenir ce langage : ils raisonnent ainsi parce qu'ils ne se trouvent jamais aux prises avec les difficultés de la lutte pour l'existence qui assaillent le paysan, par exemple, auquel une récolte peut venir à manquer.

Chaque jour pour eux suffit à sa peine et leur garantit le même salaire : à quoi leur servirait donc de se préoccuper du lendemain?

Cette mentalité du mineur explique l'insuccès des tentatives effectuées dans certains charbonnages pour lui faire accepter des mesures de prophylaxie contre l'ankylostomiase. Il se montre à peu près partout également rebelle à l'adoption des bains-douches ou des tinettes de fond. L'utilité de ces mesures lui échappe, et si des règlements venaient à les lui imposer, il chercherait toutes les occasions possibles pour s'y soustraire.

Est-ce à dire qu'on ne puisse espérer obtenir de lui quelques changements dans ses habitudes et qu'on ne puisse le convaincre de la nécessité de certaines précautions hygiéniques telles, par exemple, que celle qui consiste à ne pas déposer ses déjections, au hasard des circonstances, dans son chantier de travail? — Ce serait absolument injuste.

Nous pensons, au contraire, qu'il serait assez facile d'entreprendre efficacement l'éducation hygiénique du mineur, en suivant une tactique analogue à celle qui nous a si bien réussi sur le terrain de la lutte contre la tuberculose parmi les ouvriers d'industrie.

Cette tactique consiste à réaliser l'éducation dont il s'agit, à *deux degrés*. Sans doute, dans beaucoup de charbonnages, le directeur, les ingénieurs, les porions eux-mêmes s'efforcent déjà d'y participer en s'occupant de l'administration des caisses de secours, en visitant les malades, en organisant des fêtes ou des concerts, en créant des jardins ouvriers, en édifiant des maisons ouvrières salubres, voire même élégantes, qui suppriment les promiscuités et les dangers de contagion des anciens *corons*. Tout cela contribue, dans une certaine mesure, à l'apaisement si désirable des rancunes suscitées par la misère des uns et par l'indifférence trop longtemps manifestée par quelques autres. Et en allant un peu plus loin, en multipliant les œuvres d'assistance et d'éducation populaires, en développant les institutions de prévoyance, de solidarité et d'hygiène sociale, on réalisera certainement mieux que par toutes les réglementations officielles l'*assainissement* des milieux miniers.

Mais il ne faut pas perdre de vue que la mentalité du mineur est ainsi faite qu'il n'accepte qu'avec une grande défiance tout ce que lui offre la compagnie à laquelle il appartient. Évidemment il ne refuse pas les faveurs ni les gracieusetés dont on l'accable : c'est toujours autant de pris sur l'ennemi! Mais on s'illusionnerait fort si l'on supposait que les Compagnies peuvent exercer une action quelconque sur l'esprit de l'ouvrier.

C'est pourquoi, — et il faut avoir le courage de le dire, — si l'on veut chercher à l'éduquer, on devra recruter des éducateurs parmi ceux de ses camarades qui savent déjà prendre une certaine influence sur lui. Le mineur s'embrigade volontiers dans toutes sortes de petites sociétés : de musique, de tir à l'arc... sociétés dont est soigneusement exclu tout « gradé », porion, etc. C'est là qu'il faut pénétrer sous le couvert du syndicat et du journal. C'est là qu'il faut choisir quelques sujets intelligents, remuants, pour en faire des *moniteurs d'hygiène* qu'on tâcherait de convaincre de l'importance du rôle social qu'ils peuvent être appelés à remplir; et lorsqu'ils seraient eux-mêmes suffisamment instruits, on leur confierait la mission de répandre dans les familles, dans les estaminets, dans les jeux et les réunions publiques, les notions qu'ils ont apprises. A force d'entendre répéter les mêmes avertissements, les mêmes conseils, par des hommes qui travaillent avec eux, qui parlent leur langue et vivent de leur vie, les mineurs finiraient par se laisser entraîner et convaincre. Ils apprendraient l'hygiène comme ils apprennent les chansons populaires, sans contrainte et sans efforts.

La meilleure preuve que cette éducation est possible, c'est qu'en ce qui concerne la lutte antiankylostomiasique, on parvient déjà très bien à leur faire comprendre l'intérêt qu'ils ont à ne déféquer au fond que dans certaines conditions. C'est ainsi, par exemple, que l'un des médecins enquêteurs de notre Commission du Nord, le Dr Potelet, s'est attaché à questionner, dans chacune des fosses où il est descendu, le *chef porion*, les *porions* et les *ouvriers*, sur le mode de défécation employé par eux. Les *chefs porions* lui ont tous déclaré qu'il ne leur arrivait jamais de se délester l'intestin au fond de la mine. Or, il faut remarquer qu'ils passent dans la fosse à peu près le même temps que les mineurs, que ce sont tous d'anciens ouvriers, ayant par conséquent une instruction toute relative et, somme toute, possédant plutôt la mentalité ouvrière. Les *porions*, plus près encore de l'ouvrier et restant au fond à peu près le même temps que lui, ont affirmé qu'ils ne déféquaient que rarement dans la fosse. Quant aux *ouvriers*, dans certains charbonnages, 50 pour 100 déféquaient régulièrement au fond ; dans d'autres, 100 pour 100 !

Ces faits sont très instructifs et l'on peut en tirer les conclusions suivantes : d'abord, il serait sans doute possible d'obtenir des mineurs qu'ils éduquassent leur intestin, car un certain nombre d'entre eux y ont très bien réussi. Ensuite, il suffirait d'élever la mentalité des ouvriers pour arriver à ce but, puisque ceux d'entre eux dont l'esprit est un peu plus ouvert : porions, chefs porions, ont résolu d'eux-mêmes la question. Enfin, on arriverait plus facilement au résultat cherché, en donnant aux fosses un aspect plus propre.

Le mineur est, comme tout le monde, sensible à ce qui l'entoure ; et, de même qu'on se laisse facilement aller à cracher dans une écurie et qu'on s'abstient de le faire dans un salon, de même on hésite un peu à déféquer dans des galeries nettes et spacieuses, tandis qu'on le fait sans le moindre remords dans d'infects couloirs. Dans telle fosse, l'ouvrier cherche un endroit pour y déféquer à l'abri des regards, parce qu'il sait que s'il est surpris par un porion, celui-ci lui dit en passant quelques sottises et lui fait entendre qu'il aurait bien pu se soulager avant de descendre. Dans telle autre fosse, au contraire, l'ouvrier ne se gêne en aucune façon : non seulement il défèque n'importe où et devant n'importe qui, sans que personne songe le moins du monde à le lui reprocher, mais encore il lui arrive de se soulager, avant de descendre, dans la salle même du moulinage, le long des murs!

En représentant à quelques ouvriers porteurs d'ankylostomes, qu'en déposant leurs déjections au fond de la mine, ils contaminent leurs voisins et se *réinfectent constamment eux-mêmes*, le Dr Potelet est parvenu à les persuader sans difficultés. Plusieurs d'entre eux sont revenus le voir pour l'assurer qu'ils avaient réussi à prendre l'habitude de se délester chez eux.

Tout cela démontre que l'éducation hygiénique du mineur est réalisable : il suffit de l'entreprendre avec une bonne méthode. Outre le bénéfice matériel que les Compagnies et les mineurs ne tarderaient pas à en retirer, on s'apercevrait bientôt de ses effets éminemment moralisateurs. L'ouvrier prendrait conscience de sa dignité et de ses responsabilités sociales vis-à-vis de ses camarades.

XII

LE SERVICE MÉDICAL DES MINES ET LES CAISSES DE SECOURS

Pour que l'institution des ouvriers *moniteurs d'hygiène* soit susceptible de contribuer utilement à l'éducation des mineurs, il est évident qu'elle doit s'appuyer sur un service médical convenablement organisé et aussi indépendant que possible à la fois des ouvriers et des compagnies.

Or, nous n'hésitons pas à le déclarer, dans aucune des branches multiples que comporte l'exploitation des mines, il n'existe de défectuosités comparables à celles qui caractérisent l'organisation médicale. Hâtons-nous d'ajouter que les Compagnies n'en sont qu'à demi responsables, car elles sont le plus souvent obligées de laisser aux Caisses de secours mutuels le soin de choisir et de nommer les médecins.

Ces Caisses, régies d'après les lois des 29 juin et 19 décembre 1894, sont alimentées, pour les deux tiers, par des retenues prélevées sur le salaire de chaque mineur (dans la proportion de 2 pour 100 et jusqu'à concurrence d'un maximum de 48 francs par an), et, pour un tiers, par les Compagnies. Tous les mineurs, ouvriers du fond ou du jour, et même les employés et agents divers, y sont obligatoirement affiliés.

Aux termes de l'art. 7 des lois dont il s'agit, c'est le Conseil de la Société de secours qui est chargé de régler le service médical et pharmaceutique. Il passe, à cet effet, des conventions avec les médecins, pharmaciens, directeurs d'hôpitaux et d'hospices, et rédige les instructions et règlements nécessaires au bon fonctionnement de ces services.

D'autre part, d'après l'art. 10, les deux tiers des membres du Conseil sont élus par les ouvriers et un tiers est désigné par l'exploitant. Il en résulte que les médecins dépendent presque exclusivement des ouvriers.

Cependant, en dehors du traitement qui leur est alloué par la caisse de secours, les Compagnies leur fournissent une allocation supplémentaire pour le service des blessés qui est à leur charge exclusive. Certains médecins sont même, plus spécialement pour cet objet, au service des compagnies, qui leur assurent alors une situation pécuniaire très convenable. Mais il n'en est ainsi que tout à fait exceptionnellement.

Dans l'immense majorité des cas, les conditions d'existence et de travail du médecin des mines sont véritablement déplorables. En effet, le mineur, n'ayant pas à payer individuellement son médecin, vient le consulter à propos de rien, à chaque instant, ou lui demander un bon de médicaments : comme ceux-ci lui sont distribués gratuitement, il en abuse; il se fait ainsi délivrer du vin de quinquina, voire même du sirop de gomme pour sucrer son café! Le médecin, bien entendu, n'est pas dupe; mais s'il refuse, l'ouvrier va se plaindre à ses délégués du Conseil de la caisse de secours, et si les plaintes se répètent, la révocation ne se fait plus attendre !

Beaucoup de médecins ont, dans leur circonscription, de 1200 à 1500 familles de mineurs à soigner, soit ensemble de 7 à 8000 clients. Ils sont obligés de voir par jour une centaine de malades, dont 25 ou 30 à domicile. L'un d'eux nous a dit en avoir vu, en hiver, jusqu'à 350 dans la même journée! On peut supposer combien de pareilles consultations représentent un spectacle comique et navrant! Les ouvriers ne se doutent pas qu'avant de faire une ordonnance, il faut examiner son malade, quelquefois longuement, pour établir un diagnostic. Ils s'imaginent que le médecin est une sorte de devin et qu'il lui suffit de voir la figure ou la langue d'un individu pour être parfaitement fixé sur son compte. On fait queue à sa porte, comme au théâtre. Nous connaissons même un charbonnage où les médecins, pour éviter l'envahissement de leur maison, ont trouvé un procédé qui réunit tous les suffrages : ils tiennent leurs consultations au cabaret. On boit en attendant le médecin ; on boit d'autant plus qu'il tarde davantage. Le résultat de ce pitoyable état de choses est que, pour lui, il ne peut être question d'examiner ses malades : sa consultation se borne à un très rapide interrogatoire. Et si l'on divise le traitement qu'il reçoit par le nombre des consultations qu'il donne en une année, on trouve que chacune d'elles ne lui rapporte pas 0 fr. 20 d'honoraires !

Le médecin de mines est pourtant, le plus souvent, digne de tous les respects et des plus grands éloges. Il soigne avec le plus absolu dévouement ses malades et ses blessés ; il sait se faire aimer du mineur et prend sur lui une réelle influence. Nous en pourrions citer maints exemples : tel cet honorable médecin en chef d'une grande Compagnie houillère du Nord, qui remplit ces fonctions depuis 34 ans, fils du précédent médecin en chef, très écouté de sa Compagnie qui l'a délégué pour faire partie du Conseil de la caisse de secours. Au sein de ce comité, dont un ouvrier est président, tout le monde s'incline devant lui, et c'est à lui que les médecins de cette Compagnie doivent d'être un peu plus considérés qu'ailleurs : leur dignité a moins à souffrir, car les plaintes dont ils sont l'objet sont très sévèrement enquêtées.

Il est évident que si, dans toutes les Sociétés de secours, les médecins étaient représentés au Conseil par l'un d'entre eux, ce serait déjà un grand bien pour tout le monde. Ils se sentiraient alors soutenus, ne seraient plus à la merci de plaintes généralement mal fondées et refuseraient plus souvent les médicaments inutiles sans avoir à redouter les récriminations. La caisse de secours, les mineurs, la Compagnie et le médecin lui-même y trouveraient leur avantage.

D'autres réformes s'imposent encore et, bien qu'en apparence nous sortions quelque peu de notre sujet, nous n'hésitons pas à les signaler ici. Nous estimons, en effet, que même en nous plaçant sur le terrain très limité de la lutte antiankylostomiasique, l'efficacité des mesures de défense qu'il s'agit d'adopter dépend beaucoup plus de l'organisation médicale et de l'influence que les médecins peuvent exercer sur l'ouvrier, que des règlements ou des lois.

Tout d'abord il nous paraît indispensable d'augmenter le nombre des médecins et de les rétribuer davantage. Il est inadmissible que le recrutement puisse se faire d'une façon satisfaisante dans les conditions actuelles, alors qu'on impose à des docteurs l'obligation de soigner gratuitement 7 à 8000 individus pour un traitement annuel de 4 à 5000 francs et qu'il leur est à peu près impossible de faire d'autre clientèle !

Il faut surtout s'arranger pour qu'ils n'aient pas plus de 50 à 60 malades à consulter chez eux et à visiter à domicile par jour. Ce chiffre est un maximum qu'on ne peut dépasser qu'au détriment des malades eux-mêmes, et, par conséquent, au détriment des intérêts de la compagnie.

Il faut aussi trouver une combinaison qui, sans enlever aux Sociétés de secours le libre choix de leurs médecins, assure à ceux-ci une indépendance suffisante.

Il faut enfin que les Compagnies, qui leur confient le soin des blessés dont elles sont responsables, puissent exiger d'eux des garanties morales et une compétence professionnelle qui leur donnent toute sécurité.

Pour réaliser ces desiderata, voici le moyen que nous proposons :

Instituer par région houillère un Conseil sanitaire des charbonnages dont seraient appelés à faire partie les médecins en chef de chaque Compagnie, et au sein duquel le gouvernement serait représenté par un ou deux délégués.

Ce Conseil se réunirait périodiquement pour étudier et discuter toutes les questions qui intéressent l'hygiène générale des mines et la santé des mineurs.

Il constituerait une sorte de tribunal d'appel auquel les Sociétés de secours et les Compagnies pourraient s'adresser dans tous les cas où elles le jugeraient utile.

C'est à lui qu'il appartiendrait de dresser la liste des médecins, candidats aux fonctions vacantes, soit auprès des Compagnies, soit auprès des Sociétés de secours. Ces médecins ne pourraient être nommés que sur la présentation du Conseil sanitaire régional qui garantirait leur moralité, leur compétence professionnelle, et signalerait les aptitudes qu'ils présentent à l'exercice de telle ou telle spécialité.

Le Conseil supérieur serait appelé à donner son avis toutes les fois qu'il s'agirait de plaintes pouvant entraîner la révocation d'un médecin par la Compagnie ou par la Société de secours qui l'emploie.

Un organisme de ce genre exercerait manifestement la plus heureuse influence sur le régime sanitaire des mines, et les avantages qu'il présenterait sautent aux yeux. Nous ne croyons pas qu'il puisse léser les intérêts respectables de qui que ce fût : nous pensons au contraire qu'il est susceptible de donner pleine satisfaction aux Compagnies en même temps qu'aux Sociétés de secours et aux médecins.

L'intervention de l'État n'est même pas nécessaire pour le créer : il suffirait que les divers charbonnages s'entendissent entre eux pour en faire l'essai.

Nous pensons enfin qu'il serait tout à fait indispensable d'instituer auprès de l'Administration de chaque Compagnie une direction médicale responsable du bon fonctionnement des divers services et ayant autorité sur tous les médecins. Il faudrait que cette fonction directrice fût confiée à un médecin dépendant exclusivement de la Compagnie, et dont la compétence en chirurgie et en matière d'accidents du travail fût indiscutée. C'est à lui qu'il appartiendrait d'élaborer les règlements, de réunir les observations et les statistiques, de proposer les mesures sanitaires jugées utiles et d'en assurer l'exécution. Il serait, dans l'intérêt de tous, le trait d'union entre le corps médical et l'administration de la Compagnie.

XIII

DISPENSAIRES D'HYGIÈNE SOCIALE LEUR ROLE PROPHYLACTIQUE

Soit qu'il s'agisse de débarrasser de leurs parasites les ouvriers malades ou les simples porteurs du ver, soit qu'il s'agisse de protéger un charbonnage indemne en y empêchant l'introduction de mineurs infectés, la nécessité se fait sentir urgente de créer auprès du centre administratif de chaque Compagnie un organisme spécialement affecté à ce double objet.

Sans doute, le traitement spécifique de l'ankylostomiase ne présente pas de telles difficultés qu'on ne puisse l'entreprendre que dans des hôpitaux : un mineur malade peut être soigné chez lui. Mais l'expérience montre que c'est là une mauvaise méthode. La cure à domicile est le plus souvent mal faite; les médicaments ne sont pas pris aux doses exactement convenables, et le malade, mal surveillé, est trop enclin à déroger aux prescriptions médicales. Il est même presque impossible d'exiger de lui la répétition si pénible et pourtant si nécessaire du traitement, deux ou trois fois de suite en une semaine!

En outre, comment se rendre compte de l'efficacité des remèdes, alors que personne, dans l'entourage du patient, n'est en état de rechercher la présence des vers expulsés dans les déjections en soumettant celles-ci à un tamisage convenable sous un filet d'eau?

Ces considérations, et aussi la difficulté d'éviter les fraudes de la part des mineurs qui sollicitent l'examen pour obtenir soit des indemnités de secours, soit le certificat exigé pour l'embauchage, ont poussé les autorités provinciales et l'Union des charbonnages de Liége à organiser, sur la proposition du *Dr Malvoz*, des *dispensaires* spécialement affectés au diagnostic microscopique de l'ankylostomiase, à la cure des malades et à l'enseignement de la prophylaxie individuelle aux ouvriers des mines.

Le premier de ces *dispensaires du mineur* commença à fonctionner à Liége au commencement de 1903. Sa création fut portée à la connaissance de tous les directeurs de charbonnages par la circulaire suivante qui déterminait très exactement le but de l'institution nouvelle :

Monsieur le Directeur,

J'ai l'honneur de porter à votre connaissance, *avec prière d'en informer vos médecins*, la création d'un service microscopique spécial, ainsi que celle d'un dispensaire de l'ankylostomiase, fonctionnant dans les conditions suivantes :

1° On pratiquera gratuitement l'examen microscopique des déjections qui seront envoyées au dispensaire; les envois devront être affranchis comme échantillons sans valeur; un tout petit récipient de déjections suffit pour l'examen. Dans ces cas, il sera supposé que l'expéditeur s'est assuré de l'authenticité des déjections et que celles-ci proviennent bien de l'ouvrier suspect;

2° On examinera les ouvriers chez lesquels on demandera de fixer le diagnostic de l'ankylostomiase dans des conditions rigoureuses de contrôle : pour cela, ces ouvriers seront envoyés au dispensaire à Liége, le mardi matin, jour de consultation, de 9 heures à midi; on provoquera artificiellement l'expulsion des déjections et le dignostic sera livré avec la certitude qu'aucune fraude n'a été commise. Ces contrôles sont indispensables, quand il s'agit de l'octroi de subsides, indemnités, etc., ou de l'admission dans un charbonnage indemne d'un ouvrier ayant travaillé dans une mine infectée, etc.;

3° On administrera le traitement spécifique aux ouvriers malades. Pour cela, ceux-ci devront se présenter également le mardi matin et on conviendra avec eux d'une date pour l'entrée au dispensaire. Le contrôle de l'expulsion des parasites sera fait très exactement, et messieurs les médecins de charbonnages seront informés des résultats du traitement. Si le praticien désire que l'on administre le traitement de son choix, l'ouvrier devra être muni des remèdes prescrits par son médecin; autrement, on administrera le traitement adopté par le comité médical de l'œuvre.

Si un seul jour de consultation ne suffit pas, d'autres jours seront choisis ultérieurement.

Veuillez agréer, etc....

Le Secrétaire de l'Union des charbonnages,

A. Habets.

Les services rendus par ce premier dispensaire de Liège furent si vite appréciés que, pendant le second semestre 1903, on y effectua 1273 analyses ; 176 mineurs reconnus infectés, y furent hospitalisés et soumis à la cure. En 1904, les Dr *Malvoz* et *Lambinet* nous ont dit y avoir examiné 7 000 mineurs; sur ce nombre, 900 ont été soignés et débarrassés de leurs parasites. On a pu obtenir ce résultat en ne dépensant que 16 000 francs.

Aussi, d'autres institutions semblables furent-elles bientôt organisées à la *Nouvelle-Montagne*, puis aux charbonnages d'*Espérance* et *Bonne Fortune*, puis à *Mons*, etc., et les administrations provinciales décidèrent de n'accorder d'indemnités de chômage qu'aux ouvriers qui acceptaient de se soumettre à un traitement rigoureusement contrôlé, soit dans les hôpitaux, soit dans les dispensaires spéciaux agréés par elles.

Le dispensaire de Liége servit de modèle à tous les autres. Voici comment le Dr *Lambinet* en expose le fonctionnement[1] :

« Chaque visiteur est d'abord conduit par l'infirmier dans une petite pièce aménagée en vue de ce but spécial,

1. Dr Lambinet, *Le dispensaire du mineur,* à Liége, broch., 1903.

où il expulse, quelques minutes seulement après l'introduction d'un suppositoire à la gélatine glycérinée, les matières qui serviront à l'examen microscopique. L'infirmier en recueille une partie, qui est mise à part dans un récipient portant le nom de l'ouvrier. Il met tant de zèle et de soins dans l'accomplissement de cette tâche, fort pénible et souvent répugnante, qu'il arrive à recueillir, à préparer et à étiqueter soigneusement, pour le contrôle microscopique, presque plus de soixante produits en une matinée. Chaque récipient est porté au laboratoire et on fait de chaque échantillon le nombre de préparations nécessaires, jusque dix s'il le faut.

« On recherche non seulement les œufs d'ankylostome, mais également les œufs d'oxyure, d'ascaris, de tœnia, l'anguillule stercorale, etc. On sait que beaucoup de houilleurs sont porteurs des parasites intestinaux les plus variés.

« Dès que l'examen microscopique est achevé, l'ouvrier dont le nom se trouve sur le flacon est appelé à la consultation. M. le professeur Malvoz note son nom, celui de son médecin et du charbonnage auquel il est attaché. Il lui demande quel est le but de sa visite, si son médecin désire seulement être fixé sur le diagnostic de l'ankylostomiase ou si l'on désire, en outre, qu'une cure soit entreprise au dispensaire même. Dans le premier cas, un bulletin de diagnostic microscopique est remis au visiteur à l'adresse du médecin; dans le second cas, on inscrit le nom de l'ouvrier sur la liste de ceux qui se soumettent aux cures du dispensaire et une carte lui est délivrée, portant le jour et l'heure auxquels il doit se présenter pour le traitement. Le malade est invité à en informer son médecin.

« Les malades ayant séjourné au dispensaire, ayant pris les médicaments dans d'excellentes conditions de repos au lit, entourés de personnes multipliant les soins autour d'eux, empressées à leur venir en aide au moindre malaise, et la recherche des parasites expulsés effectuée en leur présence, la découverte faite sous leurs yeux d'un grand nombre de vers, dont beaucoup gorgés de sang, impressionnèrent vivement leur esprit. Et quand, après la dernière débâcle intestinale, on mettait les malades en présence d'une collation réconfortante, servie dans une joyeuse salle à manger, tout souvenir fâcheux était bien vite dissipé!

. . . .

« Un des grands buts des promoteurs de l'œuvre est de profiter de la présence au dispensaire des victimes de l'ankylostomiase pour faire leur éducation prophylactique. On saisit tous les prétextes possibles pour leur parler de l'ankylostome, de sa nature, de ses mœurs, des conditions de sa propagation dans les mines. On montre aux patients des dessins, des images représentant les œufs, les larves, les ankylostomes entièrement développés.

« Chaque malade qui suit une cure au dispensaire a sa feuille d'observation médicale; les résultats de l'examen clinique et ceux du traitement y sont soigneusement consignés, ainsi que les données de l'examen du sang, etc.

« De plus, on note sur une autre feuille certains renseignements qu'il est très utile de connaître, pour être fixé sur la légitimité des demandes d'assistance : l'ouvrier fait-il ou non partie d'une société de secours mutuels? A-t-il reçu déjà des indemnités de la province? etc. S'il n'est pas mutuelliste, on l'engage à le devenir, afin de pouvoir profiter dans l'avenir des bienfaits de ces associations en cas de maladie. »

On ne saurait s'étonner qu'une œuvre ainsi comprise, dirigée par un hygiéniste aussi savant et dévoué que le Dr *Malvoz*, ait été admirée par tous ceux qui, comme nous, ont pu étudier son organisation et ses résultats. Ceux-ci sont déjà tels que, toute imparfaite que soit la législation protectrice de l'ouvrier dans la nation belge, où il n'existe pas de caisses de secours obligatoires pour les mineurs, on peut escompter dans un avenir prochain la disparition totale de l'ankylostomiase du bassin de Liége, en raison de ce seul fait que presque tous les mineurs reconnus atteints viennent solliciter d'eux-mêmes le bénéfice du traitement.

Il nous paraît évident que des institutions analogues devraient être créées partout où les charbonnages sont très infectés. Elles n'entraînent que des dépenses relativement peu élevées et n'exigent point un local coûteusement aménagé : on peut les installer dans une maison quelconque, ou, mieux encore, dans une baraque d'ambulance semblable à celles que la Croix Rouge fait construire en amiante incombustible, d'après le

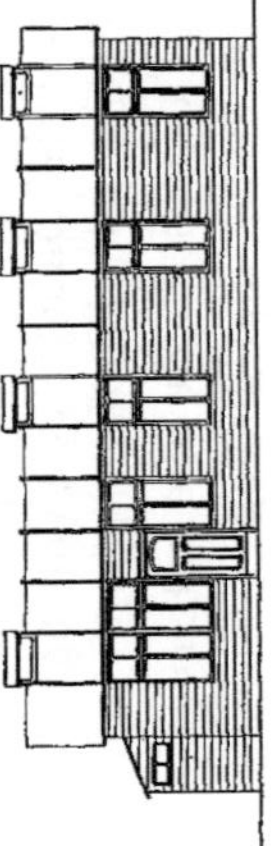

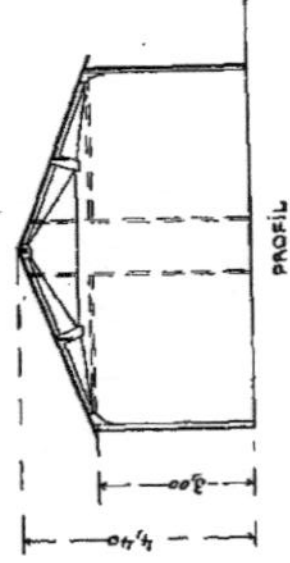

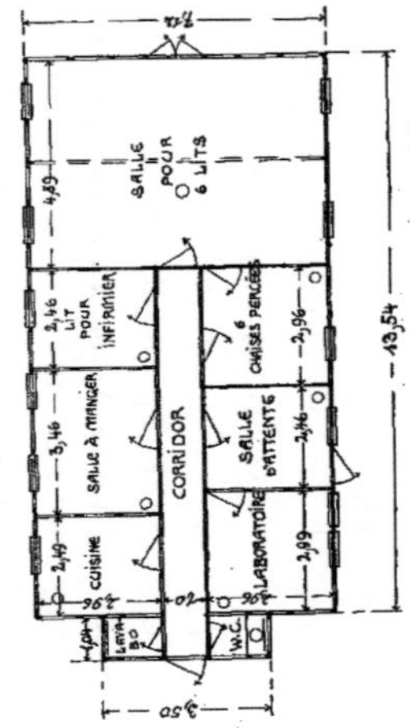

Fig. 25. — *Baraquement Dœcker.* Type combiné par le Dr Malvoz (de Liége), pour l'hospitalisation des mineurs soumis à la cure de l'ankylostomiase. (Construits par la maison Christophe et Unmack, à Niesky-Silésie.)

système *Döcker*, par la fabrique *Christoph et Umnack* à *Niesky* (*Silésie*), et qu'emploie ainsi que nous l'avons déjà dit, le Knappshaftverein Westphalien pour ses hôpitaux volants. (Voir fig. 13.)

Le Dr *Malvoz* a eu l'idée très heureuse de combiner une baraque de ce genre, facile à transporter et qui possède tous les organes utiles pour l'examen des mineurs et pour leur traitement. Son prix est très peu élevé (environ 10 000 fr.). Elle peut recevoir à la fois huit ou dix malades, et, son rôle dans la lutte anti-ankylostomiasique une fois terminé, elle pourrait parfaitement servir d'hôpital de contagieux. (Voir fig. 25.)

Dans le Nord de la France, où l'infection ankylostomiasique n'a pris jusqu'à présent qu'une extension à peine marquée dans quelques charbonnages, de simples mesures de surveillance suffiront sans doute à protéger efficacement les ouvriers. Mais les Compagnies qui se montrent très soucieuses d'améliorer leur outillage sanitaire réaliseraient une œuvre excellente si elles se décidaient à créer, auprès de chacun de leurs centres administratifs, ce que nous appelons un *dispensaire d'hygiène sociale*, c'est-à-dire un petit établissement groupant sous un même toit une ambulance de quelques lits, une salle d'opérations, une salle et des appareils de mécanothérapie pour le traitement des accidents du travail, une consultation de nourrissons et un laboratoire de bactériologie clinique, permettant d'effectuer l'examen des divers produits pathologiques (fausses-membranes diphtériques, crachats tuberculeux, séro-diagnostic de la fièvre typhoïde, etc...) en même temps que celui des déjections d'ouvriers sollicitant l'embauchage.

Les services multiples et d'ordre vraiment pratique que rendrait une telle institution seraient très vite appréciés par les médecins de mines et par les compagnies. Celles-ci s'efforcent déjà d'organiser des postes de secours qui, à Anzin et à Lens, par exemple, sont de véritables petites ambulances modèles (Fosse Lagrange à Anzin, Fosse n° 8 de Lens), avec salles d'opérations pourvues de l'outillage chirurgical le plus parfait. A Anzin et à Dourges, ces postes de secours ont à leur disposition un service de radioscopie. A Marles, un magnifique hôpital, récemment construit et très confortable, permet de traiter les blessés et les malades, aux frais de la caisse de secours, dans les meilleures conditions hygiéniques; enfin, presque partout, auprès de chaque fosse, on a créé des consultations de nourrissons[1] auxquelles on a su, par d'heureuses combinaisons d'assistance, attirer en foule les mères de famille.

Pour donner à ces efforts le maximum de rendement il suffirait de les coordonner un peu mieux qu'ils ne le sont aujourd'hui, en adoptant partout un programme commun, que le conseil sanitaire des mines dont nous avons proposé plus haut la constitution devrait être appelé à élaborer. Il faudrait que ce même conseil pût être tenu au courant des résultats obtenus dans chaque localité et qu'il fût ainsi mis en mesure d'édicter les règles d'hygiène applicables à chaque cas particulier. Il faudrait enfin — nous l'avons déjà dit — qu'auprès de chaque compagnie, un médecin directeur du service fût responsable devant sa compagnie et devant le conseil sanitaire des mines, de l'exécution de toutes les prescriptions relatives à la santé des mineurs. Et pour qu'il puisse assumer cette responsabilité, il est indispensable qu'il ait en mains tous les rouages sanitaires de l'exploitation et qu'il dispose de tous les moyens d'information utiles pour éclairer ses diagnostics.

Le dispensaire d'hygiène sociale lui fournirait tout ce dont il aurait besoin à cet effet.

1. Nous ne saurions passer sous silence la part très grande qui revient, dans la création de ces consultations de nourrissons, à M. Duréault, préfet du Pas-de-Calais, et au professeur Budin. La campagne de propagande entreprise par eux dans toute la région minière a été vraiment admirable.

Voici comment nous envisageons le rôle et l'organisation de ces dispensaires :

Ils devraient avoir pour objet principal *la protection du mineur contre les maladies*, et, comme moyens de réaliser cet objet : *l'éducation hygiénique du mineur et de sa famille, la surveillance sanitaire des logements, l'assistance des malades.*

C'est à eux qu'il appartiendrait d'instituer la lutte contre l'ankylostomiase, soit en recherchant et en guérissant les ouvriers porteurs du ver, soit en pratiquant l'examen préalable de tous ceux qui sollicitent leur admission au travail dans la mine indemne.

C'est à eux encore qu'incomberait la fonction de dépister les tuberculeux pour les envoyer lorsqu'il en est temps, dans les sanatoriums de cure, et pour les empêcher tout au moins de semer la contagion et la mort dans leur entourage.

Nous voudrions que leur fonctionnement fût imité de celui de nos dispensaires antituberculeux et qu'ils empruntâssent surtout à ces derniers l'institution des ouvriers *moniteurs d'hygiène* auxquels on confie le soin d'éduquer leurs camarades.

Aucune méthode ne nous paraît plus efficace et plus simple pour faire pénétrer dans les milieux populaires les idées qu'on veut y répandre.

Une telle organisation n'exige ni des locaux très vastes ni des frais considérables. Il suffit de disposer de deux ou trois pièces pour les consultations aux adultes et aux enfants, d'une salle de pansements, d'une salle de mécanothérapie pour le traitement des accidents du travail, d'un petit laboratoire très simplement outillé, d'une infirmerie comprenant cinq ou six lits, dont un isolé dans une chambrette, et d'une salle d'opérations aseptiques.

L'ensemble de cette installation, matériel compris, ne coûterait certainement pas plus d'une centaine de mille francs et répondrait à tous les besoins.

Aussi formons-nous le vœu que les compagnies houillères n'hésitent pas à réaliser des œuvres de ce genre : elles leur permettraient d'obtenir, très certainement, le maximum d'effet utile avec le maximum de dépense.

XIV

CONCLUSIONS

Résumons maintenant en quelques lignes les notions principales qui se dégagent de tout ce qui précède.

L'ankylostomiase est une affection parasitaire produite par un ver nématode très petit, l'*ankylostome duodénal*, ou *uncinaria duodenalis*, qui, fixé en nombre plus ou moins grand sur la muqueuse de l'intestin grêle, surtout dans le duodénum, y provoque des hémorragies peu abondantes, mais presque continuelles, entraînant un état d'anémie et des phénomènes pathologiques variés.

Cette maladie est très commune dans les régions chaudes et humides de la zone tropicale, où elle est souvent confondue avec l'anémie dite tropicale et avec certaines formes de chlorose (chlorose d'Égypte).

Dans les pays tempérés, on l'observe assez fréquemment chez les ouvriers qui travaillent dans les mines, dans les briqueteries et dans les tunnels, c'est-à-dire partout où règne une température assez élevée et constante.

Elle sévit parfois à l'état épidémique et présente alors une gravité telle que des mesures sanitaires rigoureuses doivent être prises pour empêcher son extension.

Elle s'est propagée depuis vingt ans environ avec une très grande intensité dans certains charbonnages où elle existait peut-être déjà antérieurement à l'état endémique et elle produit, chez les mineurs, une sorte d'anémie qu'on attribuait autrefois à une intoxication par le grisou et que les cliniciens avaient maintes fois décrite sous le nom d'*anémie des mineurs*.

Sa diffusion rapide dans les houillères de Hongrie, de Westphalie et de Belgique la font considérer actuellement comme une des *maladies sociales* les plus graves et dont il est urgent d'organiser scientifiquement la prophylaxie.

Tous les sujets infectés par le parasite n'en souffrent pas. Il faut distinguer les simples *porteurs du ver*, ou *ankylostomés*, et les *malades*, ou *ankylostomiasiques*.

Les uns et les autres sont également dangereux parce qu'ils sont également susceptibles de propager l'infection, mais les seconds seuls présentent des symptômes d'anémie ou d'autres désordres fonctionnels.

Les individus infectés disséminent les œufs du parasite avec leurs déjections partout où ils les déposent.

Ces œufs existent en nombre tellement considérable qu'il suffit ordinairement d'examiner au microscope une parcelle de déjection grosse comme une tête d'épingle pour en trouver plusieurs. Ils sont reconnaissables à leur aspect qui diffère de celui des œufs des autres parasites intestinaux.

Ils n'éclosent jamais dans l'intestin du sujet qui héberge les vers dont ils proviennent.

Ils doivent accomplir leur évolution hors de l'organisme humain, dans le sol ou dans la boue des galeries de mines, à une température qui n'excède pas 28 degrés et qui ne soit pas inférieure à 18 degrés, en présence d'air humide. La sécheresse prolongée, la chaleur et le froid leur sont préjudiciables.

Les larves doivent parcourir plusieurs stades avant d'être infectantes pour l'homme. Elles ne peuvent devenir dangereuses que lorsqu'elles pénètrent dans l'organisme environ trois semaines après leur sortie de l'œuf.

L'homme contracte l'infection soit lorsqu'il avale des larves avec ses aliments, soit lorsque ces larves sont mises en contact avec sa peau. La pénétration par la peau semble être le mode le plus fréquent de contamination. Les larves cheminent alors par les vaisseaux lymphatiques jusqu'aux poumons, d'où elles se rendent à l'œsophage et à l'estomac. Elles se fixent ensuite sur la paroi du duodénum et y deviennent des ankylostomes parfaits, mâles ou femelles. Les sexes se reconnaissent aisément.

L'infection ankylostomiasique est d'autant plus grave que le nombre des parasites fixés dans l'intestin d'un même sujet est plus grand.

Le diagnostic de la maladie peut s'effectuer dès l'apparition des œufs dans les fèces. Les œufs se montrent déjà deux ou trois semaines après que les larves sont parvenues à l'intestin.

On peut très bien guérir les individus malades et les simples porteurs du ver, en les soumettant à un traitement par l'*extrait de fougère mâle*, ou par le *thymol* à haute dose. Ce traitement doit être répété plusieurs fois à intervalles très rapprochés, jusqu'à expulsion totale des parasites. On reconnaît qu'il a été efficace lorsque, après plusieurs examens, on constate que les déjections sont totalement exemptes d'œufs.

La *prophylaxie* de l'ankylostomiase est basée toute entière sur la connaissance de la biologie du parasite.

Les mines actuellement indemnes peuvent être parfaitement protégées si l'on prend soin d'exiger de tout mineur nouvellement embauché l'examen préalable de ses déjections et un certificat d'indemnité avant de l'autoriser à descendre dans les galeries d'extraction.

Dans les mines infectées, il faut d'abord instituer le traitement curatif obligatoire pour tous les porteurs du ver. Ce traitement doit être suivi soit dans un hôpital, soit dans un lazaret ou un dispensaire, la cure à domicile n'étant pas recommandable.

On disposera dans les bowettes et les galeries accessibles et jusqu'aux plans de taille, des tinettes mobiles étanches, à fermeture hermétique, où les ouvriers devront être astreints par les règlements à déposer leurs déjections.

A la surface, on aménagera des water-closets assez nombreux pour que les mineurs puissent en faire usage avant la descente.

Partout où l'installation des tinettes mobiles sera impossible, on recommandera aux ouvriers de déposer leurs déjections soit dans les remblais secs, soit, de préférence, dans une berline à demi-pleine de terre ou de charbon.

La désinfection des mines à l'aide de substances antiseptiques est irréalisable en raison de l'extrême résistance des larves aux agents chimiques de toutes sortes. Mais l'assainissement des galeries infectées peut être effectué en abaissant la température de l'air à l'aide d'une ventilation plus énergique et en asséchant autant que possible le sol de la mine.

Les bains-douches, vestiaires et lavoirs ne paraissent pas présenter de grands avantages au point de vue prophylactique. Il est désirable toutefois que les compagnies mettent des bains-douches à la disposition des ouvriers qui habitent au loin et qui sont obligés de circuler en tramways ou en chemin de fer pour rentrer chez eux.

Pour être entreprise efficacement, la lutte contre l'ankylostomiase doit s'appuyer sur l'éducation hygiénique du mineur, faite, autant que possible, par des ouvriers dressés à remplir les fonctions de *moniteurs d'hygiène*, ou par des délégués des sociétés de secours mutuels. Il faut obtenir du mineur son libre consentement à l'observance des prescriptions hygiéniques. On y parviendra en organisant convenablement l'assistance des malades et la surveillance sanitaire des familles. Les meilleurs moyens de réaliser cette assistance et cette surveillance sanitaire consistent à donner aux médecins des mines une responsabilité plus grande et à créer des dispensaires d'hygiène sociale pourvus de tout l'outillage prophylactique indispensable.

TROISIÈME PARTIE

XV

ORGANISATION DE L'ENQUÊTE SUR L'ANKYLOSTOMIASE DANS LE BASSIN HOUILLER DU NORD DE LA FRANCE

L'extension si rapidement croissante de l'infection ankylostomiasique en Westphalie et dans le bassin de Liége devenant une menace pour nos charbonnages du nord de la France, il nous apparut nécessaire d'entreprendre, dès l'automne 1902, une enquête officieuse pour déterminer tout d'abord si le mal existait déjà chez nous et ensuite quelle pouvait être son étendue.

Pour effectuer cette enquête nous avons fait exclusivement appel à la bonne volonté des ingénieurs et des médecins des mines. Nous leur avons envoyé un questionnaire et de nombreuses petites boîtes destinées à nous faire parvenir des échantillons de déjections suspectes. Presque tous les questionnaires nous revinrent avec des renseignements négatifs : partout les administrations intéressées déclaraient n'avoir aucun cas d'ankylostomiase. Par contre, les échantillons de déjections que nous transmettaient les médecins, renfermaient assez souvent des œufs : il était donc évident que la maladie existait, mais qu'elle était à peu près partout méconnue.

L'un de nous montra, dans un rapport présenté au *Congrès international d'hygiène de Bruxelles* (septembre 1903) que l'ankylostomiase semble épargner totalement les bassins houillers du Gard, de l'Allier, de l'Aveyron, du Lot et du Tarn, mais qu'elle sévit certainement avec une intensité variable à *Graissessac*, dans l'Hérault, dans le bassin de la Loire et dans le bassin du Nord. Il apparaît d'ailleurs évident que cette maladie est d'importation beaucoup plus ancienne que ne le pensent quelques auteurs. L'anémie des mineurs d'*Anzin*, décrite à maintes reprises dans d'excellentes monographies et particulièrement dans celle de *Manouvriez*, est vraisemblablement attribuable à l'ankylostome. On ne peut en faire la preuve scientifique, puisque le parasite était alors inconnu, mais les descriptions cliniques correspondent si exactement avec ce que nous savons aujourd'hui des manifestations de l'ankylostomiase, qu'il est impossible de ne pas être convaincu de l'identité des deux affections.

Sur ces entrefaites, les congrès internationaux des ouvriers mineurs et la fédération nationale française, mis au courant des mesures de défense proposées en Allemagne, comprirent qu'il s'agissait là d'un problème social des plus graves, nécessitant à la fois l'intervention des Compagnies exploitantes et celle des caisses de secours. Ils en abordèrent donc l'étude. Mais des discussions nombreuses qui eurent lieu à Bruxelles, à Mons, à Douai, il ne résulta aucune solution pratique. En France, sur la proposition de M. le député Basly, on convint de s'adresser au gouvernement pour obliger les Compagnies à prendre, par voie de réglementation, des précautions spéciales contre l'embauchage des mineurs étrangers. Un projet de loi fut déposé à cet effet (Voir documents : circulaire n° 2705 du Comité central des Houillères de France).

Mais le ministère des Travaux publics, avant de laisser discuter celle-ci au Parlement, résolut de se renseigner exactement sur la situation réelle des divers charbonnages français, et deux grandes Commissions d'enquête furent instituées, l'une pour le bassin du

Nord et du Pas-de-Calais, l'autre pour le bassin de la Loire.

La Commission du bassin de la Loire, présidée par M. *Tauzin*, ingénieur en chef, directeur de l'École des mines de Saint-Étienne, confia la partie technique de son enquête à M. *Briançon*, interne des hôpitaux de Saint-Étienne, qui vint tout d'abord faire un stage d'un mois auprès de nous, à l'Institut Pasteur de Lille, pour s'initier à l'étude spéciale qu'il s'agissait d'entreprendre.

Ses examens portèrent sur un total de plus de 1200 mineurs représentant à peu près 10 pour 100 du personnel employé aux travaux souterrains.

Voici les principales conclusions indiquées par lui dans la thèse de doctorat qu'il vient de publier[1] :

« Les Compagnies de *Roche-la-Molière* et *Firminy*, de *Montrambert* et *la Béraudière*, de la *Loire*, de la *Péronnière*, du *Ban-Lafaverge*, sont celles qui présentent la contamination la plus forte. Celles de *Villebœuf*, de *Rive-de-Gier*, de la *Haute-Cappe* sont moins atteintes. Les autres : *Saint-Étienne*, *la Chazotte*, *Monthieux*, *le Cros*, *Saint-Chamond* sont indemnes.

« La proportion la plus forte que nous ayions rencontrée pour un même puits est de 92 pour 100 (puits *Lachaux*).

« Les femmes et enfants employés, à la surface, au triage du charbon ne sont jamais porteurs du ver. »

Les résultats définitifs de cette enquête ne sont pas autrement connus, la Commission de Saint-Étienne n'ayant pas encore déposé son rapport.

La Commission du bassin houiller du Nord et du Pas-de-Calais, présidée par M. *Delafond*, inspecteur général des mines, fit appel à notre concours pour la partie technique. Elle décida tout d'abord de faire porter successivement son enquête sur tous les charbonnages,

1. L'*Ankylostomiase*, Thèse Lyon, 1904 (Maloine, Paris).

en pratiquant l'examen des déjections de 20 pour 100 des ouvriers du fond de chaque puits. Elle se proposait de dresser une carte indiquant exactement la répartition de l'ankylostome dans la région minière et fournissant des données au moins approximatives sur l'intensité de l'infection dans les centres où elle serait constatée.

Grâce au concours moral et financier généreusement accordé par le Comité central des Houillères et par toutes les Compagnies qui se montraient désireuses de nous prêter leur collaboration en vue d'élucider cette question grosse d'inquiétudes et d'imprévus peut-être, pour elles, nous décidâmes d'organiser quatre laboratoires volants, dirigés chacun par un médecin bactériologiste, présentant toutes les garanties de compétence nécessaires.

Ces laboratoires, pourvus de l'outillage strictement indispensable, devaient pouvoir être transportés facilement de charbonnage en charbonnage et installés soit dans un coron, soit dans les postes de secours aux blessés.

Nous disposâmes ainsi, dès le 15 juin 1904, de quatre médecins enquêteurs, les Drs *François*, *Potelet*, *Hernu* et *Lhôte* que nous répartîmes respectivement dans quatre concessions houillères. Nous avions, en outre, la direction de l'enquête dans les concessions d'*Anzin* et de *Béthune* qui, devançant notre appel, avaient pris l'initiative de créer à leur propre usage un laboratoire spécial d'examen. Celui d'*Anzin*, particulièrement bien installé, fut confié à l'un de nos élèves, M. *Lambert*, et celui de la Compagnie de *Béthune* au Dr *Bréhon*.

Nous décidâmes de suivre partout une même méthode de travail. Celle-ci consistait à faire d'abord, et pour chaque fosse successivement, l'étude des lieux et des conditions d'exploitation minière.

Nous dressâmes à cet effet un questionnaire dont voici le texte .

Enquête relative à l'ankylostomiase

dans les bassins houillers du Nord et du Pas-de-Calais.

QUESTIONNAIRE.

Fosse n° ... à....

Nom de la Compagnie minière.
Nom du médecin chargé de l'enquête.
Date de l'enquête.
Quelles sortes de charbons extrait-on de ce puits?
Le puits est-il grisouteux?
Quelle est la profondeur du puits?
Les galeries d'extraction sont-elles humides?
Quelles sont les températures moyennes de l'atmosphère du puits { dans les grandes galeries? dans les retours d'air? dans les culs-de-sac?
L'aération est-elle bonne? Quel est le système employé? Valeur et efficacité.
Quel est le nombre de mètres cubes d'air propulsé dans les galeries par seconde et par ouvrier?
Y a-t-il des chevaux dans la mine?
Y a-t-il des rats, des souris?
Quel est le nombre d'ouvriers employés au fond, à la surface?
Se fait-il des échanges d'ouvriers entre les divers puits de la même Compagnie?
Les ouvriers subissent-ils un examen médical pour l'embauchage?
Les ouvriers sont-ils pourvus d'eau potable au fond de la mine?
Existe-t-il des cabinets d'aisance à la surface et les ouvriers s'en servent-ils?
Que fait-on des matières fécales à la surface? De celles des corons et logements?
Existe-t-il des baignoires, douches ou baquets à la disposition des ouvriers?
S'en servent-ils?
Y a-t-il des tinettes au fond?
Quel est le mode de défécation des ouvriers au fond?
Remarques particulières :

*
* *

Ce questionnaire une fois rempli et la visite générale de la mine effectuée, on pratiquait l'examen des déjections de 20 pour 100 des mineurs occupés dans le puits aux travaux du fond. Après entente avec l'ingénieur et le médecin, on choisissait, s'il y avait lieu, les ouvriers les plus débiles en apparence et ceux qui avaient été antérieurement employés dans des charbonnages belges.

Chaque jour, quinze ou seize mineurs devaient se présenter au médecin chargé de l'enquête, qui faisait prélever une parcelle de leurs déjections dans un ou deux cabinets *ad hoc*, surveillés par un homme de confiance. Dans certains cas, il était indispensable de provoquer l'évacuation des matières au moyen d'un ovule de glycérine que le mineur lui-même s'introduit très facilement dans le rectum, et qui produit son effet en quelques minutes. Le plus souvent cette petite complication était inutile, si l'on prenait soin de faire désigner la veille les ouvriers qui devaient se présenter le lendemain. Dans la plupart des compagnies, les mineurs acceptaient très volontiers de se soumettre à l'examen. On avait eu d'ailleurs la précaution de solliciter leur concours par une affiche dont on trouvera ci-après le texte, et par une propagande de presse plus efficace encore.

Toujours est-il que nulle part on n'a éprouvé de difficultés sérieuses pour se procurer des déjections[1].

On examinait, suivant les circonstances, de trois à cinq préparations par mineur. Le temps nécessaire à cet examen est d'environ vingt minutes : il fallait donc au total cinq heures de travail au microscope pour

1. La Compagnie de Dourges avait imaginé un excellent procédé pour attirer les mineurs à l'enquête : elle faisait allouer à chacun de ceux qui se présentaient à l'examen une gratification de 1 franc.

quinze mineurs : c'est le maximum d'efforts qu'il était possible de demander sans exagération à des médecins même très exercés.

Les déjections étaient prélevées dans de petites boîtes cylindriques en métal, portant un numéro d'ordre et, soudée à l'intérieur du couvercle, une petite pelle en fer. On relevait bien entendu les noms des ouvriers et on inscrivait en face de chaque nom le numéro de la boîte correspondant à chaque échantillon recueilli.

L'examen microscopique portait non seulement sur la recherche des œufs d'*ankylostomes*, mais aussi sur celle des autres parasites intestinaux : *trichocéphales*, *ténias*, *anguillules*, *oxyures*, *ascaris*. Nous pouvions ainsi nous rendre compte de la fréquence respective de ces divers parasites chez les ouvriers mineurs et en tirer peut-être ultérieurement quelques conclusions pratiques au point de vue de la pathologie spéciale aux houillères.

Toutes les fois qu'on se trouvait en présence de déjections infectées d'ankylostomes, le mineur qui les avait fournies était appelé à subir un examen clinique, autant que possible en présence du médecin de la Compagnie.

L'observation entière du sujet était alors relatée sur la fiche individuelle dont voici le texte :

Enquête relative à l'ankylostomiase

dans les bassins houillers du Nord et du Pas-de-Calais.

FICHE INDIVIDUELLE.

(*A remplir seulement pour les ouvriers trouvés porteurs d'œufs d'ankylostome*).

Nom du mineur. Age du mineur.
Adresse.
État civil.
A-t-il déjà travaillé dans une autre mine ou dans d'autres mines?

Depuis combien de temps est-il embauché au siège de la concession?
L'ouvrier travaille-t-il au fond ou au jour?
Est-il hercheur, boiseur, etc.?
L'ouvrier travaille-t-il dans les endroits de la mine humides ou secs?
Où dépose-t-il ses déjections (dans les tailles, galeries, contre les boisages, dans les wagonnets, sur une pelle, dans la rigole, etc.).
L'ouvrier quitte-t-il ses habits de travail au sortir de la mine?
Quel soin prend-il des vêtements, souliers, objets de travail à la maison?
Commencement approximatif de la maladie ou de l'infection.
Examen médical.
Aspect extérieur de l'ouvrier.
Développement de la couche graisseuse.

État de son système digestif { troubles gastriques. troubles intestinaux. météorisme. hémorroïdes. Y a-t-il eu du sang dans les selles?

Matité hépatique. Crises hépatiques. Coliques.
Rate. Étendue de la matité.

Appareil respiratoire { anhélation. nombre d'inspirations à la minute. bronchites.

Appareils cardiaque et vasculaire (souffles anémiques).
Formule hématologique.
Richesse globulaire.
Température.
Résistance musculaire (dynamomètre).
Urologie. Pissement de sang.
État du système cutané (acné, dermatite, pemphigus, psoriasis, etc.).
Organes des sens : ouïe, vue.
Système nerveux (réflexes tendineux et musculaires).
Évaluer le nombre d'œufs contenus dans une préparation (de 0 à 5 maximum).
Associations parasitaires (ascaris, trichocéphales, etc.).
Associations morbides.
Y a-t-il incapacité de travail?
Depuis combien de temps?

Somme gagnée quotidiennement par l'ouvrier.
État de santé de la femme;
Des enfants (au besoin analyse des selles).
Remarques particulières :

Enfin, lorsque le nombre des ouvriers trouvés porteurs du ver dépassait 10 pour 100 du nombre des mineurs examinés dans une même fosse, on décidait de pratiquer la revision totale des ouvriers du fond de cette fosse, afin de savoir exactement combien de sujets étaient infectés.

* * *

L'enquête ainsi instituée commença le 15 juin 1904 et se poursuit encore actuellement. Elle nécessite l'examen des déjections de 21 000 mineurs, soit 20 pour 100 des ouvriers du fond de tout le bassin du Nord et du Pas-de-Calais. Le 1er janvier 1905, elle portait déjà sur un total de 8978 *ouvriers*, ayant fourni dans leur ensemble 163 *porteurs de vers*, soit une proportion de 1,8 *pour cent examinés.*

Le nombre des fosses soumises à l'enquête était déjà à la même date de 60, parmi lesquelles 32 comptaient des mineurs infectés. La proportion des porteurs de vers dépassait 10 pour 100 seulement dans 3 fosses.

Sans entrer dans les détails qui feront l'objet du rapport de la Commission d'enquête, nous voyons donc que l'ankylostomiase est peu répandue dans le nord de la France. Elle n'y représente à l'heure actuelle qu'un facteur de morbidité presque insignifiant, contrairement à ce qui existe dans le bassin de la Loire.

Encore importe-t-il d'observer que, *sur 61 mineurs porteurs du ver*, dont nous possédons les observations complètes, 32 *proviennent de l'étranger* et ont travaillé récemment dans divers charbonnages belges des bassins de Mons ou de Liège. L'un d'entre eux a même été employé aux travaux du fond dans une mine de Westphalie.

Mais, de ce que l'infection ankylostomiasique est rare dans le bassin houiller du Nord et du Pas-de-Calais, il faut bien se garder de conclure que les mines de cette région possèdent une sorte d'immunité. Celle-ci n'existe que lorsque les galeries sont sèches et que la ventilation est suffisamment puissante et bien réglée pour que la température des fronts de taille ne dépasse guère une moyenne de 20 degrés. C'est le cas général dans la plupart des fosses du Pas-de-Calais, dont les plus anciennes ne datent que de cinquante ans. Dans le Nord, au contraire, où les principaux centres d'extraction ont été créés tout au début du dernier siècle, les conditions hygiéniques des vieilles mines sont encore défectueuses en beaucoup d'endroits et elles nécessitent une surveillance très étroite de la part des Compagnies, car elles pourraient être très facilement infectées. Il y règne une température chaude et humide, tout à fait favorable à l'évolution des œufs d'ankylostome, et quelques-unes d'entre elles sont déjà larvifères, car, en prélevant en certains points des galeries un peu de boue, ou en raclant les boisages à leur partie inférieure, l'un de nos médecins enquêteurs a pu y découvrir des larves aux différents stades (*Dr François*).

Quoi qu'il en soit, lorsque l'enquête topographique actuellement en cours aura permis :

1° De préciser la topographie exacte de l'infection dans toute l'étendue des principaux charbonnages français;

2° D'indiquer très approximativement le nombre des mineurs malades ou « porteurs de vers » dans chaque concession et dans chaque puits;

Les Compagnies houillères intéressées posséderont, en se reportant à ce que nous avons écrit dans la seconde partie de ce livre, toutes les données utiles pour organiser, soit chacune pour elle-même, soit au moyen d'accords réciproques, un système défensif parfaitement efficace.

Il leur suffira de le vouloir.

*
* *

Texte de l'Avis affiché dans les charbonnages du Nord et du Pas-de-Calais pour inviter les ouvriers à se soumettre à l'enquête sur l'ankylostomiase.

AVIS

Les ouvriers mineurs sont informés que, depuis quelques années, dans plusieurs charbonnages allemands, belges et anglais, on a reconnu l'existence d'une maladie particulière due au développement dans l'intestin de *vers* très petits, presque invisibles et qui, lorsqu'ils sont très nombreux, causent une sorte d'*anémie* avec perte des forces musculaires et douleurs de ventre.

Ce ver porte le nom d'*ankylostome* et la maladie qu'il produit s'appelle *ankylostomiase* ou *ankylostomasie*.

On a constaté qu'il se rencontrait aussi dans quelques charbonnages français, bien qu'il y soit beaucoup plus rare que dans les pays voisins.

Le gouvernement et les compagnies houillères, préoccupés d'empêcher le développement de cette maladie parmi les mineurs de notre région, ont décidé d'entreprendre une enquête auprès des ouvriers de tous nos charbonnages, en vue de déterminer exactement les localités où elle existe.

Une commission composée des représentants des ouvriers au Parlement, d'ingénieurs et de médecins, a été chargée de cette enquête qui ne peut donner des résultats utiles que si les ouvriers intéressés lui apportent leur collaboration et leur concours.

La présence de l'ankylostome dans l'intestin peut se constater facilement par l'examen au microscope des matières fécales. Lorsque le ver existe, ces matières renferment un très grand nombre d'œufs qui éclosent dans les galeries des mines et peuvent alors propager la maladie.

La Commission d'enquête prie donc les ouvriers mineurs de demander eux-mêmes au médecin délégué à cet effet auprès de chaque charbonnage, que leurs matières fécales soient examinées, afin que des mesures efficaces puissent être prises pour débarrasser du ver ceux qui en seraient atteints et pour empêcher que l'*anémie ankylostomiasique* vienne à s'implanter dans notre pays.

Quelques observations d'ankylostomiase

recueillies dans les mines de houille du Nord et du Pas-de-Calais

OBS. I. — *L. Fernand*, 31 ans, marié, résidant à *Vicoigne*, a travaillé longtemps en Belgique, toujours au fond : 8 ans à Mons puis, après 2 ans passés à Vicoigne, 3 ans à Mons (mine de Glain). Rentré à Vicoigne depuis 8 mois. Employé au jour à la fabrication des briquettes.

Malade depuis environ deux ans, alors qu'il était à Glain : perte de l'appétit avec nausées, coliques et diarrhée fréquentes, lassitude générale, bourdonnements d'oreilles, vertiges. En France sa santé s'est améliorée; mais les symptômes précédents réapparaissent par moments et il faut y ajouter des maux de tête.

Maigre, peu musclé, peu vigoureux. Très pâle, muqueuses décolorées.

Foie petit; rate normale, obscurité du murmure vésiculaire aux deux sommets, sans toux ni expectoration. 18 respirations par minute. Bruits du cœur faibles. Pouls petit à 80.

Les selles contiennent environ six œufs d'ankylostome par préparation, sans autres parasites.

Femme bien portante. Deux enfants bien portants. N'accuse pas d'incapacité de travail.

(Dr *François*).

OBS. II. — *C. Henri*, 26 ans, résidant à *Nœux*, marié, a travaillé à Glain (Belgique) en 1900-1901. Est rentré chez lui malade; a travaillé aux champs en 1902 et 1903. A Nœux depuis 6 mois (quand nous le voyons (30 juin 1904). Rouleur de berlines, défèque souvent en berline, mais le plus ordinairement chez lui. Souvent indisposé depuis un an. Bien constitué mais peu musclé; très affaibli. Très pâle (couleur citron), conjonctives et gencives exsangues, graisse plutôt exagérée (un peu de bouffissure des tissus). Anorexie, nausées, selles diarrhéiques, parfois sanguinolantes, météorisme. Pas d'hémorroïdes, courbature et malaises fréquents.

Foie un peu volumineux. Rate grosse. Souffles cardiaques, bruit de diable à la jugulaire. Pouls petit, mou, à 100.

Accuse des éblouissements et des vertiges avec bourdonnements d'oreilles. Somnolence. Travail suspendu depuis 8 jours.

Les selles renferment de 40 à 50 œufs d'ankylostome par préparation.

Traitement. — Un premier essai de traitement les 7 et 8 juillet (une semaine après l'examen qui précède), au moyen de 5 grammes d'extrait éthéré de fougère mâle, 500 grammes d'eau chloroformée, puis 25 grammes d'eau-de-vie allemande, fit rendre dans les selles environ 300 *ankylostomes adultes.*

Huit jours après on retrouvait dans les fèces des œufs en grande quantité (jusqu'à 100 par préparation), et le malade, toujours très pâle, très affaibli, le ventre tympanisé, déclarait que chaque jour il faisait un peu de sang.

Le 22 juillet on recommence le traitement, mais incomplet. Purgation, 24 heures de diète lactée, puis 5 grammes d'extrait éthéré de fougère mâle très bien supportés. Rien dans les selles. Le lendemain on donne 10 grammes d'extrait de fougère mâle en deux prises à trois heures d'intervalle, avec 300 grammes d'eau chloroformée saturée, puis deux heures après, 50 grammes de sulfate de magnésie. En 48 heures on obtient huit selles renfermant près d'*un millier d'ankylostomes.*

Le malade avait un peu de vertige chaque fois qu'il descendait du lit. On le garde au repos et à la diète lactée absolue pendant cinq jours. Au bout d'une semaine il reprend graduellement son régime et sa vie normale. Les selles examinées ensuite à deux reprises à quinze jours d'intervalle, ne contenaient plus d'œufs.

L'appétit et les forces sont revenus. Mais, un mois après sa guérison, ce mineur était encore pâle et vite fatigué.

(Dr *François*).

Obs. III. — *C. Clovis*, 39 ans, résidant à *Hersin*, marié, n'a jamais travaillé en Belgique. Mineur à la veine, dans une taille sèche bien ventilée. Défèque la plupart du temps dans les berlines, parfois en remblai.

Maigre, peu vigoureux, pâle, air maladif, graisse normale. Pas d'appétit, nausées à des heures variables. Diarrhée fréquente. Un peu de météorisme. Foie et rate normaux. Bruit de galop au cœur; pouls petit à 80, accuse des vertiges oculaires, des bourdonnements d'oreilles et des maux de tête. S'arrête par moments de travailler. Les déjections renferment de rares œufs d'ankylostome, un seul en moyenne par préparation, et de nombreux œufs d'ascaris.

Femme et huit enfants bien portants. (*Dr François.*)

Obs. IV. — *M. Albert*, 34 ans, marié, résidant à *Barlin*, a travaillé en 1902-1903 en Belgique, à Glain. Mineur à la veine, à Nœux, depuis neuf mois.

Défèque dans les remblais.

A vu ses forces diminuer depuis un an, maigre, assez musclé, peu vigoureux. Teint très pâle, conjonctives exsangues, appétit irrégulier. Douleurs d'estomac et nausées entre les repas. Fringales. Alternatives de diarrhée et de constipation. Pas de météorisme. Éblouissements, sommeil irrégulier, rêves.

Foie volumineux. Rate normale. Léger souffle à la pointe du cœur. Pouls petit à 88.

Les selles renferment en moyenne 25 *œufs d'ankylostome* par préparation.

Femme et quatre enfants en bonne santé. (*Dr François.*)

Obs. V. — *D. Jean-Baptiste*, 44 ans, résidant à *Wimy*, marié. Mineur à la veine à Lens, n'a jamais été occupé dans d'autres charbonnages. Défèque habituellement dans les berlines ou dans les remblais. Malade depuis trois ou quatre ans, aspect extérieur assez bon. Légèrement émacié, Bon appétit, quelquefois diarrhée. Est souvent « à court d'haleine » le matin en se levant. Fréquentes hypothermies pouvant aller jusqu'à la syncope. Palpitations cardiaques. Éprouve la sensation très nette de la diminution de sa force musculaire. Les selles renferment 6 à 7 œufs par préparation avec des œufs d'ascaris et de trichocéphale.

Femme et trois enfants bien portants. (*Dr Lhôte.*)

Obs. VI. — *Georges D.*, 25 ans, ouvrier mineur célibataire, entre à l'hôpital de la Charité à Lille, service de M. le professeur *Combemale*, le 22 mai 1904, atteint d'ankylostomiase. Il désire se faire traiter, l'embauchage aux mines de Lens lui ayant été refusé.

G. D..., a été employé, à l'âge de 14 ans, dans le bassin houiller du Hainaut, en qualité de hercheur. Il y a deux ans, alors qu'il était encore en Belgique, il eut de l'œdème des jambes, du tronc, et une légère bouffissure de la face. A la même époque ses selles devinrent sanguinolentes. Le médecin qui l'examina n'attacha aucune importance à ces symptômes et fit une analyse d'urine. Pas d'albumine.

Depuis cette époque, alternatives de bonne santé et de faiblesse. Mais D... fut si souvent obligé de chômer et de ménager ses forces musculaires qu'il se décida, pour éviter la méfiance de ses chefs, à venir travailler en France. C'est alors que l'examen de ses déjections montra l'existence d'œufs d'ankylostomes, en faible quantité, et que le billet d'admission aux travaux du fond lui fut refusé avant traitement.

Quand nous l'examinons, nous remarquons la pâleur du visage et de tout le tégument, l'œdème sous-conjonctival et la bouffissure de la face. L'œdème péri-malléolaire est peu accusé. Les muqueuses sont décolorées; les conjonctives sont légèrement ictériques. Le sujet semble assez corpulent et bien musclé. Pas d'amaigrissement apparent.

L'examen dénote du côté du système digestif une légère dilatation de l'estomac. Les vomissements sont rares, la constipation fréquente : elle ne cède qu'à l'administration de purgatifs. C'est après ceux-ci que l'on note surtout la présence de sang dans les selles.

L'épreuve du papier buvard est négative. Pas d'hémorroïdes, pas de douleur au palper abdominal. Pas de circulation collatérale supplémentaire. Le foie déborde les fausses côtes de deux travers de doigt et semble hypertrophié. Il est douloureux à la pression.

Rien à noter du côté de la rate.

La respiration est normale. L'appareil pulmonaire est sain. Quelques signes d'emphysème aux deux sommets. Pas d'hémoptysies.

L'amplitude pulmonaire est bonne. Examen radioscopique négatif.

Léger souffle systolique au cœur. Pouls plein, bien tendu, régulier, 86 pulsations.

La numération des globules rouges donne 4 750 000 et celle des globules blancs 16 800. La formule hémoleucocytaire n'est pas changée, sauf que le taux des éosinophiles s'élève à 7, 8 pour 100.

Pas de réaction mégaloblastique.

Abaissement du taux de l'hémoglobine. Coagulation normale.

Urines normales, 1500 grammes en 24 heures.

Exagération des réflexes tendineux et cutanés. Pas d'hyperesthésie; pas de signe de Babinsky.

Force musculaire très diminuée.

Vue intacte. Pas de nystagmus.

La température est un peu plus élevée que la normale. Elle atteint souvent, le soir, 37°,9.

On note les signes fonctionnels suivants : Boulimie et tiraillements de l'estomac. Légère douleur abdominale éveillée sous l'influence de la fatigue. Palpitations cardiaques provoquées par la marche, l'ascension d'un escalier; névralgies faciales et intercostales, maux de tête et vertiges fréquents. Insomnie.

Traitement. — Ce malade est un de ceux sur lesquels nous avons essayé sans succès l'extrait éthéré d'*albizia anthelmintica*. Cette drogue a provoqué des syncopes et une légère hémorragie intestinale.

Après quelques jours de repos, on lui fait prendre, à trois reprises différentes et à 4 jours d'intervalle, 6 grammes d'extrait éthéré de fougère mâle. On retrouve seulement dans les selles 4 ankylostomes.

L'examen ultérieur des déjections ne montre plus d'œufs : il est considéré comme guéri.

XVI

LES ÉTAPES DE LA LUTTE CONTRE L'ANKYLOSTOMIASE EN ALLEMAGNE[1]

Par E. Fuster
Secrétaire général de l'Alliance d'hygiène sociale.

Il n'est pas sans intérêt, pour le lecteur français de ce livre, de connaître l'*armement antiankylostomiasique* allemand et de parcourir les étapes par lesquelles passèrent compagnies et gouvernement en un pays qui, plus frappé que tous les autres, se défend plus énergiquement aussi.

L'attention n'aura pas d'ailleurs à se disperser sur un grand nombre d'années, car deux textes de date récente, deux ordonnances de police minière, édictées en 1900 et en 1905, concrétisent les principales mesures prises, — ni sur un vaste territoire, car l'ankylostomiase, à peu près inconnue dans la Silésie, le bassin de la Sarre ou les autres mines allemandes, a son terrain d'élection en Westphalie.

C'est là, qu'introduite on ne sait exactement par quels étrangers, elle a pu infester des exploitations très rapprochées les unes des autres, entre lesquelles l'échange d'ouvriers est constant; exploitations à personnel nombreux; de plus, profondes, assez chaudes, et parfois humides ou rendues humides par les arrosages

1. D'après la collection du *Glückauf*, de la *Bergarbeiterzeitung*, les procès-verbaux des conférences ministérielles, les débats du Reichstag, et les comptes rendus de la Caisse générale de secours du Bochum (Knappschaftverein).

prescrits en vue de prévenir les incendies de poussières.

C'est là aussi qu'elle a atteint une population en partie autochtone ou d'établissement relativement ancien et en partie déracinée, venue des provinces slaves de la monarchie prussienne ou de l'Autriche, attirée par les salaires élevés, difficile à éduquer sinon à agiter. Quatre syndicats ouvriers antagonistes, dont un social-chrétien, un autre socialiste, groupant environ 110000 ouvriers sur 270000. Une caisse générale de secours, vaste organisme un peu bureaucratique, sur lequel s'exerce en sens contraires l'influence des fonctionnaires, des patrons et des deux partis ouvriers, tenu par suite à mille ménagements. Des compagnies très puissantes, surtout dans la région atteinte par l'ankylostomiase, fermement associées en un Comité des Houillères et en un syndicat général de vente. Enfin une Administration minière, une Inspection générale, dont les fonctionnaires, rapprochés par leur culture du personnel des compagnies, sont toutefois à l'égard de celles-ci, comme à l'égard des hommes politiques, d'une indépendance ombrageuse. Une maladie sociale apparaissant un peu brusquement dans un tel milieu devait provoquer bientôt des réactions caractéristiques, des manifestations à la fois bien localisées et très généralisées.

* * *

L'attention des compagnies houillères rhénanes-westphaliennes et de l'Inspection générale de *Dortmund* a été attirée sur l'ankylostomiase en 1886, puis de nouveau en 1892, par des cas isolés. L'Administration, représentée par l'Inspection générale de Dortmund, chargea le professeur *Löbker*, directeur du grand hôpital de *Bochum* pour les blessés du travail minier, de procéder à une enquête. Elle dura de 1892 à 1895. En mai 1896, une « conférence » conseilla l'examen de tous les ouvriers wallons avant leur embauchage — car on croyait alors que ces immigrés étaient les seuls agents de l'infestation, — puis l'examen clinique général du personnel par les médecins de la Caisse de secours, à l'occasion du paiement des salaires, avec traitement des malades dans un hôpital.

L'application de ces premières mesures fut confiée à la Caisse générale de secours, c'est-à-dire, en fait, à son médecin principal, le Dr Tenholt.

Ces revisions générales, *qui ne comportaient pas d'examen microscopique*, donnèrent jusqu'à la fin de 1902 les résultats suivants :

1896,	107	cas de maladie dans	16	mines, soit	6,4	par 10000	mineurs.
1897,	113	—	32	—	6,2	—	
1898,	99	—	24	—	4,9	—	
1899,	94	—	27	—	4,4	—	
1900,	275	—	42	—	11,7	—	
1901,	1030	—	65	—	40,6	—	
1902,	1355	—	69	—	52,0	—	
(9 premiers mois.)							

Il s'agissait donc, au début, d'une poignée d'hommes. On le croyait du moins, et, pendant cette chasse aux anémiques gravement atteints, on laissait les mines s'infester plus complètement. On peut dire que cinq à six ans ont été ainsi perdus.

Pourtant *Löbker* et quelques autres spécialistes avaient pressenti l'extension que pourrait prendre, que prenait déjà en fait, la maladie. Ils durent peu à peu gagner l'opinion aux diverses mesures de prophylaxie qu'il a suffi plus tard de codifier, de généraliser.

Ces mesures d'ailleurs ne sont pas spéciales à l'Allemagne; elles n'offrent rien d'extraordinaire, — à moins qu'on ne qualifie d'extraordinaire l'énergie avec laquelle les compagnies ont lutté elles-mêmes contre le mal ou accepté des mesures gênantes ou coûteuses, et la hardiesse avec laquelle l'Administration a plié toute une population ouvrière sous le contrôle des hygiénistes, qui parut un peu sévère, même à des ouvriers plus résignés que des Anglais et des Français.

La première pensée devait être d'empêcher, sans rien modifier d'autre part, le dépôt et en tout cas le développement des œufs dans la mine.

Puis, lorsqu'on s'aperçut que ces précautions, suffisantes en théorie, étaient, en fait, lentes, inefficaces ou coûteuses à l'excès, il fallut bien recourir en outre à un système plus radical, qu'en d'autres pays peut-être on serait moins libre d'appliquer : *saisir le malade lui-même, dépister l'ankylostomé ou l'ankylostomiasique qui s'ignore, lui interdire d'aller contaminer ses camarades avant qu'un traitement spécial l'ait guéri.*

Deux séries de mesures résument ainsi la lutte contre l'ankylostomiase dans le pays qui l'a le plus énergiquement et le plus fructueusement engagée :

1° L'assainissement de la mine.

2° L'assainissement du personnel.

*
* *

1° L'assainissement de la mine.

A. *Les mesures de propreté.* — Les mesures de propreté sont les premières auxquelles les mines recoururent, soit spontanément, soit sous la pression de l'Administration. Des arrêtés de police minière imposèrent, en 1896, à quelques mines déjà reconnues infestées, l'organisation d'un service de bains, vestiaires et water-closets à l'extérieur, et de latrines à l'intérieur des travaux.

Les progrès furent lents. L'étendue du mal était encore insuffisamment appréciée.

Il faut attendre jusqu'au 12 mars 1900 pour voir apparaître une mesure générale : une ordonnance de police, applicable à tout le bassin rhénan-westphalien, imposait les services de propreté ainsi que l'organisation des prompts secours en cas d'accident. Elle est assez importante pour que nous donnions ici le texte des articles qui concernent les vestiaires, bains et tinettes.

Par application de l'art. 197 de la loi minière du 24 juin 1865, rédaction du 24 juin 1892, il est ordonné ce qui suit :

I. Vestiaires pour le personnel.

Article premier. — Auprès de tout puits de mine où des mineurs montent et descendent régulièrement, il doit exister un local d'une grandeur correspondant à l'importance du personnel, local dans lequel les ouvriers puissent se déshabiller et séjourner. Ce local doit être tenu proprement, être bien aéré et être chauffé si la saison l'exige.

II. Bains-douches.

Art. 2. — 1° Auprès de tout puits de mine où des mineurs montent et descendent régulièrement, il doit exister une installation de bains-douches correspondant à l'importance du personnel ; ces bains-douches doivent être maintenus propres et en bon état. L'installation doit être organisée de telle façon que les ouvriers âgés de moins de 18 ans accomplis puissent se baigner et s'habiller ou déshabiller dans un endroit séparé des autres ouvriers.

2° Les eaux pompées au puisard de la mine ne peuvent être employées à l'alimentation des bains-douches.

3° L'Administration des mines a le droit d'étendre ces obligations, pour des motifs particuliers, à certaines mines d'autres catégories.

Art. 3. — Les piscines pour bains en commun sont interdites.

III. Installations de lieux d'aisance.

Art. 4. — Dans toute mine, il doit être pourvu, au fond et au jour, à l'installation rationnelle d'un nombre de lieux d'aisance répondant aux nécessités. Au fond, il doit être notamment installé des lieux d'aisance :

a) A toutes les recettes des puits ;

b) Dans les galeries principales, aux endroits où les trains de berlines se forment;

c) Dans chaque quartier de mine, à un endroit approprié;

d) En outre, aux emplacements où l'ingénieur du corps des mines estime nécessaire l'installation de lieux d'aisance.

Art. 5. — Tous les lieux d'aisance placés au fond doivent être installés de telle façon que les récipients destinés à contenir les matières fécales soient imperméables, pourvus de couvercles et transportables. La vidange de ces récipients ne peut avoir lieu qu'au jour et seulement dans des fosses imperméables spécialement installées à cet effet.

Art. 6. — 1° Les lieux d'aisance doivent être maintenus constamment dans un état tel qu'ils soient propres, d'un emploi facile, et autant que possible sans odeur, grâce à l'addition de substances appropriées.

2° Lorsque éclatent des maladies qui peuvent être propagées par les résidus humains, les récipients doivent contenir, sur indications de l'ingénieur des mines, des moyens de désinfection, et les sièges doivent, lors du changement des récipients, être nettoyés au moyen d'agents antiseptiques appropriés.

Art. 7. — La défécation est interdite en tout endroit autre que les lieux d'aisance.

Art. 8. — Il est interdit de salir les lieux d'aisance.

Art. 9. — Dans toutes les voies de taille et galeries qui servent à l'extraction et au roulage, il doit être pourvu à un enlèvement des eaux, suffisant pour prévenir autant que possible les accumulations d'eaux chargées de boues de charbon.

D'après l'exposé des motifs, la disposition de la *section I*, rééditée de l'ordonnance du 2 avril 1892, a fait ses preuves et se trouve généralement observée.

« En ce qui concerne la *section II*, les mines, au cours des dernières années, ont, en nombre toujours croissant, substitué aux piscines communes les installations individuelles de douches. La généralisation de cette mesure est un postulat de l'hygiène. On a acquis la certitude que les piscines constituent un danger, car elles favorisent la dissémination des microbes et la contamination des ouvriers sains; il en est ainsi, en particulier, du trachome (maladie des yeux), de la fièvre typhoïde, de l'ankylostomiase, etc.... Les douches ne présentent ce danger à aucun degré.

« La *section III* ne fait, en somme, que généraliser les mesures de police prises à l'égard de certaines mines gravement infectées par l'ankylostome. Les passages incessants d'ouvriers d'une compagnie à l'autre et la diffusion déjà considérable de la maladie rendent désormais illusoires des mesures qui ne s'étendent pas au bassin entier. Les mesures ordonnées ici empêcheront en même temps la propagation de diverses autres maladies. »

Certaines mines ont été spontanément plus loin encore. La compagnie de *Gelsenkirchen*, qui est la plus importante du bassin de la *Ruhr*, et qui possède, entre autres mines, l'une des plus contaminées (Erin), a bien voulu nous communiquer le texte de l'ordre de service par elle adressé, le 15 février 1905, à ses ingénieurs des fosses. Voici les mesures assez radicales qu'elle a prises :

1° Tous les baquets-tinettes en bois doivent être remplacés sans retard par des tinettes métalliques avec couvercle.

2° Ces tinettes doivent être installées en assez grand nombre pour qu'aucune ne soit distante de plus de 200 *mètres* du chantier de travail; aucune ne doit toutefois se trouver à moins de 50 mètres dudit chantier. D'une manière générale, il est désirable que, dans les plans inclinés, il y ait au moins une tinette par trois niveaux, à savoir au niveau intermédiaire. Dans les voies de taille servant à l'exploitation de plusieurs couches, il y a lieu de placer une tinette à la rencontre de chaque couche. Le nombre des tinettes doit être calculé de telle sorte qu'il y ait au moins une tinette pour huit hommes occupés au poste du matin. Dans le voisinage des recettes, il doit être pourvu à l'établissement d'un nombre de tinettes assez grand pour satisfaire aux besoins du grand nombre d'ouvriers qui se réunissent à cet endroit au moment du changement de poste.

3° Les tinettes doivent être installées *dans des niches*, soit creusées dans la roche, soit établies en planches. Les murs intérieurs de ces niches doivent être constamment blanchis à la chaux; on doit également veiller à ce que *les tinettes soient désinfectées au moins une fois par jour.*

4° Tous les surveillants du fond, porions, surveillants de l'extraction, boutes-feux, doivent être invités à instruire les ouvriers au sujet des dangers résultant du dépôt des excréments dans les travaux, et à agir énergiquement pour faire sans exception utiliser les tinettes. Les désobéissances à ces ordres doivent être immédiatement portées à la connaissance de l'ingénieur de la fosse. Si, au cours de visites d'inspection, il est constaté que ces prescriptions sont négligées, les employés fautifs ou, si on ne peut les découvrir, tous les employés du quartier intéressé, se verront punir du retrait de leur prime.

Il doit être porté à la connaissance des ouvriers, par voie d'affiches, que tout dépôt d'excréments en un lieu autre que les tinettes, sera puni très sévèrement, et sera dans chaque cas porté à la connaissance de l'ingénieur du contrôle.

Les installations de *lieux d'aisance, au jour*, doivent être s'il y a lieu, agrandies de façon qu'il y ait au moins un siège par 100 hommes de l'ensemble du personnel. En outre, il doit être pourvu aux installations nécessaires pour la vidange et la *désinfection des tinettes par la vapeur.*

La conférence de spécialistes réunie au Ministère du Commerce le 4 avril 1903 a fait grand éloge de ces dispositions.

Théoriquement, il suffirait, en effet, que l'on empêchât la défécation sur le sol de la mine pour que, dans un certain délai, les mines fussent assainies. Les Allemands ne se sont pas fait beaucoup d'illusions à cet égard, ou, du moins, elles se sont bientôt dissipées. Ils ont, parfois à grands frais, atténué le mal; ils n'ont pu empêcher les négligences coupables, ni empêcher que l'état de saleté des tinettes n'écartât les ouvriers propres. Et d'ailleurs, pouvait-on multiplier les tinettes à tel point que tout ouvrier pût en trouver une sans s'absenter trop longtemps du travail et sans perdre, par conséquent, trop de salaire puisqu'il est d'ordinaire payé aux pièces? Ici, plus qu'ailleurs, il faut compter avec l'indifférence et avec le souci du gain.

Les chefs ouvriers ont toujours affirmé que le nombre des tinettes était insuffisant et que, là même où il y en a le plus (*mine Shamrock de la Cie Hibernia*), le directeur reconnaît que cinq minutes peuvent être nécessaires à un ouvrier pour en atteindre une. Ils s'efforcent, disent-ils, de faire appel à l'esprit de solidarité des camarades; trop de Slaves, malheureusement, ne connaissent guère que leur langue maternelle et ne comprennent pas les avis donnés en langue allemande, la seule admise par le gouvernement prussien. Il eût été indispensable de créer des contrôleurs ouvriers, chargés de veiller à la salubrité des travaux. Le ministre ne voulut pas suivre les représentants ouvriers sur ce terrain. L'impression générale fut qu'il serait désirable que les mines offrissent aux ouvriers l'occasion de se soulager, surtout avant de descendre dans la mine, mais qu'une longue éducation pourrait seule mettre fin à des habitudes de malpropreté.

Il ne fut, depuis lors, plus question de ces installations, dont les Allemands ne paraissent pas s'exagérer la valeur prophylactique et dont nous aurons plus loin l'occasion d'indiquer le coût considérable.

*
* *

B. *La désinfection de la mine.* — Si peu souillé qu'il soit par les déjections des porteurs de vers, le sol de la mine ne l'en est pas moins. Il importe au premier chef que les ouvriers sains ne soient plus exposés à la contagion et que les ouvriers guéris ne se réinfectent pas. Ne pourra-t-on empêcher les œufs d'évoluer, la larve de vivre?

Les spécialistes allemands ont parlé de *désinfectants*, mais sans trop y croire. Les conférences du 4 avril 1903 et du 5 décembre 1903 s'en sont occupées sans aboutir, et M. Kirchner, commissaire du gouvernement, lors de l'interpellation au Reichstag en janvier 1904, a raillé le système qui prétendait désinfecter des kilomètres de galerie par des produits d'une action encore incertaine!

Mieux vaudrait, a-t-on dit, créer de mauvaises conditions de développement pour le parasite. En somme, l'ankylostomiase est une maladie des pays chauds : il suffit, pour s'en rendre maître, d'éviter que l'intérieur des houillères ne présente les conditions du climat tropical : chaleur et humidité en même temps que l'absence d'air et l'obscurité.

On a pensé — M. *Tenholt* surtout — que le principal facteur du développement des œufs et des larves est l'humidité. Or, pour éviter l'accumulation de poussières de charbon et ces incendies ou explosions de poussières qui centuplent les effets des coups de grisou, l'administration des mines a, par une très rigoureuse ordonnance de 1898, appliquée depuis 1900, imposé l'*arrosage, par pulvérisation d'eau, des chantiers.*

On comprend que M. *Tenholt* se plaigne de voir maintenir les mines en état d'humidité constant. Les avis sont pourtant très partagés. L'administration, à titre d'essai, a suspendu l'application de la mesure dans quelques mines. Or, d'après les derniers renseignements, aucun résultat certain n'aurait été constaté.

En somme, conclurent les spécialistes réunis par le ministre le 5 décembre 1900, « nous ne savons pas tout ». L'allure des couches de charbon, l'inclinaison plus ou moins accentuée, doivent avoir une influence. Rien n'est plus malaisé que de retrouver les œufs ou les jeunes larves dans les boues d'une mine et sur les bois! La température elle-même est variable d'un point à un autre! Une mine réfractaire dans la plupart de ses galeries ou chantiers, a des retours d'air plus chauds, moins bien asséchés, où, précisément, les ouvriers vont volontiers pour enfreindre la défense de s'exonérer dans la mine. M. *Bruns*, d'ailleurs, n'affirmet-il pas aujourd'hui que l'œuf évolue à une température inférieure à celle qu'on croyait indispensable; et des mines assez fraîches n'ont-elles pas, au cours de l'enquête dont nous allons parler, révélé la présence de porteurs de vers parmi des ouvriers occupés depuis 8 ou 10 ans dans la même mine?

Dans ces conditions, il ne pourrait être question d'imposer aux mines une aggravation des mesures de police actuelles, en exigeant d'elles la désinfection des galeries et chantiers, l'assèchement, une ventilation plus active, etc. L'étude de ces questions techniques, a-t-on conclu, devait être continuée. Mais il y avait d'autres mesures plus urgentes à prendre.

*
* *

2° L'assainissement du personnel.

A. *Le dépistage des porteurs de vers et l'interdiction du travail au fond.*

Pendant que les mines et l'administration tâtonnaient au sujet des mesures d'assainissement, la statistique révélait une augmentation inquiétante du nombre des cas d'ankylostomiase grave, cliniquement constatés. Retenir loin du travail et soigner ceux-là seuls, parmi les ouvriers, qui présentaient des signes d'anémie, n'avait donc produit aucun résultat utile. Il fallait autre chose, et, tout d'abord, il fallait savoir quelle était l'étendue réelle du mal, dépister les malades de demain, déjà contagieux aujourd'hui.

Il est intéressant de noter que les compagnies houillères n'hésitèrent pas, dès qu'elles eurent conscience du danger. C'est à leur initiative qu'on doit l'organisation, vers la fin de 1902, d'enquêtes plus scientifiques, condition nécessaire d'une prophylaxie vraiment efficace.

Le Dr *Bruns*, directeur de l'Institut bactériologique établi en plein bassin houiller, à Gelsenkirchen, préconisait l'examen microscopique des selles de tout le personnel. La grande Compagnie *Hibernia* ne recula pas devant les ennuis et les frais d'une telle enquête. Une lettre qu'elle écrivait à la Caisse générale de secours et qui a été lue au Reichstag[1] est tout à son honneur : la situation est si grave à la mine Shamrock que « des mesures extraordinaires » s'imposent; les examens du personnel devraient être beaucoup plus fréquents ; ils devraient être renouvelés tous les quinze jours, tous les huit jours même, etc....

La Caisse générale de secours hésitant encore à intervenir, d'autres compagnies commencèrent spontanément à procéder aux recherches microscopiques et établirent des stations d'examen. La Caisse de secours enfin nomma une Commission d'études sur l'ankylostomiase, composée de 5 patrons, 5 ouvriers et de quelques fonctionnaires ou spécialistes.

Pendant ce temps, le tableau de l'infestation se modifiait du tout au tout. Les simples *porteurs du ver* firent leur apparition dans la statistique, et toute l'étendue du mal, jusqu'alors à peine soupçonnée, fut enfin revélée. On constate, en effet, lorsque l'on rapproche la statistique des neuf premiers mois 1902 et les résultats donnés par les examens microscopiques effectués pendant le dernier trimestre de la même année, des différences décisives :

1. Interpellation des 12-13 janvier 1904.

CHARBONNAGES	NEUF PREMIERS MOIS. — Malades.	DERNIER TRIMESTRE. — Porteurs de vers.
Graf Schwerin. . .	296	75.2 % soit environ 1115
Erin.	297	70.75 — 1370
Lothringen.	80	41.1 — 875
Shamrock I et II. .	258	40. — 1160
Westhausen. . . .	5	37.8 — 320
Friedrich der Grosse.	4	26.7 — 675
Von der Heydt . .	6	22. — 285
Julia.	12	19.5 — 260
Mont-Cenis I. . . .	2	12.9 — 130

Cela ne donne-t-il pas à penser, concluait le conseiller des mines *Reuss*, lors de la Conférence de spécialistes dont nous parlons plus loin, que l'infestation est très généralisée et qu'il y a dans bien d'autres mines des porteurs de vers que l'œil du clinicien n'a pas dépistés?

D'autre part, M. *Reuss* pouvait en même temps annoncer que, dans certaines mines (*Julia*, par exemple), l'examen microscopique général avait été effectué à deux reprises déjà par les soins de la Compagnie, et que, au second examen, 15,9 pour 100 des ouvriers étaient encore porteurs de vers. De nombreux examens seraient donc nécessaires avant que l'on pût considérer une mine comme débarrassée du ver.

Ces premiers résultats provoquèrent une sorte de panique. Les deux syndicats d'ouvriers mineurs réclamèrent des mesures énergiques contre « l'incurie des exploitants ». Une première interpellation mit le Reichstag au courant de la situation, au début de 1903.

Le Ministre du Commerce et de l'Industrie, M. *Möller*, qui n'avait pas attendu l'interpellation pour étudier la question, réunit, le 4 avril 1903, à Berlin, une Conférence de spécialistes de toutes catégories; il en publia aussitôt le compte rendu et, depuis lors, le *Moniteur de l'Empire* porte à la connaissance du public tous les renseignements relatifs à l'ankylostomiase.

Les représentants de l'Inspection générale des mines de *Dortmund* soumirent à cette Conférence les dispositions principales de l'ordonnance qu'ils se proposaient de rédiger, pour la rendre applicable à toutes les mines du bassin, et des arrêtés qu'ils comptaient prendre à l'encontre de telle ou telle des mines les plus gravement atteintes.

« Les mines — demanda M. le conseiller *Krabler*, président du Comité des houillères de Westphalie — peuvent-elles être astreintes à subir ces enquêtes? La question a été longuement débattue au Comité des houillères. Nous espérions que notre vieille institution de secours ferait le nécessaire pour attaquer efficacement le mal. Elle a échoué. Il ne reste qu'un moyen : recourir à l'initiative des intéressés. Les mines affiliées au Comité ont donc décidé de faire faire, par des médecins qu'elles paieront, ces enquêtes qu'elles estiment indispensables; mais je ne vois pas qu'une intervention de la police minière soit utile en ce qui concerne les exploitants. Elle se comprendrait davantage au regard des ouvriers. *Actuellement, nous ne pouvons obliger aucun ouvrier à se soumettre à l'examen désiré*. Nous pouvons, il est vrai, lui refuser l'embauchage, mais rien de plus. »

« Je suis d'accord avec M. Krabler, répondit le conseiller Reuss (de l'Inspection de Dortmund), pour penser qu'il n'y a pas lieu d'intervenir contre les mines qui procèdent spontanément à cet examen. Mais il faut que les ouvriers soient contraints de le subir. »

Bientôt en effet était publiée l'*ordonnance générale de police du 13 juillet* 1903, dont le texte est reproduit aux documents annexés à ce livre.

Il suffira ici d'analyser l'exposé des motifs. D'après ce document, l'ankylostomiase a pris un tel développement dans le bassin de la *Ruhr*, que l'ordonnance de police du 12 mars 1900 est devenue insuffisante. Elle doit être complétée tant par les dispositions générales de l'ordonnance nouvelle que par les arrêtés spéciaux déjà pris à l'égard des mines infectées ou suspectes, ou à prendre par application de la nouvelle ordonnance à la suite des examens collectifs prévus à l'article 4.

Pour bien combattre la maladie, il importe d'en connaître l'étendue. Si le coup de sonde, jeté dans une mine par l'examen de 20 pour 100 du personnel du fond, revèle que la mine est infectée, il sera procédé, au besoin en vertu d'arrêtés spéciaux, à l'examen de *tout* le personnel. On connaîtra ainsi *tous* les malades. Mais, pour guérir le plus vite possible les ouvriers atteints et arrêter les progrès de la maladie, il sera nécessaire, lors de ce coup de sonde et, bien entendu, à l'occasion aussi des examens ultérieurs, d'enlever du travail souterrain les ouvriers porteurs du ver et de ne les admettre de nouveau qu'une fois débarrassés de ce parasite par une cure d'évacuation. C'est ce que prescrit l'article 5.

La Caisse générale de secours ou le directeur de l'Institut des maladies contagieuses de Gelsenkirchen (Dr Bruns) sont à la disposition des mines pour leur indiquer des médecins capables de faire les examens exigés.

L'examen doit porter sur les déjections d'au moins *trois jours différents*; bien entendu, si la première analyse a révélé la présence du parasite, les deux autres sont superflues.

Les prescriptions (de l'article 2) relatives au choix des ouvriers à faire examiner, doivent être très minutieusement observées. En cas d'inobservation, la mine risque d'être astreinte à un second examen collectif. L'adjonction d'un médecin permettra de choisir en particulier les ouvriers dont l'apparence révèle déjà la maladie et qu'il importe, par conséquent, à la fois de soigner sans retard et d'empêcher de contagionner plus longtemps les autres.

Le second chapitre de l'ordonnance traite de la prophylaxie de la maladie. Aucune mesure, si rigoureuse soit-elle, n'empêche les ouvriers de se soulager au fond de la mine ailleurs que dans les tinettes — les expériences recueillies ces derniers temps ont prouvé qu'il faut s'attendre de leur part à d'incessantes contraventions à l'article 7 de l'ordonnance de police sur l'hygiène des mines —; il devient donc indispensable de ne plus admettre au travail souterrain aucun porteur du ver.

Tout nouvel embauché devra être porteur du certificat prévu à l'article 3. Il est bien probable, en effet, que le va-et-vient considérable des ouvriers de mine à mine est la cause principale du développement qu'a pu prendre la maladie.

Pour faciliter l'obtention du certificat à l'ouvrier qui change de lieu de travail, et pour éviter — du moins en cas de congé régulièrement donné — qu'il subisse une interruption de travail, il est prévu qu'il pourra déjà faire procéder à son examen médical dans la quinzaine qui précède son départ. Du reste, le fait qu'il ne serait pas porteur du certificat ne l'empêcherait pas d'être occupé aux travaux du jour.

L'examen complémentaire prévu à l'article 4 s'impose, car, sans cette mesure, un ouvrier dont les déjections ne contiennent pas d'œufs avant son embauchage, mais qui serait néanmoins porteur de vers encore insuffisamment développés à ce moment, infecterait librement la mine au bout de quatre à six semaines, lorsque les vers seraient devenus aptes à la reproduction. L'examen complémentaire doit ainsi servir à découvrir après coup les ouvriers admis comme indemnes, alors qu'ils en étaient déjà au début de la maladie.

Les fosses où s'appliquent déjà des arrêtés particuliers sur la lutte contre l'ankylostomiase sont laissées en dehors de l'application des articles 1 et 2 ; de même pour les fosses où l'exploitant a déjà organisé un examen permanent, répondant aux desiderata.

*
* *

B. *Les difficultés d'application et les résultats du traitement.*

L'ordonnance fut appliquée strictement. Elle le fut peut-être même rudement.

Ce n'est pas le monde patronal, cependant, qui s'en plaignit.

Les Compagnies, avons-nous dit, s'étaient résignées à faire des sacrifices, encore que ces sacrifices fussent assez lourds, car la lutte contre l'ankylostomiase coûte cher, surtout quand on a longtemps tardé à l'engager. Le Ministre M. Möller, au cours de l'interpellation socialiste des 12-13 janvier 1904, a indiqué que, jusqu'à la fin de novembre 1903, il avait été dépensé *par les mines* :

Pour l'établissement et l'entretien des stations d'examen, pour les médecins chargés de l'examen, pour les baraquements affectés au traitement : 781 053 *marks* ;

Pour l'assistance des malades et de leurs familles : 572 813 *marks*;

Pour les certificats : 43 753 *marks*.

Soit, au total, environ 1 200 000 *marks*.

Il y faudrait ajouter les dépenses qu'a entraînées l'installation des bains, water-closets et tinettes. L'une des très grandes Compagnies, qui entre dans les 1 200 000 marks ci-dessus indiqués pour 114 399 *marks*, n'a pas dépensé, en outre, moins de 297 225 *marks* pour le service de propreté.

Mais c'est du côté des ouvriers que l'opposition se fit

sentir. L'ordonnance du 13 juillet 1903 entrait à peine en application qu'une redoutable agitation se manifestait dans tout le personnel. Dans le bassin rhénan-westphalien, on se souvenait encore de la triste grève de 1889; qu'adviendrait-il si les 270 000 ouvriers mineurs, dont beaucoup étaient des Slaves rudes et prompts aux excès, cédaient aux excitations?

Les questions de salaires n'étaient que l'accessoire cette fois-ci. Le ferment de l'agitation était l'application des mesures contre l'ankylostomiase. Tous les jours, des réunions publiques et des articles de journaux protestaient contre le certificat médical, contre les pertes de salaires qui résultaient du traitement et contre ce traitement lui-même.

Obligés, lorsqu'ils voulaient se faire embaucher pour la première fois ou voulaient changer de mine, de fournir un certificat médical attestant que leurs selles ne contenaient pas d'œufs, les ouvriers s'irritaient d'avoir à payer les frais de certificat, et surtout d'avoir à chômer le temps nécessaire à l'examen, sans que personne leur remboursât le salaire ainsi perdu. Quelques mines payaient les frais du certificat, mais la majorité s'y refusaient.

Dans une circulaire adressée aux Compagnies dès le 7 mai 1903, le Comité des Houillères de Westphalie résumait ainsi les mesures de police proposées :

« Tout ouvrier qui veut être embauché dans les travaux du fond, ou qui change de mine, doit, avant d'être admis, produire un certificat médical établissant que l'examen des selles de trois jours différents n'a pas révélé la présence d'œufs d'ankylostome. En outre, il est probable que, pour arriver à connaître l'étendue de la maladie, l'Administration ordonnera un examen systématique de tout le personnel du fond. »

Et il ajoutait :

« La maladie a pris une extension telle et l'ankylostomiase est encore si mal connue et si mal combattue, que seules des mesures générales peuvent y porter remède. Votre Comité a donc décidé à l'unanimité que l'examen du personnel et en particulier la rémunération des médecins qui recevront la mission de l'effectuer sera à la charge des Compagnies. »

Une autre circulaire annonçait bientôt que cette rémunération devrait être de 1 mark par ouvrier au minimum.

Par contre, le Comité a résolument déclaré que les frais du certificat exigé des nouveaux embauchés devaient rester à la charge de ceux-ci. Quelques mines ayant passé outre à cette recommandation, une circulaire du 27 août 1903 est venue leur rappeler que le va-et-vient du personnel était l'une des causes principales de la propagation de la maladie, et que, pour décourager les ouvriers de changer trop facilement de mine, il fallait absolument laisser à leurs frais l'examen exigé par l'Administration.

Quant aux frais des examens ultérieurs, au bout de six semaines par exemple, le Comité estime qu'ils doivent être à la charge des Compagnies, de même que les frais de l'examen des réservistes qui rentrent à la mine.

Ces frais de certificat étaient d'ailleurs peu élevés : de 6 marks, ils furent abaissés à 2 marks partout où les mines eurent installé des laboratoires.

Plus grave était, pour les ouvriers traités, l'application stricte des statuts de la Caisse générale de secours. Pendant les trois premiers jours de la maladie (délai de carence), aucun secours ne peut être payé ; de plus, pendant qu'un assuré est soigné à l'hôpital, le secours en espèces est réduit à très peu de chose (un quart environ du salaire). Le 8 août, la Caisse générale de secours consentait à payer le secours pendant le délai de carence. De son côté, le Comité des Houillères de Westphalie, le même jour, recommandait à ses adhérents de compléter, au bénéfice des ouvriers traités pour ankylostomiase, le secours en espèces de façon à le porter au demi-salaire. Un certain nombre de mines ont été assez généreuses pour remplacer complètement le salaire perdu. La plus puissante compagnie, la *Gelsenkirchener*, a étendu cette mesure à toutes ses mines, ce qui représente une dépense considérable, un très grand nombre de ses ouvriers étant atteints. Sa concurrente, la *Harpener*, également très touchée, accordait des secours extraordinaires à toutes les familles des ouvriers traités.

Mais ce n'était pas tout. Le traitement en lui-même était considéré comme une calamité par les ouvriers. De véritables légendes couraient parmi le peuple, convaincu que toutes les maladies menaçaient le malheureux contraint d'entrer à l'hôpital pour avaler les « grosses pilules noires » à l'extrait de fougère mâle. « Il y a, écrivaient les journaux ouvriers, des camarades qui ont pris déjà 40 de ces pilules, dont une paire suffit pour expulser le ver solitaire, et ils ne sont pas guéris. Il y en a qu'on déclarait guéris, et, quinze jours après, ils devaient recommencer, sans plus de succès. La diarrhée que provoque ce traitement épuise affreusement et enlève tout appétit. Finalement, on doit cesser le traitement : que faire alors? Pas moyen d'être embauché, où que ce soit. Pendant un semestre, la Caisse de secours donne son indemnité, le demi-salaire; après quoi il faut chercher à se faire attribuer la maigre pension d'invalidité; et que de fois ces hommes jeunes ne se trouvent même pas dans les conditions requises pour être pensionnés! »

Les ouvriers connaissaient l'anémie des mineurs et comprenaient à la rigueur qu'on traitât, et qu'on éloignât des travaux du fond, les camarades qu'ils *voyaient* atteints; mais une longue éducation pouvait seule leur faire admettre que les mêmes mesures de protection et d'ostracisme fussent prises à l'égard de camarades qui vaquaient encore gaillardement à leur métier. « On nous prend pour sujets d'expériences, concluaient les orateurs populaires, et tous les remèdes sont inefficaces et épuisants. »

Quatre mois après l'entrée en vigueur de l'ordonnance, le ministre réunissait de nouveau à Berlin les principaux spécialistes (le 5 déc. 1903).

Les hauts fonctionnaires des mines se déclaraient satisfaits des résultats déjà obtenus : « L'enquête générale, dit le conseiller *Reuss*, a révélé quels étaient les foyers de la maladie. En outre, et surtout, la mise en traitement de très nombreux malades a eu pour effet une diminution considérable du nombre des porteurs de vers. En d'autres termes, il y a diminution des occasions de contagion et l'on ne rencontre presque plus de véritables malades. »

Mais ce succès, demandait le ministre, n'a-t-il pas été chèrement acheté par les effets indirects du traitement? La presse a retenti des plaintes ouvrières. On dit :

1° Que les cures échouent complètement dans des cas assez nombreux et qu'on les recommence parfois cinq ou six fois, ou davantage, sans plus de succès ;

2° Que ces cures, et notamment les cures réitérées, débilitent le patient ;

3° Qu'elles ont même des effets particulièrement fâcheux, tels que des troubles graves de la vue.

On incrimine particulièrement l'application du traitement aux porteurs du ver qui ne présentent pas encore de signes cliniques d'anémie. Est-il donc exact qu'on ait eu tort d'appliquer l'ordonnance du 13 juillet à tout le monde indistinctement? Et maintenant qu'il n'y a presque plus de malades, mais seulement des porteurs du ver encore indemnes d'anémie, la même réglementation doit-elle encore être appliquée[1]?

On revit en présence M. *Tenholt*, partisan de la modération, de la tolérance, et les hygiénistes stricts, aux yeux de qui les mesures prises ne sont jamais assez sévères. Et bien que l'Administration ait obtenu le bill d'indemnité qu'elle désirait, les préoccupations des derniers mois avaient été trop vives pour ne pas pousser à la conciliation.

Il ressort nettement de ces débats, en premier lieu, que le traitement ne doit nullement être considéré comme obligatoire. Sans doute, M. *Bruns* estime qu'il n'y a pas à hésiter entre l'intérêt d'un individu et l'intérêt de la collectivité menacée, mais M. *Löbker* lui-même admet qu'il serait imprudent de proclamer l'obligation du traitement. D'ailleurs, en fait, imposer l'examen et refuser de laisser descendre au fond les porteurs de vers, c'est imposer le traitement : car le mineur qui refuse de se laisser traiter perd sa situation, ou du moins n'a plus de chance de trouver du travail qu'à la surface, pour un moindre salaire. La grande majorité subira donc la cure et ses récidives.

Mais existe-t-il au moins des garanties réelles de guérison? — Nous ne connaissons pas d'autre agent de traitement efficace que l'extrait de fougère mâle, répondirent les médecins et les biologistes aux questions

1. D'une statistique du Dr *Tenholt*, il résulte que sur 21 612 personnes traitées pour la première fois ou à titre de récidive, du 1er janvier au 15 octobre 1903, 6,8 pour 100 seulement furent expressément indiquées comme ayant des signes cliniques d'anémie. Dans 1,5 pour 100 des cas seulement, le traitement a échoué et presque tous ces insuccès portaient sur des individus non anémiques; encore faudrait-il grossir le nombre des échecs d'une partie des cures réitérées. Dans 4,2 pour 100 des cas, trois cures ou davantage ont été nécessaires pour débarrasser le patient de ses vers. La caisse générale de secours de *Bochum* a, par une circulaire du 6 août 1903, avisé ses médecins qu'il ne fallait pas réitérer le traitement plus de 3 ou 4 fois. Les cures ont été renouvelées pour 10 à 15 pour 100 des individus traités.

pressantes de l'Administration; mais nous ne pouvons cacher qu'il a ses inconvénients. M. *Tenholt* a vivement insisté sur les déceptions que lui a causées ce traitement. « Au début, dit-il, nous traitions des anémiques très gravement atteints, et c'est alors que nous avons eu les succès les plus nets. Depuis lors, des ouvriers moins malades nous ont donné des insuccès. En outre, des complications survenaient : vertiges, troubles de la vision; il fallait arrêter la cure, donner des fortifiants. Lorsque enfin deux cas de cécité complète se furent produits, nous nous sommes cabrés. Nos assistants refusèrent même de prescrire un tel remède. »

Conclusion : les simples porteurs de vers semblent plus difficilement curables que les vrais malades; ménageons-les; il y a moins de danger à les laisser aller et venir qu'à leur abîmer ainsi la santé!

Cette vieille distinction entre malades et simples porteurs de vers, une fois de plus défendue par M. *Tenholt*, fut de nouveau combattue par M. *Löbker* et tous les autres spécialistes. « Nous ne devons pas, proclamèrent-ils, faire de distinction entre ces deux catégories, prétendues différentes, d'individus dangereux. Les uns comme les autres, s'ils travaillent au fond, peuvent contaminer leurs camarades; les uns comme les autres doivent être écartés des travaux du fond et, s'ils y consentent, doivent être traités. Rien n'empêche d'ailleurs d'espacer les cures, pour ceux que la première ne guérit pas. Déjà la Caisse de secours leur accorde ses indemnités pendant 24 semaines, ce qui leur laisse le moyen de se reposer longtemps entre les premières cures. Que la pause soit particulièrement longue après la 3e cure, mais ne les laissons pas redescendre dans la mine s'ils ne sont pas complètement guéris. »

Que faire d'eux, en attendant, et que faire des vrais « incurables »? Les employer dans des mines réfractaires, dit le Dr *Tenholt*. Mais, réplique-t-on, il ne semble pas y avoir de mines réfractaires. Et d'ailleurs de quoi s'autoriserait-on pour obliger les exploitants de ces mines privilégiées à employer des ouvriers plus ou moins malades?

Reste l'emploi aux travaux de la surface, d'autant plus recommandable qu'il constitue peut-être un moyen de guérison spontanée et lente[1].

D'ailleurs la plupart des spécialistes convoqués à la conférence semblèrent admettre que le traitement donne moins d'insuccès que ne l'indiquait M. *Tenholt*, et que les accidents sont extrêmement rares. Il serait déplorable, déclarèrent-ils, que l'on vînt démoraliser la population minière en exagérant l'importance de quelques insuccès, alors que le remède adopté a fait tant de bien dans des milliers et des milliers d'autres cas.

Les 12-13 janvier 1904, une nouvelle interpellation était adressée par les députés mineurs du Reichstag au gouvernement impérial; des reproches, à la fois menus et peu précis, furent adressés aux organes chargés de l'application des diverses mesures de police, ainsi qu'aux compagnies.

Le ministre prussien du commerce remit les choses au point, sans dissimuler les inconvénients, selon lui à peine évitables, qui étaient résultés d'une lutte engagée « avec une énergie de fer ». Aux orateurs qui niaient la diminution du mal, il opposa les statistiques qu'il nous reste à citer.

*
* *

C. *Les résultats du système.*

L'examen d'essai qui devait porter sur 20 pour 100 du personnel du fond était à peu près terminé au début

1. A ce propos, il fut une fois de plus confirmé que les familles des mineurs infectés restent indemnes.

du mois de novembre 1903. En rapprochant les résultats de cet essai des constatations déjà faites précédemment par un grand nombre de mines, on peut admettre comme vraisemblable, dit le gouvernement, que le nombre des malades ou, du moins, des porteurs de vers atteignait les proportions suivantes[1] :

CIRCONSCRIPTION MINIÈRE	PERSONNEL MOYEN du fond 2e trimestre 1903	NOMBRE DES MALADES OU PORTEURS DE VERS	
			0/0 du personnel
Hamm	812	30	3.7
Dortmund I	12.398	195	1.6
Dortmund II	13.976	435	3.1
Dortmund III.	13.874	3.882	28.0
Ost-Recklinghausen. . .	11.223	1.126	10.0
West-Recklinghausen. .	11.780	275	2.3
Witten	9.240	372	4.0
Hattingen.	8.207	512	6.2
Sud-Bochum	9.411	874	9.3
Nord-Bochum.	10.711	2.359	22.0
Herne.	12.785	2.373	18.6
Gelsenkirchen.	10.603	516	4.9
Wattenscheid.	12.987	1.301	10.0
Ost-Essen.	10.917	157	1.4
West-Essen.	11.098	256	2.3
Sud-Essen	8.378	1.197	14.3
Werden.	1.316	210	16.0
Oberhausen.	19.014	1.091	5.7
TOTAL. . . .	188.730	17.161	9.09 0/0

Ces chiffres ne représentent qu'une évaluation. Il est plus utile de connaître le nombre de mines entièrement revisées à plusieurs reprises et les proportions de malades qu'elles contenaient. Or, d'après les notes officielles qui ont successivement paru, le nombre des mines dont tout le personnel souterrain a été soumis

1. D'après le *Reichsangeiger* du 3 novembre 1903.

à l'examen microscopique a fini par atteindre 140 environ, sur lesquelles 107 avaient déjà subi deux ou plusieurs examens complets. Dans ces dernières, on avait constaté lors du premier examen la présence de 14430 porteurs de vers; lors du dernier examen, ce nombre tomba à 3480, soit une diminution de 75,9 pour 100. Cette diminution s'accentue sans arrêt. Dans quelques fosses le nombre des porteurs de vers a été réduit presque à néant. Les chiffres suivants donnent une idée des progrès accomplis[1] :

ÉPOQUE DE L'EXAMEN	1903.		1904.		
	Fin septembre.	Fin novembre.	Fin mars.	Début de juin.	Début d'octobre.
Nombre de fosses dont le personnel souterrain a été entièrement examiné.. . . .	100	105	122	131	?
Idº à plusieurs reprises. .	37	62	89	101	107
Nombre des porteurs de vers constatés au premier examen.	7.763	12.157	13.974	14.261	14.430
Idº lors du dernier examen.	4.049	4.819	4.079	3.972	3.480
Soit une diminution de. .	3.714	7.338	9.895	10.289	10.950
Ou, pour 100..	47.8	60.4	70.8	72.1	75.9

L'administration, désireuse de simplifier un peu l'application de son ordonnance, a renoncé, en ces derniers temps, à la régularité rigoureuse qu'elle s'était imposée au début, et, pour 44 fosses qui accusaient une sensible diminution de la maladie après trois examens au moins, elle a espacé les examens et accordé une sorte de repos au personnel.

Le tableau suivant indique, avec plus de détails, la situation des mines gravement atteintes (celles qui ont

1. D'après le *Reichsanzeiger* des 9 avril, 30 juin, 5 novembre 1904.

plus de 20 pour 100 de malades[1]. On trouvera, pour chaque examen, en *a*) le nombre des porteurs de vers; en *b*) la proportion pour 100 du personnel du fond.

En étudiant ce tableau, on constate que la diminution du mal ne suit pas une courbe régulière. Elle est plus rapide à *Engelsburg* qu'à *Hansemann* ou à *Victor*. A *König Ludwig* et *Westhausen*, elle a la même allure. A *Borussia*, les progrès, très lents, font place à une légère reprise du mal.

Mais, dans leur ensemble, ces résultats ne justifient-ils pas les observations que le ministre présentait au cours de la conférence du 4 avril et qui nous serviront de conclusion?

« En somme, tout le monde est unanime à penser qu'il faut agir énergiquement. Je me réjouis de voir qu'on espère avoir terminé le premier examen au cours de cette année, alors qu'autrefois on nous parlait d'années. Quand nous aurons effectué cette revision générale, nous aurons découvert la plupart des malades et des autres porteurs de vers : *nous saurons où trouver l'ennemi*. Certes, il ne faudra pas se faire d'illusions et croire qu'en un an tout sera fini : il faudra des années et des dizaines d'années d'attention et de grande prudence pour éviter un retour offensif du mal. Mais nous avions raison de dire que, le jour où nous connaîtrions l'étendue du mal, celui-ci aurait atteint le sommet de sa courbe. »

1. La statistique accuse parfois certaines fluctuations explicables par ce fait qu'un examen microscopique ne révèle pas toujours la présence d'œufs, bien que l'individu soit, en réalité, porteur de vers.

CHARBONNAGES	PREMIER EXAMEN		2e		3e		4e		5e		6e		7e		8e	
	a	b	a	b	a	b	a	b	a	b	a	b	a	b	a	b
		%		%		%		%		%		%		%		%
A. von Hansemann	326	26,8	234	20,1	140	12,6	82	6,8	30	3,1	—	—	—	—	—	—
Westhausen	228	36,4	84	13,9	87	14,4	165	25,4	63	9,7	47	7,7	—	—	—	—
Borussia	310	42,4	100	17,6	73	12,4	57	9,4	50	8,3	49	7,7	58	9,1	67	10,9
Graf Schwerin	814	66,1	542	44,2	—	—	—	—	—	—	—	—	—	—	—	—
Erin	1177	80,0	615	44,0	461	31,8	226	15 4	187	12,5	163	11,1	139	9,4	—	—
König Ludwig I, II, III et IV	663	38,7	575	31,8	268	14,1	203	10,8	166	8,7	136	7,1	—	—	—	—
Caroline (Bochum)	212	30,5	149	25,2	217	15,4	170	10,9	—	—	—	—	—	—	—	—
Constantin der Grosse I et IV	208	30,0	82	11,0	—	—	—	—	—	—	—	—	—	—	—	—
Constantin der Grosse II	254	38,6	126	17,0	—	—	—	—	—	—	—	—	—	—	—	—
Präsident II	211	42,7	68	13,6	64	10,7	38	6,3	—	—	—	—	—	—	—	—
Hannibal I	323	38,5	218	22,1	133	13,8	131	13,1	—	—	—	—	—	—	—	—
Victor	440	23,5	262	14,4	231	11,9	132	6,5	—	—	—	—	—	—	—	—
Shamrock	803	30,4	678	28,5	389	17,2	230	9,8	199	8,3	149	6,3	—	—	—	—
Engelsburg	224	22,9	123	14.8	92	11,3	10	1,7	7	0,9	—	—	—	—	—	—
Holland III et IV	770	42,0	182	10,2	146	7,1	86	4,5	—	—	—	—	—	—	—	—
Wolfsbank	909	48,0	165	24,7	126	18,9	—	—	—	—	—	—	—	—	—	—
Wiesche	300	41,8	190	26,5	138	16,7	—	—	—	—	—	—	—	—	—	—

DOCUMENTS

I

ALLEMAGNE

Règlement de police de l'Inspection royale des mines de Dortmund, du 13 juillet 1903, sur la lutte contre l'ankylostomiase[1].

I. — *Détermination de l'étendue de la maladie.*

ARTICLE PREMIER. — Le propriétaire de toute houillère en exploitation doit incontinent faire examiner à ses frais dans des conditions de tout repos (cf. art. 7), par un médecin spécialiste dont le nom sera immédiatement communiqué à l'Inspection royale des mines, au moins les 20 pour 100 du personnel occupé au fond dans chaque puits de mine indépendant (y compris les employés de l'exploitation). Au moyen du microscope, le docteur s'assurera de l'intégrité de l'organisme de chaque individu au point de vue du ver intestinal (*Ankylostomum duodenale*) et avisera du résultat de cet examen, au plus tard dans les deux mois de la mise en vigueur du présent règlement, l'Inspection royale des mines, provisoirement par l'intermédiaire de l'ingénieur des mines compétent, en utilisant le formulaire ci-annexé.

Quant à savoir si et jusqu'à quel point l'examen prévu au premier alinéa doit être répété dans une mine, ou bien étendu à d'autres fractions du personnel, c'est là une

1. Traduction publiée par le Comité central des Houillères de France, circulaire n° 2632, 21 février 1904.

question qui sera tranchée par l'Inspection royale des mines.

Art. 2. — Les hommes de la mine, à examiner suivant l'article 1er, passeront la visite, par les soins de l'exploitant, avec le concours du médecin plus haut spécifié. Devront se présenter surtout les hommes de la mine occupés dans les parties humides et chaudes de l'exploitation. Les personnes désignées pour la visite devront représenter toutes les catégories des ouvriers occupés au fond, tels que tailleurs de houilles, piqueurs de roche et autres, rouleurs, maîtres artificiers, surveillants d'extraction, hommes du service contre le grisou, chefs des pompes, serruriers (poseurs de conduites), toucheurs, murailleurs, accrocheurs et tourteurs, ainsi que les employés, et au surplus, à raison d'au moins 20 pour 100 des travailleurs rentrant dans chacune de ces catégories.

II. — *Mesures de sécurité contre la propagation de la maladie.*

Art. 3. — L'exploitant n'admettra pas à travailler au fond un ouvrier ou employé, engagé dans une houillère à dater de l'entrée en vigueur du présent règlement, avant qu'on lui produise l'attestation écrite, reposant sur un examen médical de tout repos et subi au plus tard depuis deux semaines, qu'il n'y a point de larves d'ankylostome dans les selles de l'homme en question.

Art. 4. — L'exploitant est tenu de faire subir à tout ouvrier ou employé examiné dans les conditions de l'article 3, si tant est que l'homme ne doit pas être occupé davantage au fond, et cela dans la sixième semaine suivant la clôture du premier examen microscopique des fèces, une nouvelle visite de ce genre, mais qui pourra être limitée à l'examen microscopique d'une seule selle.

Cette visite devra être passée par un médecin pourvu à cet effet d'une autorisation de l'Inspection des mines (art. 7).

III. — *Prescriptions générales.*

Art. 5. — Les ouvriers et employés des houillères sont tenus de se soumettre aux mesures déclarées indispensables par le médecin pour assurer les bonnes conditions techniques de l'examen microscopique.

Art. 6. — Un homme de l'équipe, chez qui les recherches au microscope ont établi la présence de l'ankylostome, ne sera pas réadmis aux travaux du fond avant qu'une attestation écrite, reposant sur un examen médical de tout repos, déclare qu'on n'a plus trouvé de larves dans ses selles.

En tant que, pour un puits de mine indépendant, le nombre des ouvriers exclus ensemble et de la manière précitée, du travail au fond, dépassera les 15 pour 100 de tout le personnel au fond de ce puits, la défense exprimée au premier alinéa n'interviendra pas.

Art. 7. — Les noms et domiciles des médecins autorisés par l'Inspection des mines à délivrer les attestations écrites exigées par le présent règlement seront publiés, par voie d'affiches, sur l'emplacement de chaque puits de mine indépendant.

Sera regardée comme étant de tout repos, au sens du présent règlement, une visite qui a compris l'examen microscopique d'au moins trois exonérations, pratiquées à différents jours par l'ouvrier ou l'employé visité.

Art. 8. — Les attestations médicales exigées aux articles 3, 4 et 6 de la présente ordonnance et qui doivent faire connaître le résultat des examens microscopiques auxquels on a procédé aux différents jours, seront conservées à la mine, en manière d'annexes à la liste du personnel.

Art. 9. — Les exceptions aux prescriptions du présent règlement doivent être approuvées par l'Inspection des mines.

Art. 10. — Les contraventions au présent règlement de la police des mines, et spécialement aussi à une décision qui serait prise, selon l'article 1er, deuxième alinéa, par l'Inspection, de même que la violation des conditions particulières éventuellement stipulées lors d'une autorisation en dérogation, seront punies, suivant l'article 208 de la loi générale du 24 juin 1865 sur les mines de Prusse, tel qu'il ressort du texte de la loi du 24 juin 1892, d'une amende de 300 marks au maximum, et de l'emprisonnement en cas d'insolvabilité.

Art. 11. — Le présent règlement entrera en vigueur le 1er août 1903.

II

Prospectus de l'Association générale des mineurs de Bochum (Westphalie), relatif à la lutte contre l'ankylostomiase.

La *maladie du ver* (*ankylostomiase*) n'est pas une maladie indigène, mais une maladie importée par des ouvriers étrangers.

Elle n'atteint que les mineurs, et, parmi eux, seulement ceux qui travaillent au fond, à de rares exceptions près.

Les germes du ver (*œufs et larves*) ne vivent qu'à des températures élevées, dans des endroits très humides et où ne pénètre pas la lumière du soleil. Ils trouvent donc dans les mines les conditions les plus favorables à leur développement.

Si une larve adulte, invisible à l'œil nu, en raison de sa petitesse, pénètre dans l'estomac et de là dans l'intestin, elle donne naissance au ver adulte, lequel s'installe aussitôt dans la muqueuse intestinale et y suce d'une manière continue, à la façon d'une sangsue, le sang de son hôte. La morsure du ver est également toxique.

L'individu atteint du ver s'affaiblit lentement. Son visage prend une couleur pâle, terreuse; ses lèvres blanchissent, ses oreilles aussi. L'œil devient terne et pâlit également à la partie interne des paupières. Le corps se fatigue facilement, la sensation de lassitude domine de jour en jour davantage, les pieds finissent même par s'enfler. Il est alors grand temps d'expulser le ver, si l'on veut éviter la mort.

Mais si la maladie est dépistée à temps, elle est curable presque à coup sûr par l'expulsion du ver à l'aide de remèdes éprouvés.

Le moyen le plus efficace d'éviter la maladie consiste naturellement à éviter l'absorption des germes du ver, et, avec de l'attention, chacun peut parvenir à ce résultat.

L'absorption se fait par la bouche.

Les vers que l'on trouve dans l'intestin humain, et nulle part ailleurs, donnent naissance à des œufs innombrables qui ne deviennent des larves qu'une fois expulsés avec les matières fécales et placés dans des endroits favorables comme il s'en rencontre presque partout dans les mines assez chaudes.

Une seule selle d'un homme infecté peut contenir plusieurs milliers, même des millions d'œufs.

Si les déjections sont évacuées dans une tinette, les œufs du ver et les larves dangereuses qu'ils produisent au bout de quelques jours, sont enlevés sans aucun dommage, — mais si elles sont déposées sur la terre libre, dans un coin quelconque, près des kernets, ou ailleurs, — tous ceux qui ensuite y toucheront, soit avec la plante des pieds, soit avec les mains, courent le plus grand danger d'être contaminés, puisqu'ils portent sur eux les germes de la maladie.

Les germes peuvent être transportés par les pieds ou par les chaussures, partout où l'on marche.

Si tous les mineurs sans exception cessaient de faire leurs besoins sur la terre, la maladie disparaîtrait spontanément puisqu'il n'y aurait plus de larves en circulation.

Les mineurs doivent donc faire tous leurs efforts pour s'habituer à faire leurs besoins, avant la descente, chez eux ou, au jour, dans les lieux d'aisances, — ou bien lorsqu'ils sont pris de besoin au fond, ils ne doivent utiliser que les tinettes.

La crainte qu'ont beaucoup de mineurs d'être contaminés sur les tinettes est sans fondement. La contamination n'a pas lieu sur les tinettes, mais de la manière décrite plus haut.

En conséquence, il faut observer les prescriptions suivantes :

1° *Le mineur doit prendre pour habitude de satisfaire ses besoins avant la descente.*

2° Au fond, il ne doit utiliser que les tinettes et tendre par tous les moyens à ce que cette mesure, indispensable dans l'intérêt commun, soit appliquée par ses camarades. Si un mineur, par légèreté ou entêtement, continue à enfreindre cette règle, la plus impérieuse de toutes, — il ne faut pas hésiter à le dénoncer. Il sera congédié.

3° Le mineur devra éviter autant que possible, au fond, de porter ses mains à sa bouche, en particulier d'introduire ses doigts dans sa bouche pour y prendre sa chique, pour se curer les dents ou pour essuyer de ses lèvres ou de sa moustache la poussière de charbon ou d'autres saletés. Il vaut mieux que ces saletés y restent jusqu'au moment du lavage. Il doit autant que possible protéger son bidon de toute souillure.

4° Lorsqu'il boit, il doit éviter de toucher avec la main le goulot du bidon, soit avant, soit après.

5° Lorsqu'il mange son « briquet », il doit le tenir enveloppé avec du papier, de manière à ne pas le toucher avec les doigts.

6° Il devra s'abstenir de se laver les mains dans les kernets.

7° De même, il vaut mieux éviter de porter sa lampe avec ses dents : dans tous les cas, la main ne doit pas entrer en contact avec les lèvres, lorsqu'on introduit le crochet de la lampe dans la bouche.

8° A la montée, dans la salle de bains, il faudra d'abord se savonner à fond les deux mains, et ensuite seulement le visage et les autres parties du corps[1].

Bochum, le 21 novembre 1902.

Pour le Bureau de l'Association,
L'Administration :
O. Hoffmann. Gerstein.

Le Médecin principal
de l'Association :
Dr Tenholt.

III

BELGIQUE

Arrêté royal du 4 novembre 1904 édictant les mesures propres à combattre l'ankylostomiase dans les mines de la province de Liège[2].

Article premier. — Les mines de houille de la province de Liège sont soumises aux mesures ci-après, destinées à combattre l'ankylostomiase et classées, à cette fin, par le Ministre, en deux catégories :

1. Un court extrait de ce prospectus est affiché dans chaque galerie.

2. Les mesures prescrites par cet arrêté ne font que sanctionner une situation de fait qui résultait de la propagande énergique scientifiquement organisée depuis mai 1903 dans tout le bassin de Liége, par le Dr *Malvoz*, et qui avait été acceptée déjà par la presque unanimité des compagnies.

Catégorie A. — Les mines reconnues infectées;

Catégorie B. — Les mines reconnues indemnes et celles qui, sans l'être complètement lors du classement, pourront fournir la preuve, dans les six mois à dater de celui-ci et suivant les modes à déterminer par le Ministre, qu'elles le sont devenues.

Art. 2. — Le classement est toujours revisable.

Dispositions communes aux mines des deux catégories.

Art. 3. — L'examen clinique et l'examen microscopique, au point de vue de l'ankylostomasie, pourront être requis pour tout ouvrier par l'Administration des mines.

Les frais de ces examens ainsi que le payement du salaire que l'ouvrier aurait perdu à leur occasion sont à la charge du charbonnage.

Art. 4. — Les résultats des examens sont consignés sur un registre spécial.

Ce registre sera, en tout temps, à la disposition de l'Administration des mines.

Dispositions spéciales aux mines de la catégorie A.

Art. 5. — Il sera mis à la disposition du personnel du fond :

1° *A la surface*, des latrines convenables, à raison d'une au moins par vingt-cinq ouvriers du poste le plus nombreux.

Ces latrines seront établies conformément aux indications de l'Administration des mines.

Elles seront placées sur le passage des ouvriers, le plus près possible du puits. Elles seront commodément accessibles, et à l'abri, ainsi que leurs abords immédiats, des intempéries atmosphériques.

2° *Au fond*, des baquets transportables, à parois étanches, munis d'un couvercle permettant une fermeture hermétique et d'un réservoir contenant une poudre désodorisante.

Ces baquets, convenablement disposés, seront logés dans des endroits facilement accessibles, partout où l'Administration des mines l'exigera.

Les installations ci-dessus spécifiées seront réalisées aussitôt que possible et, au plus tard, trois mois après que le classement aura été notifié à l'Administration du charbonnage.

Art. 6. — Les latrines et les baquets seront maintenus dans un parfait état de propreté.

Les latrines seront nettoyées après la descente de chaque poste. Les baquets seront remontés à la surface au moins une fois par vingt-quatre heures; après vidange, ils y seront nettoyés à la vapeur ou à l'eau chaude et leur étanchéité sera vérifiée avant leur renvoi au fond.

L'entretien des latrines, la manutention, la vidange et le nettoyage des baquets seront assurés par les soins d'un service spécial chargé également d'entretenir les abords des baquets, au fond, dans un rayon de deux mètres au moins.

Art. 7. — Les règlements d'atelier devront imposer aux ouvriers l'obligation, sous peine d'amende, de se soumettre aux examens prévus à l'article 5 ainsi que la défense absolue :

A. — De souiller les latrines établies à la surface et les baquets placés au fond;

B. — De déposer des déjections dans la mine partout ailleurs que dans les baquets.

Il sera veillé sévèrement à l'observation de ces prescriptions et les infractions seront réprimées avec soin.

Art. 8. — Il sera pourvu, le cas échéant, par le Ministre de l'industrie et du travail, aux mesures jugées nécessaires en vue d'assurer l'enlèvement des boues et l'écoulement des eaux dans les galeries.

Disposition spéciale aux mines de la catégorie B.

Art. 9. — Les exploitants sont tenus de donner avis à l'Administration des mines de tout cas d'ankylostomasie dont la constatation aurait été faite.

Dispositions générales.

Art. 10. — Le Ministre pourra accorder des dispenses et déterminer les conditions auxquelles les dérogations au présent règlement seront subordonnées.

Art. 11. — Les contraventions aux prescriptions réglementaires ci-dessus seront poursuivies et jugées conformément à l'article 3 de la loi du 2 juillet 1899 concernant la sécurité et la santé des ouvriers employés dans les entreprises industrielles et commerciales.

Art. 12. — Le Ministre de l'industrie et du travail est chargé de l'exécution de cet arrêté.

IV

FRANCE

Projet de modification à la loi des mines de 1810 et à la loi sur les délégués mineurs[1].

Rapport fait au nom de la Commission des mines[2] chargée d'examiner : 1° le Projet de loi relatif à l'hygiène et à la salubrité des mines (n° 1519); 2° la Proposition de loi de M. Basly, ayant pour objet de prendre des mesures préservatrices contre l'ankylostomasie (n° 1359), déposé par M. Léon Janet, *député, le 5 juillet* 1904 (*n°* 1858).

I. — RAPPORT

Messieurs,

Vous êtes saisis d'un projet de loi présenté par M. le Ministre des Travaux publics ayant pour objet de donner aux préfets, en matière d'hygiène et de salubrité des mines, les mêmes pouvoirs qu'en matière de sécurité, et d'une proposition de loi de M. Basly ayant pour objet des mesures préventives contre l'*ankylostomasie* ou *ver du mineur*.

Le projet du Gouvernement a pour but de combler une lacune dont on se plaignait depuis longtemps. La loi sur l'hygiène du 12 juin 1893 a été faite pour les *manufactures, fabriques, usines, chantiers, ateliers de tout genre et leurs dépendances*. Ces dispositions ont été étendues par la loi du 22 juillet 1903 et sont actuellement applicables aux

1. Publié par le Comité central des Houillères de France, circulaire n° 2705 du 19 juillet 1904.

2. Cette Commission est composée de MM. Gustave Dron, *président*; Noël, Audiffred, Symian, Basly, *vice-présidents*; Andrieu, Lebrun, Lepez, Pierre Poisson, *secrétaires*; Fouché, Ridouard, Lozé, Devins, Léon Janet, Germain Périer, Augé, Dormoy, Sabaterie, Saumande, Ribot, Guillain, Édouard Aynard, de La Batut, Defontaine, Buyat, Congy, Charles Benoist, Léonce de Castelnau, Grousseau, Ernest Roche (Seine), Devèze, Bouveri, Rouanet.

manufactures, fabriques, usines, chantiers, ateliers, laboratoires, cuisines, caves et chais, magasins, boutiques, bureaux, entreprises de chargement et de déchargement et leurs dépendances. L'ensemble de l'industrie française s'est ainsi trouvé soumis à des prescriptions nécessaires, et la surveillance de leur exécution a été confiée aux inspecteurs du travail, sauf pour les dépendances des mines, qui, pour ce service spécial, se trouvent placées sous les ordres du Ministre du Commerce.

Les mines elles-mêmes sont jusqu'à ce jour restées en dehors de toute réglementation. Ce n'est pas par oubli, mais à dessein qu'on n'avait pas rendu applicable aux mines la loi du 12 juin 1893. La grande diversité de la nature des gisements, de leurs conditions d'exploitation, rendrait d'ailleurs très difficile l'observation d'un texte applicable à tous les cas particuliers. On avait fait observer aussi que les pouvoirs très étendus de l'Administration en matière de sécurité rendaient moins urgente l'intervention du législateur en matière d'hygiène et de salubrité.

La proposition de loi Basly vise plus spécialement une maladie des ouvriers mineurs, *l'ankylostomasie.*

Proposition de loi de M. Basly.

Il est d'abord nécessaire de donner quelques détails sur l'étiologie, la pathogénie et la prophylaxie de l'ankylostomasie.

Cette maladie a été étudiée particulièrement par MM. Perroncito (Italie), Malvoz et Lambinet (Belgique), Loos (Autriche), Tenholt (Allemagne), Calmette, Breton et Manouvriez (France).

Les individus atteints d'ankylostomasie contiennent dans leurs intestins des parasites qui s'accouplent, et la femelle pond d'une manière continue des œufs qui sont évacués avec les déjections. Leur nombre est tellement grand qu'une seule selle peut en renfermer plusieurs millions.

Les œufs ne peuvent évoluer dans l'intestin de l'homme. Le suc intestinal, le manque d'oxygène et la température du corps suffisent à les empêcher d'éclore. Pour l'évolution des œufs, deux conditions sont nécessaires : une température comprise entre 22 et 35 degrés et une humidité suffisante. En fait, le bol fécal, maintenu humide par un entourage boueux, est le meilleur milieu pour l'éclosion de l'œuf, dont l'évolution, très courte, dure seulement deux ou trois jours.

Les antiseptiques n'ont aucune action sur les œufs.

L'évolution de l'œuf donne une larve. Ces larves se développent très vite dans les mêmes conditions que les œufs; elles ont une mobilité extrême et recherchent l'humidité. La larve n'est pas dangereuse à absorber par l'homme, elle est tuée par le suc gastrique.

Les antiseptiques n'ont pas plus d'action sur la larve que sur les œufs.

L'évolution de la larve est d'environ huit jours. La larve se transforme en nymphe encapsulée, et celle-ci devient alors dangereuse pour l'homme. Elle peut vivre cependant plusieurs mois, même à la température de 12 degrés, à la condition qu'elle échappe à la dessiccation.

Si elle est absorbée par un individu, elle évolue dans son intestin et, au bout de quelques jours, elle se transforme en ver ou ankylostome.

On admet généralement que la nymphe ne peut pénétrer dans l'intestin que par la bouche, où elle est introduite en même temps que les aliments. Cependant quelques médecins admettent une contamination cutanée, notamment par le système pileux des jambes.

La capsule de la nymphe semble se dissoudre dans l'intestin grêle par le suc intestinal. Les vers ainsi libérés se sexuent et s'accouplent, mais ils ne se multiplient pas dans l'intestin. Le malade n'en a que le nombre qu'il a absorbé directement.

Les vers s'accrochent, comme des sangsues, à la paroi intestinale et sucent le sang. La perte du sang dépend du nombre de vers; mais on a constaté des cas d'anémie chez des individus qui ne portaient que deux cents vers. De plus, les vers sécrètent une toxine qui a une action destructive sur les globules rouges du sang.

L'anémie grave se manifeste par un teint pâle, puis jaune, très caractéristique.

M. Tenholt pense que les vers peuvent vivre dans l'intestin pendant cinq à six ans.

A l'étranger, c'est surtout en Belgique et en Allemagne que diverses mesures ont été étudiées pour combattre l'ankylostomasie.

En Belgique, l'ankylostome fut signalé en 1884, dans le bassin de Liège. En 1885, on soigna quelques malades qui avaient travaillé au Saint-Gothard. De 1884 à 1895, un hôpital de Liège traita 92 cas. La commission médicale de

Liège reçut, pour la première fois, une note sur cette maladie en 1896 et, en 1898, un ouvrier, M. Leblanc, secrétaire d'une commission de secours, informa le président de la commission médicale que plusieurs cas avaient été constatés à Montegnée.

Le président de la commission médicale, le docteur Barbier, commença une enquête dont le Ministre saisit toute la Commission, qui approuva le plan d'ensemble suivant :

1° *Établir la topographie de l'ankylostomasie* par l'examen systématique des déjections des ouvriers;

2° *Fixer les mesures de prophylaxie*;

3° *Faire l'éducation prophylactique de l'ouvrier* par des conférences et des brochures.

L'enquête se heurta immédiatement à ce fait que la Commission n'avait pas le droit d'imposer l'examen des déjections. La Commission s'efforça alors d'agir sur les ouvriers par des brochures répandues à profusion, demandant aux ouvriers de ne pas déposer de déjections dans la mine. Le résultat fut nul.

Des tinettes modèles furent installées dans différentes mines, mais elles donnèrent lieu à des menaces de grève de la part des ouvriers.

On pensa alors à imposer une réglementation officielle par la nouvelle loi du 2 juillet 1899, qui autorisait le Gouvernement à assurer la *salubrité des mines*. Un décret du 21 août 1899 invita les sections houillères des conseils de l'industrie et du travail à se réunir en septembre pour donner leur avis sur un *avant-projet de réglementation* qui imposait, entre autres, la création de laboratoires et d'examens systématiques. La majorité des sections repoussa l'avant-projet.

L'enquête poursuivie permit de dresser un plan de la province : 28 sièges étaient infectés, 16 sièges indemnes; la situation des 23 autres était ignorée. On avait fait 4000 à 5000 examens individuels; deux mines seulement avaient examiné tous leurs ouvriers, les autres semblaient se lasser de ces recherches.

Le Gouvernement constitua, le 7 août 1890, des *Comités* chargés de faire une enquête plus officielle et de préconiser des mesures.

On créa alors un *dispensaire spécial* pour examiner les déjections des ouvriers; les résultats obtenus ont été communiqués par M. Barbier au Congrès international d'hygiène qui s'est tenu à Bruxelles en septembre 1903.

Ces renseignements se rapportent aux années 1901 et 1902.

Sur 27 000 ouvriers du fond répartis sur 72 sièges d'exploitation, 15 à 20 pour 100 des ouvriers ont été examinés, ce qui représente plus de 4000 déjections. On a trouvé 49 sièges infectés, 23 indemnes ou offrant un seul cas. Les sièges sont infectés dans la proportion suivante :

De 1 à 10 %	des examens	13 sièges.
11 à 20 %	—	10 —
21 à 30 %	—	8 —
31 à 40 %	—	8 —
41 à 50 %	—	5 —
51 à 60 %	—	3 —
75 à 92 %	—	2 —

Ces chiffres se rapportent au bassin de Liège. L'enquête n'est pas terminée dans les autres bassins. A Charleroi, la proportion des infectés ne dépasserait pas 1 pour 100; à Mons, elle serait de 6 pour 100.

On n'a pris jusqu'à présent en Belgique aucune mesure administrative. Le Congrès international d'hygiène a simplement émis le vœu que les prescriptions suivantes soient imposées aux Sociétés de mines :

1° Interdiction, sous peines sévères, de dépôts de déjections dans les travaux souterrains des mines, sauf en des endroits déterminés;

2° Installation à la surface de water-closets convenables et d'un type admis par les autorités sanitaires;

3° Établissement, dans les travaux souterrains, d'un certain nombre de récipients pour le dépôt des déjections : l'entretien de ces récipients serait confié à un personnel spécial;

4° Examen médical de tout ouvrier avant l'embauchage;

5° Déclaration aux autorités compétentes par les chefs d'industrie de tout cas d'ankylostomasie reconnu.

En outre, le Congrès appelait l'attention des pouvoirs publics et des industriels sur les points suivants :

Amélioration de la ventilation; écoulement régulier des eaux; nettoyage du sol des mines; éloignement des boues du fond des travaux; distribution d'eau potable; création de dispensaires spéciaux pour l'examen de l'ankylostomasie; nécessité de développer l'instruction hygiénique des ouvriers mineurs par voie de conférences, etc.; établissement de bains-douches et de vestiaires-lavoirs dans les charbonnages.

En ce qui concerne l'Allemagne, l'ankylostomasie aurait été importée vers 1885, dans le bassin de Westphalie, par des ouvriers hongrois; mais ce n'est qu'en 1895 qu'elle appela l'attention. En 1896 le nombre des puits infectés était de 15, il s'élevait à 66 en 1902.

Vers la fin de 1902, les Compagnies *Hibernia* et *Gelsenkirchen* firent examiner le personnel de toutes leurs fosses et on trouva :

A la fosse	Graf Schwerin	75 %	du personnel	contaminés;
—	Erin	70 %	—	—
—	Lothringen. .	45 %	—	—
—	Schamrock. .	40 %	—	—

La région la plus gravement infectée paraît localisée au nord de la ligne Bochum à Dortmund. Ce sont surtout les fosses sèches et surtout celles où la température est la plus basse qui contiennent le moins grand nombre de malades.

Une ordonnance de mars 1900 rendait obligatoires en Westphalie les prescriptions suivantes :

Water-closets à la surface;

Tinettes souterraines;

Bains douches et vestiaires.

A la fosse d'Erin, il y avait 200 tinettes souterraines dans le fond, de telle sorte que les ouvriers n'avaient à parcourir pour s'y rendre que 200 mètres sur voies horizontales et 50 mètres sur voies inclinées. Cependant ces mesures ont été insuffisantes.

On les compléta par le règlement du 13 juillet 1903, que nous reproduisons aux annexes et qui souleva le mécontentement des mineurs et des exploitants.

Les ouvriers trouvaient dur d'être obligés de se prêter à des examens plusieurs fois répétés, d'aller ensuite pendant plusieurs jours, et parfois à plusieurs reprises, subir dans des dispensaires des cures fatigantes; enfin ils réclamaient contre la diminution de salaires qui en résultait. En juillet et août derniers, la situation était si tendue qu'elle faillit donner lieu à une grève générale.

En ce qui concerne la France, l'ankylostomasie a été constatée en divers points et notamment dans le bassin houiller du Nord et du Pas-de-Calais et dans celui de Saint-Étienne.

L'un des médecins de la Compagnie de Lens a trouvé depuis 1899 des œufs d'ankylostome dans les selles d'une vingtaine d'ouvriers; ces derniers ne ressentaient d'ailleurs aucun malaise. La Compagnie de Liévin a fait examiner à l'Institut Pasteur de Lille les selles de vingt ouvriers choisis parmi ceux qui, sans cependant être malades, présentaient des apparences d'anémie, et chez huit d'entre eux on a découvert la présence d'œufs d'ankylostome. L'existence de l'ankylostomasie a été constatée également dans certaines fosses des Compagnies d'Anzin, de l'Escarpelle et de Bruay.

Dans le bassin de la Loire, les houillères de Rive-de-Gier et de la Péronnière paraissent les plus atteintes.

A Lens, les mesures prophylactiques adoptées sont : examen minutieux de l'embauchage des étrangers, examen des ouvriers anémiés d'une manière anormale, recommandation aux ouvriers du fond de faire leurs selles, soit dans les remblais, soit dans les berlines chargées de charbon en ayant le soin, dans chaque cas, de recouvrir avec la poussière de charbon; installation au jour de water-closets confortables et de bains-douches bien aménagés.

Deux Commissions d'études ont été constituées, l'une pour le *Nord* et le *Pas-de-Calais*, l'autre pour la *Loire*. Elles comprennent des fonctionnaires du corps des mines, des médecins, des représentants des exploitants et des représentants des ouvriers.

Les mesures proposées par M. Basly : water-closets, bains-douches, sanatoria et laboratoires de microscopie à la surface, ventilation et assèchement des galeries souterraines, sont certainement bonnes en principe, mais rien n'indique que les travaux des Commissions dont nous avons parlé ne conduiront pas à proposer d'autres prescriptions, par exemple, l'installation de tinettes souterraines. Il convient donc d'attendre leurs conclusions avant de définir d'une manière précise les précautions qu'il convient d'imposer aux exploitants.

D'ailleurs, pour des motifs qui seront développés plus loin, votre Commission pense qu'il vaut mieux que les mesures à prendre contre l'ankylostomasie soient prescrites non par une loi, mais par de simples arrêtés préfectoraux.

Projet du Gouvernement.

Votre Commission ne considère l'ankylostomasie que comme constituant un des cas particuliers où l'intervention de l'Administration pourra s'imposer, mais il y en a bien d'autres où elle se serait exercée utilement depuis longtemps

Elle estime donc, avec le Gouvernement, qu'il est nécessaire de réglementer d'une manière générale toutes les questions d'hygiène.

Prenons, par exemple, l'aérage. Pour les mines où se produisent des dégagements de grisou, ou d'acide carbonique, un aérage intensif s'impose dans l'intérêt de la sécurité des travailleurs et l'Administration est armée d'un pouvoir discrétionnaire. C'est ainsi qu'ont pu être prises toutes les dispositions ordonnant l'introduction, dans chaque mine, d'un volume d'air déterminé, et qui, complétées par l'emploi de lampes de sûreté de types bien définis, d'explosifs détonant à basse température, ont puissamment contribué à l'immunité relative des exploitations françaises en ce qui concerne les explosions de grisou, bien que le dégagement de ce gaz ait augmenté avec l'approfondissement des travaux. Mais lorsqu'il s'agit d'une mine sans grisou, la jurisprudence et la doctrine s'accordent à refuser tout pouvoir à l'Administration en matière de réglementation de l'aérage, du moment que la sécurité des ouvriers n'est pas compromise. Or, dans certains chantiers où la proportion d'oxygène tombe bien au dessous de celle qui est normale, où la température est très élevée, le séjour des ouvriers peut avoir des conséquences nuisibles pour leur santé, et, en pareil cas, l'Administration ne pouvait agir que par voie de conseils. On comprend qu'il est indispensable de l'armer, lorsqu'elle se trouve en présence d'une mauvaise volonté évidente de l'exploitant.

Il en est de même pour les poussières. Dans certains cas, les poussières fines de houille peuvent, soit donner à elles seules des explosions, soit, plus souvent, aggraver beaucoup les effets des accidents de grisou. On est alors armé pour prescrire certaines mesures spéciales, comme l'arrosage des chantiers. Mais il peut arriver que dans des mines sans grisou, et dont les poussières ne sont pas réputées inflammables, la présence dans l'atmosphère d'une grande quantité de fines particules de charbon peut n'être pas sans inconvénients pour les ouvriers. Là aussi, l'Administration est absolument impuissante à remédier à la situation. On peut d'ailleurs remarquer que, dans ce cas, les mesures à prendre contre l'ankylostomasie sont tout à fait l'inverse de celles à prendre contre les poussières.

Les stipulations légales essentielles concernant l'industrie extractive découlent de l'article 50 de la loi du 21 avril 1810, complété par le décret du 3 janvier 1813 (article 4) et l'ordonnance royale du 26 mars 1843 (article 3). Ils conféraient au Préfet un droit de surveillance sur l'exploitation des mines en ce qui concerne la sûreté publique, la conservation des puits, la solidité des travaux, la sécurité des ouvriers mineurs et les habitants de la surface. La loi du 27 juillet 1880 a ajouté à cette énumération la conservation des voies de communication et des eaux minérales, ainsi que l'usage des sources qui alimentent des villes, villages, hameaux et établissements publics. L'article 50 cité plus haut est aujourd'hui rédigé de la manière suivante :

Si les travaux de recherche ou d'exploitation d'une mine sont de nature à compromettre la sûreté publique, la conservation de la mine, la sûreté des ouvriers mineurs, la conservation des voies de communication, celle des eaux minérales, la solidité des habitations, l'usage des sources qui alimentent les villes, villages, hameaux et établissements publics, il y sera pourvu par le préfet.

En pratique, c'est donc par voie d'arrêtés préfectoraux que procède l'Administration. Les arrêtés sont généralement pris sur la proposition de l'ingénieur en chef des mines. Lorsqu'il s'agit de questions ayant un caractère général, applicable à toute la France, par exemple celle de l'emploi des explosifs, le Ministre des Travaux publics élabore, avec le concours du Conseil général des mines, un arrêté type, en invitant les préfets à le rendre applicable à leur département. Lorsqu'il s'agit de questions spéciales à une mine déterminée, mais présentant une grande importance, comme l'élaboration d'un règlement homologué, il est d'usage que les arrêtés préfectoraux soient soumis, avant d'être promulgués, au Ministre des Travaux publics, qui, après avoir pris l'avis du Conseil général des mines, indique les modifications qui lui paraissent devoir être apportées à leur rédaction.

L'Administration a eu en 1891 la pensée d'uniformiser dans la mesure du possible les principales prescriptions concernant les mines; préoccupée des inconvénients pouvant résulter de la diversité des réglementations imposées, suivant les districts, à des mines placées en réalité dans des conditions d'exploitation semblables, elle chargea une Commission spéciale de rechercher s'il était possible d'uniformiser ces réglementations, et lui demanda de préparer les textes par lesquels on pourrait atteindre ce but. Votre rapporteur eut l'honneur de faire partie de cette Commission, en qualité de secrétaire. Après de laborieuses études, la Commission adressa au Ministre des Travaux publics un projet de décret et un projet de règlement type devant servir de modèle à des arrêtés ministériels applicables à une mine déterminée, ou à un groupe de mines analogues. A ce moment un projet de loi sur les mines venait d'être déposé par le Gouvernement sur le bureau du Parlement, et le Ministre des Travaux publics ne crut pas devoir poursuivre la préparation en Conseil d'État et la promulgation du décret préparé par la Commission, estimant qu'il était inutile d'entreprendre une pareil tâche, si elle ne devait avoir qu'une durée éphémère. Sans le décret, d'autre part, le système, suggéré par la Commission, de la réglementation technique par voie d'arrêtés ministériels devenait impossible. Finalement le Ministre des Travaux publics se borna à porter à la connaissance des préfets et des ingénieurs des mines le projet de décret et le projet de règlement, en leur recommandant, soit pour des décisions d'espèce, soit pour des règlements à homologuer, de s'inspirer de ces documents pour faire entrer leurs dispositions dans la pratique, partout où les conditions de l'exploitation le justifieraient.

La réglementation par voie d'arrêtés préfectoraux paraît donc devoir subsister longtemps encore en matière de police des mines; votre Commission estime que c'est avec raison que le Gouvernement a proposé d'étendre cette procédure aux questions d'hygiène et de salubrité.

Une autre solution aurait consisté à élaborer pour les mines une loi analogue à celle du 12 juin 1893, rendue, par la loi du 22 juillet 1903, applicable à l'ensemble de l'industrie française. Mais on comprend combien il aurait été difficile d'édicter des mesures générales applicables à toute la France, même en laissant à des règlements d'administration publique le soin de déterminer les mesures générales d'hygiène et de salubrité applicables à toutes les mines, soit les prescriptions particulières applicables à certaines catégories de mines (mines de combustibles, mines de fer, de plomb, de zinc, de sel, etc.). Il n'a pas paru à votre Commission opportun d'entrer dans cette voie.

On arrivera bien plus facilement au but cherché, au moyen de mesures administratives. Les bons résultats obtenus en matière de sécurité permettent d'espérer qu'il en sera de même en matière de salubrité. Il convient d'ailleurs de dire bien haut, à l'honneur des exploitants, que les conditions d'hygiène sont généralement meilleures dans les mines françaises que dans les mines étrangères et que les conseils donnés à cet égard par les ingénieurs du corps des mines sont généralement suivis. Ce n'en est pas moins une œuvre utile de les armer pour les cas où ils se trouveront en présence d'une mauvaise volonté évidente de la part des concessionnaires.

La procédure que votre Commission préconise, d'accord avec le Gouvernement, a l'inappréciable avantage de laisser à l'application des mesures reconnues nécessaires toute la souplesse que nécessite la matière des mines. D'une manière générale, les réglementations faites par voie d'arrêté préfectoral peuvent se modifier, se transformer avec une facilité que ne comportera jamais une loi. En outre, les conditions d'exploitation des mines françaises sont tellement diverses, d'un bassin à un autre et quelquefois même dans le même bassin, qu'on ne peut espérer obtenir un bon résultat que par des réglementations individuelles, par des actes administratifs particuliers.

On peut reprocher à cette méthode de faire trop dépendre la réglementation des mines des appréciations personnelles de l'ingénieur en chef du service local des mines, dont le préfet adopte en pratique toujours les propositions. Il est évident que les conséquences de la diversité des caractères de ces fonctionnaires ne sont pas sans inconvénients. Dans une région déterminée, un ingénieur en chef, peu enclin aux réglementations, laissera une très grande liberté aux exploitations comprises dans son arrondissement minéralogique, tandis qu'ailleurs, un autre ingénieur en chef des mines, beaucoup plus *interventionniste*, fera prescrire des mesures sévères.

Il serait possible de diminuer ces inconvénients, si les arrêtés préfectoraux pris en application des dispositions de la nouvelle loi étaient, avant d'être promulgués, soumis à l'approbation du Ministre des Travaux publics. L'intervention du Conseil général des mines, qui serait certainement consulté, permettrait d'établir une certaine uniformité pour les principes essentiels, tout en admettant, pour les questions de détail, les solutions particulières imposées par la nature spéciale de chaque gisement. Il suffirait, pour réaliser ce desideratum, que M. le Ministre des Travaux publics adressât une circulaire aux préfets pour leur demander de lui soumettre, pavant leur romulgation, sauf le cas d'urgence, les arrêtés concernant l'hygiène et la salubrité des mines.

Il semble que la nouvelle loi n'aura aucune répercussion budgétaire. Elle ne nécessitera pas, en effet, d'augmentation des fonctionnaires du corps des mines, le personnel paraissant suffisant pour faire face à l'extension de ses attributions de surveillance.

On peut trouver qu'il y a une anomalie à confier au Ministre des Travaux publics la réglementation de l'hygiène des mines, alors que celle de l'hygiène dans tous les autres établissements industriels incombe au Ministère du Commerce; mais il est impossible qu'il en soit autrement, du moment que cette question d'hygiène est insérée dans la loi fondamentale de 1810 sur les mines. Pour les questions de travail des femmes et des enfants dans les mines, pour les questions d'hygiène des établissements annexes des mines, la surveillance est exercée par les fonctionnaires du corps des mines placés sous l'autorité du Ministre du Commerce. Mais pour l'hygiène des mines, il est nécessaire que les fonctionnaires du corps des mines restent placés sous l'autorité du Ministre des Travaux publics.

En effet, il est souvent difficile d'établir une démarcation bien nette entre les questions d'hygiène et celles de sécurité. Pour les questions d'aérage, par exemple, c'est la sécurité qui est le facteur dominant dans les mines à grisou, l'hygiène dans les mines sans grisou; mais il y a des cas où la chose est impossible à préciser, et l'on ne saurait dire si la question doit être soumise au Ministre des Travaux publics ou au Ministre du Commerce.

Le projet de loi du Gouvernement aurait pour effet de charger les fonctionnaires du corps des mines seuls de la surveillance de l'hygiène des mines. Votre Commission a pensé qu'il convenait également d'y faire participer les délégués à la sécurité des ouvriers mineurs.

Quelque opinion qu'on puisse avoir sur les résultats de l'institution des délégués mineurs, il semble que, du moment qu'ils existent, on doit chercher à en tirer le meilleur parti possible.

Ne serait-il pas singulier d'empêcher un délégué mineur, lorsqu'il constate dans une de ses visites périodiques que l'air d'un chantier est à peu près irrespirable, que la température y est très élevée, que l'atmosphère y est particulièrement pernicieuse, de le signaler dans un rapport, même s'il s'agit d'une mine sans grisou où un semblable état de choses ne compromet pas la sécurité proprement dite ?

Bien entendu, comme pour les questions de sécurité, les délégués mineurs se borneraient à signaler au préfet, dans leurs rapports périodiques, les faits constatés par eux, et celui-ci les transmettrait au service local des mines, en lui demandant de proposer au besoin les mesures nécessaires pour faire disparaître les mauvaises conditions d'hygiène signalées par le délégué. En pratique, les délégués mineurs qui parcourent à chaque instant les travaux, alors que les visites des fonctionnaires du service des mines qui ont quelquefois à surveiller une extraction de plusieurs millions de tonnes de houille sont nécessairement espacées, seraient des agents d'information, et c'est aux ingénieurs du corps des mines qu'appartiendrait d'indiquer au préfet la suite à donner à ces informations.

Les attributions actuelles des délégués à la sécurité des ouvriers mineurs sont définies par l'article 1er de la loi du 8 juillet 1890 qui est ainsi conçu :

Des délégués à la sécurité des ouvriers mineurs sont institués conformément aux dispositions de la présente loi, pour visiter les travaux souterrains des mines, minières ou carrières, dans le but exclusif d'en examiner les conditions de sécurité pour le personnel qui y est occupé, et, d'autre part, en cas d'accident, les conditions dans lesquelles cet accident se serait produit.

Il suffirait dès lors d'ajouter après *les conditions de sécurité*, les mots : *et d'hygiène*. Ce serait l'objet d'un article 2 du projet de loi.

Il convient de remarquer d'ailleurs que l'examen des conditions d'hygiène et l'examen des conditions de sécurité se feront simultanément en chaque point de la mine soumis à la visite ; il n'en résultera ni allongement de la durée, ni augmentation du nombre des tournées réglementaires des délégués.

M. le Ministre des Travaux publics, consulté au sujet de cette addition, a soumis la question à l'examen du Conseil général des mines, qui a donné un avis favorable.

Il est un dernier point dont votre Commission s'est préoccupée : c'est la répercussion possible de la loi sur le prix de revient des combustibles et minerais. Les dispositions prises donnent à l'Administration un véritable pouvoir discrétionnaire. Les arrêtés préfectoraux intervenus ne peuvent être attaqués par les exploitants que devant le Conseil d'État pour excès de pouvoir, et l'annulation n'est prononcée que s'il est établi que la question réglementée ne rentrait pas dans l'hygiène. En somme, les effets de la nouvelle loi dépendront de la manière dont elle sera appliquée. Elle permettrait d'imposer à l'industrie des charges énormes, mais, en fait, les mines françaises étant, comme cela a déjà été dit, dans des conditions d'hygiène assez satisfaisantes par rapport aux mines étrangères, il n'est guère à craindre que cette éventualité se réalise, et votre Commission est persuadée que les ingénieurs du corps des mines sauront concilier cette double obligation d'assurer à l'ouvrier mineur de bonnes conditions de travail et de ne pas imposer aux exploitants des charges qui greveraient trop lourdement le prix de revient.

Conclusions.

En résumé, votre Commission a été d'avis que les dispositions qui lui étaient soumises devaient avoir pour résultat de combler dans la législation minière une lacune regrettable. Elle a pensé qu'il était temps, après avoir beaucoup fait pour la sécurité des mines, de permettre à l'État de s'occuper de la santé de cette si intéressante et si nombreuse population vivant du dur labeur des travaux souterrains. Elle a l'espoir que la nouvelle loi sera par excellence une loi de protection sociale, sans imposer d'ailleurs à l'industrie extractive des charges qui la mettraient dans une situation d'infériorité vis-à-vis de la concurrence étrangère.

Votre Commission vous propose donc de voter le projet de loi suivant :

II. — PROJET DE LOI

ARTICLE PREMIER. — L'article 50 de la loi du 21 avril 1810, modifiée par la loi du 27 juillet 1880, sera rédigé comme suit :

« ART. 50. — Si les travaux de recherche ou d'exploitation d'une mine sont de nature à compromettre la sécurité publique, la conservation de la mine, la sûreté et l'hygiène des ouvriers mineurs, la conservation des voies de communication, celle des eaux minérales, la solidité des habitations, l'usage des sources qui alimentent les villes, villages, hameaux et établissements publics, il y sera pourvu par le préfet. »

Art. 2. — L'article 1er, paragraphe 1er de la loi du 8 juillet 1890, sur les délégués à la sécurité des ouvriers mineurs sera rédigé comme suit :

« Article premier, § 1er. — Des délégués à la sécurité des ouvriers mineurs sont institués conformément aux dispositions de la présente loi pour visiter les travaux souterrains des mines, minières ou carrières, dans le but exclusif d'en examiner les conditions de sécurité et d'hygiène pour le personnel qui y est occupé et, d'autre part, en cas d'accident, les conditions dans lesquelles cet accident se serait produit. »

III. — ANNEXES

Annexe I

Projet de loi relatif à l'hygiène et à la salubrité des mines.

(*Annexe au procès-verbal de la séance du* 18 *février* 1904.)

Article unique. — L'article 50 de la loi du 21 avril 1810 modifié par la loi du 27 juillet 1880, sera rédigé comme suit :

« Art. 50. — Si les travaux de recherche ou d'exploitation d'une mine sont de nature à compromettre la sécurité publique, la conservation de la mine, la sûreté et l'hygiène des ouvriers mineurs, la conservation des voies de communication, celle des eaux minérales, la solidité des habitations, l'usage des sources qui alimentent les villes, villages, hameaux et établissements publics, il y sera pourvu par le préfet. »

Annexe II

Proposition de loi de M. Basly, ayant pour objet de prendre des mesures préservatrices contre l'ankylostomasie ou le ver du mineur.

(*Annexe au procès-verbal de la séance du* 14 *décembre* 1903.)

Article premier. — Une surveillance spéciale sera exercée par les agents du Ministère des Travaux publics.

sur les exploitations minières en vue de combattre l'ankylostomasie, ou d'en prévenir l'apparition.

Art. 2. — Ces Compagnies seront tenues d'installer à la surface de leurs exploitations, dans un délai de trois mois : 1° des water-closets hygiéniques, pour l'usage facile de tous les travailleurs d'un « trait »; 2° des bains-douches avec vestiaire et buanderie.

Art. 3. — La ventilation des galeries sera réglée de telle façon que la quantité d'air distribué atteigne 80 à 100 litres par seconde et par ouvrier.

Art. 4. — Des rigoles pour l'assèchement des galeries mèneront toutes les eaux du fond vers des fosses, épuisées par les pompes.

Art. 5. — Un sanatorium et un petit laboratoire de microscopie seront aménagés près de chaque exploitation.

Art. 6. — M. le Ministre des Travaux publics est chargé de nommer une Commission qui établira la topographie exacte de l'ankylostomasie en France. Elle proposera toutes mesures préventives complémentaires jugées nécessaires à la suite de ses travaux.

BIBLIOGRAPHIE

1789. Frœhlich (Joseph). *Beschreibungen einiger neuen Eingeweidewürmer thierischer Körper*, xi + 471 p., 55 pl., 8°. Blankenburg.

1803. Hallé. *Journal de médecine;* Paris, an XIII, t. IX.

1818. Caudron. De l'anémie. *Thèse Paris.*

1836. Cotting (J. R.). Analysis of a species of clay found in Richmond County which is eagerly sought after and eaten by many people, particularly children. *South. M. T. S. J.*, Augusta, v. 1, Oct., p. 288-290.

1843. Dubini (Angelo). Nuovo verme intestinale umano, constituente un sesto genere dei Nematoidei proprii dell' uomo. *An. univ. di med.*, Milano, v. 106, p. 5-13, pl. 1-2.

1844. Castiglioni. *Sedute mensili dele ospedale magiore di Milano.*

1847. Pruner-Bey. *Krankheiten des Orients*, p. 244. — *Vierordt's Archiv. für physiolosische Heilkunde*, bd. XIII, p. 554.

1850. Duncan (James B.). Report on the topography, climate, and diseases of the parish of St. Mary. *South. M. Rep.*, Nouvelle-Orléans, v. I, p. 190-196.

1854. Griesinger. Klin. u. anat. Beob. über die Krankheiten v. Egypten. Anchylostomen-Krankheit und Chlorose. *Vierordt's Archiv. für physiolosische Heilkunde*; Jahrg. 13, p. 554.

1855. Kuchenmeister. *Die in- u. an dem Körper des leb. Menschen vork. Parasiten.* Leipzig, p. 297, tab. 6.

1859. Van Beneden et Gervais. *Zoologie médicale*, Paris.

1862. Moquin-Tendon. *Éléments de zoologie méd.*, Paris.

1866. Griesinger. Das Wesen der tropischen Chlorose. *Archiv. für Heilkunde*, Jahrg. 7, 1866, p. 381.

1867. Grenier (A.). Présence de l'ankylostome duodénal sur un sujet mort à Mayotte, de cachexie aqueuse ou mal-cœur. *Archives de médecine navale*, nov. 1867, p. 70.

1868. Camuset (L.). *De l'anémie tropicale observée à la Guyane.* Montpellier.

1868. Riou-Kérangal. L'ankylostome duodénal observé à Cayenne. *Archives de médecine navale.* Octobre, p. 311.

1867. Guinard (A). *De l'anémie chez les mineurs.* Saint-Etienne.

1877. MOELLER. Zwei Fälle von Anchylostomum duodenale bei Zeigelarbeiten im südlichen Teil der Provinz Sachsen. *Monatschrift für praktische Balneologie.* München, III, 153-157.

1878. GRASSI. Intorno all' anchilostomiasi. *Annali universali di medica.*

1878. MANOUVRIEZ (A.). *De l'anémie des mineurs, dite d'Anzin.* In-8, Paris, 1878; J.-B. Baillière.

1878. SONSINO. Anemia perniciosa progressiva de anchilostomi. *L'Imparziale.* Firenze, Maggio, 4.

1879. BOZZOLO (C.). L'anchilostomiasi e l'anemia che ne conseguita (anchilostomoanemia). *Giornale internazionale delle scienze medische.* Napoli, 1054, 1245.

1879. GRASSI et PARONA. Intorno all' anchilostomiasi. *Annali universali di medica.*

1879. LOMBARD. *Traité de climatologie médicale.* Paris, t. III, 409 et 461.

1880. BOZZOLO et PAGLIANI. L'anemia al traforo del Gottardo. *Giornale della Società italiana d'igiene.* Anno II, Milano.

1880. CONCATO et PERRONCITO. Sur l'anchilostomiase. *Comptes rendus de l'Académie des sciences.* Paris, XC, 619.

1880. JOUANNET. Des troubles digestifs chez les houilleurs et leurs rapports avec l'anémie. *Th. Paris,* 1880, n° 474.

1880. PERRONCITO. *Gazetta delle cliniche di Torino,* n° 16, 16 aprile.

1880. PERRONCITO. L'anemia dei contadini, fornaciai e minatori in rapporto coll' attuale epidemia negli operai del Gottardo. Estratto degli *Annali della R. Academia d'agricoltura di Torino.* Vol. XXIII. Adunanza del 29 decembre.

1880. SONDEREGGER. Die kranken Gottardtunnel-Arbeiter. Bericht an das eidg. Dep. des Innern. *Correspondenzblatt für schweizerische Aerzte.* Basel, X, 646-48.

1880. SONSINO (P.). Sull' anchilostomiasi. *Imparziale.* Firenze, XX, 641-43.

1881. BAUMLER (C.). Ueber die Abtreibung der Ankylostomum duodenale. *Correspondenzblatt für schweizerische Aerzte.* Basel, XX, 481-85.

1881. BIANCHI (A.). L'anchilostoma Dubini; patogenesi, terapia, profilassi. *Sperimentale.* Firenze, XLVIII, 598-614.

1881. BUGNION (Ed.). L'ankylostome duodénal et l'anémie du Saint-Gothard. *Revue médicale de la Suisse romande.* Genève, 269, 405.

1881. MARCHIAFAVA (E.). Ankylostomum duodenale. *Bullettino della reale Academia di Roma,* VII, 51, 57.

1881. MÉGNIN (P.). Revue critique d'helminthologie. *Archives générales de médecine,* II, 712.

1881. MEISSNER (H.). Ueber die parasitære Anæmie. *Schmidt's Jahrbuch.* Leipzig, CLXXXIX, 81-90.

1881. PARONA (E.). L'estratto etereo di felce maschio e l'anchilostomiasi dei minatori del Gottardo. *Giornale della reale Academia di medica di Torino.* 3 s, XXIX, 72-91.

1881. Perroncito (E.). Storia clinica di un caso di anemia per inflezione da anchilostomi, avenuta probabilamente nelle risari del mantovano; cura coll' estratto etereo di felce maschio e guarigione. *Osservatore*, 170, 174.

1881. Perroncito (E.). Helminthologische Beobachtungen bezüglich der unter den Arbeitern am St-Gothard-Tunnel aufgetretenen endemischen Krankheit. *Untersuchung zu naturl. Mensch. u. d. Thiere*. Giessen, 1881, XII, 532-362, 1 pl.

1882. Bareggi (C.). Anchilostomiasi contratta a Venezuela; storia clinica e considerazioni. *Gazzetta degli ospedali*. Milano, III, 276-278.

1882. Dransart. Association française pour l'avancement des sciences. *Comptes rendus*. La Rochelle.

1882. Fabre (P.). Le rôle des ankylostomes dans la pathologie des mineurs. *Congrès international d'Hygiène de Genève*.

1882. Florani (L.). Étude critique sur l'anémie des mineurs. *Th. Bordeaux*, 1882.

1882. Foa (P.). Un caso di anchilostomiasi. *Gazzetta degli ospedali*, Milano, IV, 10.

1882. Grassi. Anchilostomi ed anguillule. *Gazzetta degli ospedali*. Milano, III, 325.

1882. Immermann. De la maladie causée par l'ankylostome. *Correspondenzblatt für schweizerische Aerzte*, 585.

1882. Lesage. Note sur l'anémie des mineurs, dite d'Anzin, *Bulletin médical du Nord*. Lille, XXI, 51-59.

1882. Mégnin (P.). Du rôle de l'ankylostome et du trichocéphale dans le développement des anémies pernicieuses. *Comptes rendus de la Société de Biologie*. Paris, 7 s., IV, 172-177.

1882. Perroncito (E.). *I parassiti dell' uomo e degli animali utili*. Milano, 354.

1882. Pouchet. *Bulletin médical du Nord*, fév. XXI, 56-59. — *Comptes rendus de la Société de Biologie*, 4 février.

1882. Trossat et Eraud. Recherches sur le rôle étiologique de l'ankylostome duodénal dans l'anémie des mineurs de Saint-Étienne. Mémoire lu à la Société des Sciences médicales de Lyon. *Lyon médical*, 218 et 253.

1883. Grassi. Un' ultima parola al prof. Perroncito. *Gazzetta medica lombarda*. Milano, 8 s., V, 379-384.

1883. Litten. Pathol. des Blütes. *Berliner klinische Wochenschrift*. 27.

1883. Menche. Anchylostomum duodenale bei der ziegelbrenner Anæmie in Deutschland. *Zeitschrift für klinische Medicin*. Berlin, VI, 161-172.

1883. Sahli (H.). Berträge zur klinischen Geschichte der Anæmie der Gottard-Tunnel-Arbeiter. *Deutsches Archiv. für klinische medicin*. Leipzig. XXXII; 421-454.

1884. Fabre (P.). *Les mineurs et l'anémie*. Communication faite à la Société de l'industrie minérale. Montluçon, 20 janvier. H. Lawrence.

1884. FIRKET (Ch.). Note sur plusieurs cas d'ankylostomasie observés en Belgique. *Archives de Biologie de Van Beneden*, p. 581-610.

1884. MANOUVRIEZ. Note sur l'anémie des mineurs et l'ankylostomie. *Loire médicale.* 241.

1885. BLANCHARD (R.). L'anémie des mineurs en Hongrie. *Comptes rendus de la Société de Biologie.* Paris, p. 713.

1885. CHATIN (J.). Sur la reviviscence de l'ankylostome duodénal. *Comptes rendus de la Société de Biologie*, Paris, p. 523.

1885. FABRE (P.). Rôle des ankylostomes dans l'anémie des mineurs. *Journal de Médecine et de Chirurgie pratiques.*

1885. FRANKEL (A.). Ueber Ankylostomum. *Deutsche medicinische Wochenschrift.* Berlin, XI, 443-445.

1885. GUTTMANN (P.). Anchylostoma duodenale. *Deutsche medicinische Wochenschrift.* Berlin, XI, 486.

1885. MASIUS et FRANCOTTE. Communication à l'Académie royale de Belgique. Séances du 31 janvier et du 25 avril.

1885. MASIUS et FRANCOTTE. L'ankylostome duodénale dans le bassin de Liège. *Bulletin de l'Académie royale de Belgique.* 3 s., XIX, 27, 49, 180, 194.

1885. MAYER. Ein zweiter Fall von ankylostomum duodenale in der Rhemprovinz. *Centralblatt für klinische medicin.* Leipzig, VI, 145-148.

1885. PERRONCITO (E.). L'anemia dei minatori in Ungheria. Osservazioni alla nota del prof. R. Blanchard. *Giornale della reale Academia di medicina di Torino*, 3 s., XXXIII, 816-832.

1885. TROSSAT. De l'anémie des mineurs. *Thèse de Lyon.*

1886. DUBOIS (V.). Ankylostomiasis in Limburg. *Nederlandsche Tijdschrift van Geneeskunde.* Amsterdam. XXII, 268-270.

1886. LEICHTENSTERN (O.). Zur Entwicklungsgeschichte von ankylostoma duodenale. *Centralblatt für klinische medicin.* Leipzig, VII, 132.

1886. LEICHTENSTERN (O.). Fütterungs versuche mit ankylostoma larven; eine neue Rhabditisart in den Fœces von ziegelarbeitern; Berichtung. *Centralblatt für klinische Medicin.* Leipzig, 673-675.

1886. PARONA (E.). L'anchilostomiasi nelle zolfare di Sicilia. *Annali universali di medicina e chirurgia.* Milano, CCLXXVII, 464-68.

1887. CORRE (A.). *Traité clinique des maladies des pays chauds.* Paris, Doin, 42.

1887. LEICHTENSTERN (O.). Einiges über ankylostoma duodenale. *Deutsche medicinische Wochenschrift.* Leipzig, XIII, 565, 594, 620, 645, 669, 691, 712.

1887. MACDONALD (J. D.). Anchylostomiasis. *Ceylan medical Journal*, Colombo, 8, I, 23.

1887. PORTER (A.). Notes on anchylostoma duodenale. *Transaction South Indian Branch of British medical Association.* Also : *Indian medical Gazette.* Calcutta, XVII, 313-316.

1887. Trossat et Eraud. Note sur l'ankylostome duodénal. *Province médicale*, 22 octobre, 677.

1888. Baker (Oswald). The ankylostomum duodenale, its wide prevalence and connection with fail debility. *Indian medical Gazette*. Calcutta, 1888, XXIII, 353-355.

1888. Ernst (J.) Einige Fælle von Anchylostomiasis nebst Sektionsbefunden. *Deutsche mediciniche Wochenschrift*, Berlin, XIV, 291-294.

1888. Facciola (L.). Su di un caso d'anemia per anchilostomi, seguito da morte. *Morgagni*, Milano, XXX, 245-268.

1888. Sonsino. L'anchilostomiasi complicante clorosi. *Sperimentale*. Firenze, LVII, 404-407.

1889. Hogg (J.-B,). A case of death from anæmia due to the ankylostomum duodenale. *Australas. medical Gazette*. Sydney. VIII, 133.

1889. Lussana Felice. Contributio alla patogenesi dell'anemia da anchilostomiasi. *Archivio italiano di clin. med.* Milano, An. 29, p. 759-776.

1889. Rake (B.-A.). Sudden death from ankylostomiasis. *Britisch medical Journal*. Londres, II, 656.

1890. Felice. Contributo alla patogenesi dell' anemia da anchilostomiasi. *Rivista clinica*. Milano, XXIV, 759-776.

1890. Rake (B.-A.). Intestine and liver from a case of ankylostomiasis. *Transaction of the pathological Society*. Londres, XLII, 135.

1891. Bruni (C.). I terzo caso di anchilostomiasi nelle provincie meridionali del continente italiano. *Riforma medica*. Napoli, VII, 723-726.

1891. Cattani (C.). Contributio alla geografia dell' ankylostomiasi. *Rivista veneta di sciencia medica*. Venezia XV, 57, 60.

1891. Drivon. *Lyon médical*, 1891.

1891. Rieder. *Deutsches Archiv. f. klin. Med.*, Bd 48.

1892. Arslan (Ervant). L'anémie des mineurs chez les enfants. *Revue mensuelle des maladies de l'enfance*. Paris, v. 10, p. 556-561.

1892. Crisafulli (G.). Ricerche sulla produzione della anemia di anchilostomi ni occasione di un caso seguito da morte. *Rivista clinica*. Milano, XXI, 524-529.

1892. Dobson (Edwin, F.-H.). Special report on anchylostomiasis. *Rep. Prov. Assam*, Shillong. p. 63-98.

1892. Fergusson (J.-E.-A.). Aspects of anchylostomiasis. *British Guiana medical Annals*. Demerara, 140-166.

1892. Fischer. Die ersten Fælle von Anchylostoma. Anæmie bei deutschen Bergleuten und der Einfluss dieser Erkrankung auf das Auge. *Berichte über das Versammlung der ophtalmologische Gesellschaft*. Stuttgard, XXII, 26-34.

1892. Gappert. *Wiener klinische Wochenschrift*, p. 137.

1892. Giles. *Indian medical Gazette*. Calcutta, XLII, 170-190.

1892. Rampoldi (R.). Anchilostoma duodenale ed emorragie retiniche. *Annali di ottalmologia*. Pavia, 3, XXI, 357.

1893. AGNOLI (J.-B.) Consideraciones sobre dos casos de anemia por ankylostoma duodenal. *Cronica medica.* Lima, X, 6-25.

1893. BERNHEIM (A.). Ein Fall von Ankylostomum duodenale bei einem Ziegelarbeiter in Grossherzogthum Baden. *Deustche medicinische Wochenschrift.* Leipzig und Berlin, XIX, 303.

1893. BLICKHAHN (W.-L.). A case of ankylostomiasis. *Medical News*, Philadelphia, LXIII, 662.

1893. CIARI (H.). Ueber einen in Prag secirten Fall von Ankylostomiasis bei einem Krunerger. *Prager medicinische Wochenschrift*, XVIII, 531-534.

1893. FINZI (G.). L'anemia da anchilostomiasi tra i fornaciai del commune di Baruchella. *Bulletino di scienze medica di Bologna*, 7 s, IV, 756-760.

1893. GIBSON et TURNER. *Translation of the Intercolonial medical Congress of Australia.*

1893. GRAWITZ (E.). Beobachtungen über das Vorkommen von Anchylostomum duodenale bei Ziegelarbeitern in die Næhe von Berlin. *Berliner klinische Wochenschrift*, XXX, 939-941.

1893. KASHIMURA (K.). Traitement de l'ankylostomiase par l'extrait de racine de grenadier. *Changai Iji Shinpo.* Tokio, n° 317, 1-3.

1893. OMSHI (K.). Neuro-rétinite dans un cas d'anémie causée par l'ankylostome. *Changai Iji Shinpo.* Tokio, n° 4, 2-13.

1894. ATLAS (A.). Ankylostomum duodenale. *Medical press and Circular.* London, n. s, LVIII, 497.

1894. BRITTO (A.). Traitement spécifique de l'ankylostomasie par le thymol. *Gazetta medica di Bahia*, 4 S., V, 296-302.

1894. NAVARRE. Anémie tropicale. *Lyon médical*, n°s 33, 34, 36, 37, 38.

1894. SANDWITH (F. M.). *Observations on four hundred cases of anchylostomiasis.* Written for the Eleventh International medical Congress, held in Rome. 27 p., 8°. London.

1895. DANIELS. *Britisch Guiana medical annals.* 1895.

1895. DOBSON. *Transactions of First indian med. Congress.* Calcutta.

1895. LAWES (C. H. E.). Anæmia due to anchylostomum duodenale, notes of two cases. *Australasian medical Gazette.* Sydney, XIV, 445-448.

1895. VON LINSTOW. *Centralblatt für Bakteriologie.* XXXIV, p. 526.

1895. THORN. *Transactions of first Indian medical Congress.* Calcutta.

1895. THORNHILL (H.). Anchylostoma duodenale; ist it widespread in India, Assam and Ceylan, and ist a harmless or a harm ful parasite? *Indian medical Gazette.* Calcutta, XXX, 329, 382, 422.

— Anchylostomiasis; replies to criticism and objections. *Indian medical Gazette.* Calcutta, XXX, 409-412.

1896. Ashworth. A case of anchylostomiasis, complicated by the presence of another smale' worms. *Australasian medical Gazette*. Sydney, XV, 482-87.

1896. Black. The fever of Assam; the need for further scientific inquiry. *British medical Journal*. London, I, 619.

1896. Hughes (A. D.). Anchylostomiasis. *Glasgow medical Journal*. XLV, 167-169.

1896. Looss (Arthur). Recherches sur la faune parasitaire de l'Egypte. *Mémoires de l'Institut égyptien*. Le Caire, v. 3, pl. 1-16.

1896. Macdonald (J. D.). Some remarks on anchylostomiasis and its causation. *Indian Lancet*. Calcutta, VII, 533-535.

1896. Moehlau. Anchylostomum duodenale with report of cases. *Buffalo medical Journal*. XXXVI, 573-579.

1896. Moniez (R.) Uncinaria duodenalis. *Traité de parasitologie animale et végétale appliquée à la médecine*.

1896. Von Rathonyi. Zur Frage des Ankylostomiasis des Pferdes. *Centralblatt für Bakteriologie*. XXIV, n° 8.

1896. Turner (A. J.). The treatment of anchylostomiasis. *Intercolonial medical Journal Australasian*. Melbourne, 1, 65-70.

1897. Aporti (F.). Ricerche sulla patogenesi del l'anemia da anchilostoma. *Archivio italiano di clinica medica*. Milano, XXXVI, 207-223.

1897. Looss (Arthur). Notizen zur Helminthologie Egyptens. II. *Centralblatt für Bakteriologie und Parasitenkunde*. Iena, 1. Abt., v. 21, p. 913-926, fig. 1-10.

1897. Nieden (A.). Ueber den Einfluss der Anchylostomiasis auf das Auge. *Deutsche medicinische Presse*. XXXVIII, 1094-1098.

1898. Deface (L.). L'ankylostomasie. *Scalpel*. Liége, 9-11, 183-185.

1897. Huber (J. C.). Ein Fall von Pseudo-Ankylostomiasis. *Centralblatt für Bakteriologie*. 1. Abt. Iena, XXIII, 207.

1898. Leichtenstern (O.). Zur Ankylostoma-Frage; eine Erwiderung an Herrn Looss. *Centralblatt für Bakteriologie*. 1. Abt. Iéna, XXIV, 974-980.

1898. Looss (Oscar). Zur Lebensgeschichte des Ankylostoma duodenale. Eine Erwiderung an Herrn Prof. Dr. Leichtenstern. *Centralblatt für Bakteriologie*. Iena, 1. Abt., v. 24, p. 441-449; p. 483-488.

1898. Mathias (J.). An epidemic of ankylostomiasis. *South African Medical Journal*. Cape-Town, 108, III.

1898. Nothnagel. Ein Fall von Anchylostomiasis. *Allgemeine Wiener medicinische Wochenschrift*. XLIII, 141-151.

1898. Schaumann et Tallgvist. *Deutsche medicinische Wochenschrift*. 19 mai. — Analyse in *Semaine médicale*, p. 295. 1898.

1898. Zinn et Jacoby. Ueber Ankylostomum duodenale und andere Darmparasiten bei Indern. *Berliner klinische Wochenschrift*. XXXV, 949.

1898. ZINN et JACOBY. *Ankylostomum duodenale*; über seine geographische Verbreitung und seine Bedeutung für die Pathologie. Leipzig, Thieme, 55 p., 8°.

1899. « Ankylostomiase », *Médecine moderne*, Paris. X, 108.

1899. GOLDSCHMIDT. Ein neuer Ankylostomenherd und seine Eigentümlichkeit. *Deutsche medicinische Wochenschrift*, n° 14.

1899. KORBELIUS. Beitrag zur Frage über das Verhältnis des Pferdes zur Ankylostomiasis des Menschen. *Centralblatt für Bakteriologie*, p. 114 et 185.

1899. KUBORN (H.). De l'ankylostome en général et de sa propagation en Belgique. *Comptes rendus de l'Académie royale de Belgique*. 30 décembre.

1899. VAN ERMENGEN. Prophylaxie de l'ankylostomasie. *Revue d'Hygiène*, p. 881.

1900. BATAILLON. La résistance des œufs d'ascaris et la pression osmotique. *Comptes rendus de la Société de Biologie*.

1900. CERESOLE (G.). Difendiamoci dall' anchilostoma duodenale. *Rivista veneta di scienzia medica*. Venezia. XXXIII, 152.

1900. DUHOURCAU. *Tænias et tænifuges*. Paris. Doin.

1900. FEARNSIDE (C. F.). A discussion on ankylostomiasis. *British Medical Journal*. London, II, 541-542.

1900. GILES (G. M.). A discussion on ankylostomiasis. *British Medical Journal*. London, II, 539-541.

1900. HABETS. *Comptes rendus du Congrès international des mines et de la métallurgie*, tenu à Paris du 18 au 23 juin 1900, p. 473-485.

1900. HERMAN. La prophylaxie de l'ankylostomasie. *Scalpel*. Liège, LII, 269, 272.

1900. KORBELIUS (V.). Sur les relations entre le cheval et l'ankylostomiase de l'homme. *Casopis lékarska ceska*. Praha, XXXIX, 256, 258, 290, 292, 317, 319.

1900. KUBORN (H.). 10e Congrès d'hygiène et de démographie. Paris. *Revue d'Hygiène*, p. 918.

1900. LAGAGE (L.). Contribution à l'étude du développement de l'ankylostome duodénal. *Annales médico-chirurgicales du Hainaut*, VIII, 88-91.

1900. MANSON-PATRICK. A discussion on ankylostomiasis. *Britisch medical Journal*. London, II, 547.

1900. MINERBI (C.). Il primo caso d'anchilostomiasi nella provincia di Ferrara. *Atti della Accademia di scienze mediche e naturali*. Ferrara, LXXIV, 45.

1900. MOSCATO (P.). A proposito della memoria del Dott. Tomaselli-Peratoner. L'anchilostomanemia in Sicilia. *Rassegna internazionale della medica moderna*. Catania, I, 206.

1900. PREVITERIA (S.). Esperienze sopra alcune sostanze da impiegarsi nelle solfare per distruggere i germi dell' anchilostoma duodenale. *Rassegna internazionale della medica moderna*. Catania, I, 356-360.

1900. ROGERS. A discussion on ankylostomiasis. *British medical Journal*, II, 1138.

1900. Ross et Cantlie. *British medical Journal*, 1900.

1900. Tomaselli-Peratoner (A.). L'anchilostoanemia in Sicilia. *Riforma medica*. Palermo, I, 795.

1901. Ashford, Bailey (K.). Ankylostomiasis in Porto-Rico. — Appendices to the Report of the military governor. Military Governement of Porto-Rico, from Oct. 18, 1898, to Apr. 30, 1900. *Epitome of reports of the superior Board of Health*, p. 121-124.

1901. Dyer (J.-H.). Ankylosomiasis. *Interstate medical Journal*, St-Louis, v. 8, p. 94-96.

1901. Eichhorst (Hermann). *A text-book of the practice of medicine*; authorized translation from the German, edited by Augustus A. Eshner, v. I, 628 p., 84 figs. In-8°. Philadelphia et London.

1901. Frassi (A.). Profilassi della anchilostomiasi. *Clinica medica*. Pisa, VII, 56-58.

1901. Guiart (J.). Le trichocéphale et les associations parasitaires. *Comptes rendus de la Société de Biologie*. Paris, LIII, 307-308.

1901. Giordano (A.). *I solforari anchilostomiaci curati in Lercara*; relazione. Palermo, frat Nobile, 8°, 11 p.

1901. Lambinet (J.). Recherches sur la résistance des œufs et des larves aux agents physico-chimiques. *Bulletin de l'Académie royale de Belgique*. Bruxelles, 4 s., XIV, 225-226.

1901. Limasset (H.). *Essai sur l'eosinophilie dans le parasitisme vermineux de l'homme*. Thèse, Paris, Boyer, in-8°, n° 63, 90 p.

1901. Looss (Arthur). Ueber das Eindringen der Ankylostomalarven in die menschliche Haut, *Centralblatt für Bakteriologie und Parasitenkunde*. Iena, I. Abt., v. 29, p. 733-739, 1 pl.

1901. Strong (Richard P.). Cases of infection with Strongyloides intestinalis. *Johns Hopkins Hospital Reports*, Balt., v. 10, p. 91-132.

1901. Yates (John L.). Pathological report upon a fatal case of enteritis with anemia caused by Uncinaria duodenalis. *Johns Hopkins Hospital Bulletin*, Baltimore, v. 12, Dec., p. 366-372.

1902. Agramonte (A.). Anquilostomiasis en Cuba. *Revista medica cubana*. Habana, I, 143-152, 6 fig.

1902. Bentley (Ch. A.). On the causal relationship between « grounditch » or « pani-ghao » and the presence of the larvæ of the ankylostoma duodenale in the soil. *British medical Journal*. London, I, 190-193.

1902. Claytor (J.-A.). Uncinariasis (ankylostomiasis), a further report of a case, with notes upon the autopsy. *American Journal of medical science*. Philadelphia, CXXIII, 28-38, 1 fig.

1902. Courtois-Suffit. L'ankylostome duodénal. *Traité de Médecine* de Charcot, Bouchard et Brissaud.

1902. Duclaux. *Hygiène sociale*. Alcan, p. 94-114.

1902, Elliot (W. E. Lloyrd). On the causal relationship between « ground-itch » or « pani-ghao » and the presence of the larvæ of the ankylostoma duodenale in the soil. *Britich medical Journal*. London, I, 807-808.

1902. Goldmann (H.). Die Ankylostomiasis. *Deustche Aerzte Zeitung*. Berlin, 97-103.

1902. Grünberger. *Wiener klinische Wochenschrift*, n° 52.

1902. Guiteras (John). Ankylostomiasis in Florida and Cuba, the new species. Uncinaria americana. *American medical Journal*. Philadelphie, IV, 100-101.

1902. Harris (H.-F.).Ankylostomiasis in an individual presenting all of the typical symptoms of pellagra. *American medical Journal*. Philadelphie, v. 4, p. 99-100 et p. 776.

1902. Lambinet (J.). Recherches sur l'action du suc gastrique renforcé sur les larves d'ankylostome. *Bulletin de l'Académie royale de médecine de Belgique*.

1903. Pieri (G.). Sul modo di transmissione dell' anchilostoma duodenale. Suppl. al *Policlinico*. Roma, VIII, 737-739.

1903. Adami (J.-G.). On ankylostomiasis or uncinariasis; a review. *Montreal medical Journal*, XXXII, 186-194.

1903. « Ankylostomasie » dans les mines de houille allemandes. *Revue minérale*. janv. (1 1/2) E. — « Ankylostomasie » devant la Société médicale du Transwaal. *Queensl. Govt. Ming. Jour.*, oct. 15. — « Ankylostomasie » Enquête sur l'étendue du mal en Europe et son remède. *Coll. Guardian*, nov. 13, 20, 27, déc., 1903. — « Ankylostomasie » au Transwaal. Rapport de la Commission Royale. *Mines Rec.* (N. Z.), nov. 16.

1903. Austregesilo (A.). Infestaçao da ankylostomiasis pela pelle. *Brazil medical*. Rio de Janeiro, VIII, 447.

1903. Barbier. Rapport présenté au Congrès international de Bruxelles. *Comptes rendus*.

1903. Boggs (T.-R.). Uncinariasis; report of infection with the american species. *Johns Hopkins hospital Bulletin*. Baltimore, XIV, 232-235.

1903. Bourget. Un cas d'ankylostomasie. *Revue médicale de la Suisse romande*. Genève, 523.

1903. Boycott (A.-E.). et Haldane (J.-S.). An out-break of ankylostomiasis in England. *Journal of Hygiene*, t. III. I, 95-137.

1903. Breton (M.). Rapport présenté au Congrès international d'Hygiène et de Démographie de Bruxelles. *Comptes rendus*.

1903. Brown (P.-K.). Strongyloïdes and uncinaria. *Occidental medical Times*, San Francisco, XVII, 107.

1903. Bruns (H.). Die Gefahr der Infektion mit Ankylostoma duodenale im Grubenbetrieb. *Münchener medecinische Wochenschrift*, I, 693.

1903. Capps (J.-A.). Uncinariasis or ankylostomiasis with the report of a case. *Journal American medical Association*. Chicago, XL, 28-33.

1903. Claytor (I.-A.). The treatment of uncinariasis. *Journal of the American medical Association*, XLI, 308-313.

1903. Combe. Un cas d'anémie pernicieuse par l'ankylostome duodénale. *Revue médicale de la Suisse romande*. Genève, XXIII, 269-271.

1903. Craig (C., F.). The occurrence of uncinariasis in soldiers of the United States Army. *American Journal of the medical Association*. Philadelphie, CXXVI, 798-816.

1903. Erans (G., H.). Uncinariasis, report of a case. *Journal of the american medical Association*. Chicago, XL, 996.

1903. Frattini (A.). Dell' anchilostomiasi. *Salute pubblica*. Perugia, XVI, 264-270.

1903. Gabbi (U.). Sulla pathogenesi dell' anchilostomoanemia. *Riforma medica*. Roma, XIX, 673-679.

1903. Gray (Francis). Ankylostomiasis. Report of a paper read, and discussion at the Neidland inst. of mining. cir. and mech. engineers. *Coll. Guardian*. Nov. 20.

1903. Guthrie (J., B.). Report of a case of uncinariasis. *Mobile medical and surgical Journal*. III, 549-556.

1903. Hendley (Th.). Diffusion de l'ankylostomiase. *British medical Journal*. 38 nov., p. 1393.

1903. Herer (J. Jun.) et Herer (J. Sen.). Ueber die Ankylostoma-gefahr in Kohlengruben. *Munchener medicinische Wochenschrift*. I, 992-995.

1903. Marcel Labbé et Lortat (Jacob). *Société anatomique*. Juillet.

1903. Lambinet (J.). Recherches sur l'influence de la température et de l'aération sur l'évolution des larves d'ankylostome. *Bulletin de l'Académie royale de Belgique*. 25 juillet.

1903. Langlois (J., P.). L'ankylostomasie en France. *Presse médicale*. Paris, II, 822.

1903. Loebker. Conférence de Berlin, 4 avril, rapportée par Watteyne. *Congrès d'Hygiène de Bruxelles*. 1903.

1903. Malvoz. Le sang dans l'ankylostomasie. *Scalpel*. Liège, 5 juillet.

1903. Meden. *Centralblatt für prakt. Angenbl.*, p. 207.

1903. Nagel (L.). Beitrag zur Behandlung der Ankylostomiasis. *Deutsche medicinische Wochenschrift*. Leipzig, XXIX, 545.

1903. Nass (L.). L'anémie des mineurs. *Correspondant médical*. Paris, IX, n° 220-12.

1903. Plattner. Drei Fælle von Ankylostoma duodenale in Darm. *Weiner Klinische Wochenshrift*, XVI, 1261.

1903. Pieri (G.). Kurge Erwiderung auf Dr Looss' Mitteilung; Weiteres über die Einwanderung der Ankylostomen von der Haut aus. *Centralblatt für Bakteriologie*. I Abt.. Iena, XXXIV, 531-535.

1903. Stiles (Ch., Wardell). Hookworm disease (unciniaris) a newly recognized factor in American anemias. *Brooklyn, M. J.*, v. 17, pp. 51-56.

1903. Stiles (Ch., Wardell). Report upon the prevalence and geographic distribution of hookworm disease in the United

States. *Bull.* 10, *Hyg. Lab., U. S. Pub. Health T. Mar. Hosp. Serv.*, Washington, pp. 1-121.

1903. STOCKMAN (R.). A case of ankylostomiasis in Scotland. *British medical Journal.* London, II, 189.

1903. TENHOLT. Rapport présenté au Congrès d'hygiène de Bruxelles. *Comptes rendus.*

1903. TENHOLT. Anchylostomiasis in rheinisch westfælischen Kohlenrevier, Ursache und Bekæmpfung. *Zeitschrift für medicinische Beamte.* Berl., XVI, 297-305.

1903. TENHOLT. Die Ankylostsmiasis-Frage; Zusammenfanende Uebersicht, *Centralblatt für Bakteriologie*, I Abt. Iena, XXXIV, 1-33.

1903. TINUS (K.). Die Bedeutung der Wurmkrankheit in Bergbetriebe und deren Bekæmpfung. *Monatschrift für Gesundheitspflege.* Wien, XXI, 138-154.

1903. WATTEYNE. Congrès international d'hygiène et de démographie de Bruxelles. *Comptes rendus.*

1903. ZINN (W.). Ueber die Wurmkrankheit und ihre Bekæmpfung. *Therapie der Gegenwart.* Berlin, XLIV, 529-538. — « Ankylostomiasis » amougst the workes in the Sicilian sulphur mines. *T. Coal. T. Rev.*, Jan. 8. — « Ankylostomasie » en France, *Revue noire*, Janvier, 3, 17.

1904. BRIANÇON. L'Ankylostomiase. *Thèse*, Lyon, 1904-05.

1904. HAYO BRUNS. Versuche über die Einwirkung einiger physikalischer und chemischer agentien auf die Eier, und Larven des Ankylostoma duodenale, nebst Bemerkungen über die Bekämpfung der Krankheit im Ruhrkohlengebiet. Abdruck aus dem *Klinisch. Jahrbuch*, Fischer, Iena, 80 p.

1904. HAYO BRUNS. Die Bekämpfung der Wurmkrankheit in rheinisch westfälischen Ruhrkohlenbezirk. Separat Abdruck aus der *Münchener medizinische Wochenschrift*, n° 15 u. 16.

1904. HAYO BRUNS. Die gefahr der Infektion met Ankylostoma duodenale im Grubenbetrieb. *Münchener medizinische Wochenschraft*, n° 11.

1904. DOPTER. *Gazette des hôpitaux*, 23 juillet.

1904. DUCHLOT (H.). Ankylostomasie. Sa dispersion dans le bassin de Liége. *Bulletin scientifique de l'Association des élèves des écoles spéciales de l'Université de Liége.* Janvier (5), IX.

1904. FABRE (P.). Communication à l'Académie de médecine de Paris. *Comptes rendus.* Séance du 19 avril.

1904. HERER. Cité par Talayrach. *Archives de médecine militaire*, p. 413.

1904. HONORÉ. Formule hémoleucocytaire dans l'ankylostomasie. *Archives internationales de pharmacodynamie.* XII, p. 383. Analysé in *Presse médicale*, 12 oct. 1904.

1904. MARCEL LABBÉ. *Traité d'hématologie.*

1904. LAMBINET. Ueber die Durchdringung der Larven des Ankylostomum duodenale durch die Haut. *Deutsche medicinische Wochenschrift*, p. 1848.

1904. Loeb (Les) et Smith. Sur une substance empêchant la coagulation dans l'ankylostomiase du chien. *Centralblatt für Bakteriologie*. XXXVII. 1-25 sept.

1904. Looss. VIe Congrès de zoologie de Berne. *Comptes rendus*.

1904. Manouvriez. *De l'anémie ankylostomiasique des mineurs*. Rousset. Paris.

1904. Nissl et Wagner. Technique pour la recherche des œufs et des larves d'ankylostome. *Hygienische Rundschau*, XIV, p. 57.

1904. Pakes (Walter, C., C.). Ankylostomiasis : a forewarning. Early occurences of the disease. Detailed study on the subject, giving discription of the worm, method of transfer to te human subject, when a healtly person begins to suffer from the disease, etc. *Journ. Chem. Metallurg*. Janvier.

1904. Patrick-Manson. *Maladies des pays chauds*. Traduct. franç. de MM. Guibaud et J. Brengue. Paris, Naud.

1904. Schaudinn. *Deutsche medicinische Wochenschrift*. 8 sept.

1904. Simonin. Ankylostomasie. — Pseudo-dysenterie et anémie de nature ankylostomiasique. *Caducée*. 4 juin.

TABLE DES MATIÈRES

DEUXIÈME PARTIE

PROPHYLAXIE DE L'ANKYLOSTOMIASE

TROISIÈME PARTIE

TABLE DES FIGURES

54288. — PARIS, IMPRIMERIE LAHURE
9, rue de Fleurus, 9.

MASSON & CIE, ÉDITEURS
PARIS, 120, Boulevard Saint-Germain, PARIS, 120

N° 414 DÉCEMBRE 1904

RÉCENTES PUBLICATIONS MÉDICALES

COLLECTION DE PRÉCIS MÉDICAUX (1)

Viennent de paraître :

Précis de Physique Biologique

PAR

G. WEISS

Professeur agrégé à la Faculté de Médecine de Paris.
Ingénieur des Ponts et Chaussées.

1 vol. petit in-8° de 528 p. avec 543 fig., cartonnage souple. . . **7** fr.

Ce petit livre contient celles des principales applications de la physique à la biologie qui doivent rentrer dans le cadre des connaissances d'un étudiant à la fin de ses études et de tout médecin instruit.

Éléments de Physiologie

PAR

Maurice ARTHUS

Professeur à l'Ecole de médecine et de pharmacie de Marseille
Ancien professeur de physiologie à l'Université de Fribourg (Suisse)

Deuxième édition revue et corrigée

Avec 122 figures dans le texte

1 vol. petit in-8° de xvi-764 pages, cart. toile anglaise souple. . **9** fr.

(1) Cette nouvelle collection s'adresse aux étudiants, pour la préparation aux examens, et à tous les praticiens qui à côté des grands Traités ont besoin d'ouvrages concis, mais vraiment scientifiques, qui les tiennent au courant. D'un format maniable ces livres seront abondamment illustrés.

Les livres de plus de **5 francs** *sont expédiés* **franco** *au prix du Catalogue.*
Les volumes de 5 francs et au-dessous sont augmentés de 10 °/ₒ pour le port.
Toute commande doit être accompagnée de son montant.

*.

Introduction à l'Étude de la Médecine

PAR

Le Dr H. ROGER

Professeur à la Faculté de Médecine de Paris.
Médecin de l'hôpital d'Aubervilliers.

Deuxième édition

1 volume in-8° cavalier de 761 pages, cartonné, suivi d'un lexique donnant l'étymologie et la signification des termes techniques.

Broché. . . . . **9 fr.**
Cartonné . . . . **10 fr.**

Glossaire médical illustré

PAR LES DOCTEURS

L. LANDOUZY
Professeur à la Faculté de Paris,
Médecin de l'hôpital Laënnec,
Membre de l'Académie de médecine.

F. JAYLE
Chef de Clinique gynécologique
de la Faculté
à l'hôpital Broca.

1 vol. in-8° carré de 664 pages, avec 426 figures et 5 cartes en couleurs.

Cartonné . . . . **18 fr.**
Broché . . . . **16 fr.**

L'Æsculape

Guide pratique à l'usage des Étudiants et des Docteurs en Médecine

PAR LES DOCTEURS

E. DE LAVARENNE
Médecin
des Eaux de Luchon.

F. JAYLE
Chef de Clinique
à la Faculté de Médecine.

1 fort volume petit in-8°, richement relié toile. . . . . **6 fr.**

Traité de Chirurgie

Publié sous la Direction

DE MM.

SIMON DUPLAY	PAUL RECLUS
Professeur de clinique chirurgicale à la Faculté de médecine de Paris Chirurgien de l'Hôtel-Dieu Membre de l'Académie de médecine	Professeur agrégé à la Faculté de médecine de Paris Chirurgien des hôpitaux Membre de l'Académie de médecine

PAR MM.

BERGER — BROCA — PIERRE DELBET — DELENS — DEMOULIN
J.-L. FAURE — FORGUE — GÉRARD-MARCHANT — HARTMANN
HEYDENREICH — JALAGUIER — KIRMISSON — LAGRANGE — LEJARS
MICHAUX — NÉLATON — PEYROT — PONCET — QUÉNU — RICARD
RIEFFEL — SEGOND — TUFFIER — WALTHER

DEUXIÈME ÉDITION, ENTIÈREMENT REFONDUE

8 forts volumes grand in-8° avec nombreuses figures dans le texte . **150** fr.

Tome I.

1 vol. avec 218 figures. . . . . **18** fr.

Tome II.

1 vol. avec 361 figures. . . . . **18** fr.

Tome III.

1 vol. avec 285 figures. . . . . **18** fr.

Tome IV.

1 vol. avec 354 figures. . . . . **18** fr.

Tome V.

1 vol. avec 187 figures. . . . . **20** fr.

Tome VI.

1 vol. avec 218 figures. . . . . **20** fr.

Tome VII.

1 vol. avec 297 figures. . . . . **25** fr.

Tome VIII.

1 vol. avec 163 figures. . . . . **20** fr.

Précis de Chirurgie cérébrale

Par Aug. BROCA

Chirurgien de l'hôpital Tenon, agrégé à la Faculté de médecine.

1 vol. avec 58 figures. . . . . **6** fr.

Traité de Technique Opératoire

PAR

CH. MONOD

Professeur agrégé à la Faculté de Paris, Membre de l'Académie de médecine

ET

J. VANVERTS

Chef de clinique à la Faculté de médecine de Lille.

2 forts volumes grand in-8°, formant ensemble 1960 pages et illustrés de 1908 figures dans le texte. . **40** fr.

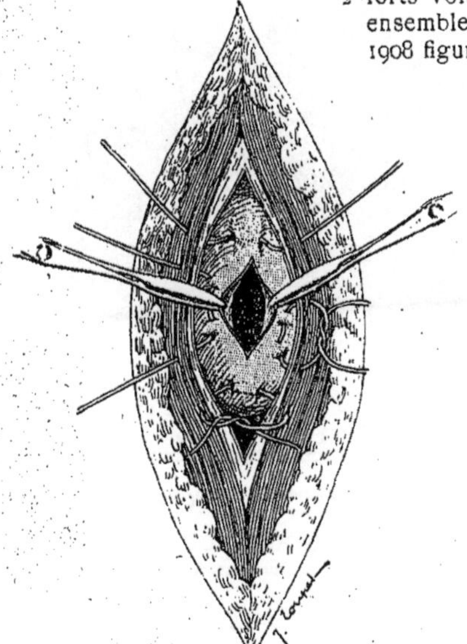

T. II, fig. 428.— Cholécystostomie, mode de passage des fils unissant la vésicule aux lèvres de la plaie abdominale.

Tome I

1° : Méthodes et procédés de l'asepsie et de l'antisepsie, moyens de réunion et d'hémostase, anesthésie; 2° Opérations sur les divers tissus; 3° Opérations sur les membres, le crâne et l'encéphale, le rachis et la moelle, l'appareil visuel, le nez, les fosses nasales, les sinus de la face, le naso-pharynx, l'oreille, le cou, le thorax, le sein.

Tome II

Opérations sur la bouche, les glandes salivaires, le pharynx, l'œsophage, l'estomac, l'intestin, le rectum et l'anus, le foie, les voies biliaires, la rate, le rein, l'uretère, la vessie, l'urètre, les organes génitaux de l'homme et de la femme.

Les Fractures des Os longs

Leur traitement pratique

PAR LES D[rs]

J. HENNEQUIN
Membre de la Société de Chirurgie

ROBERT LŒWY
Ancien interne des hôpitaux
Lauréat de l'Institut

1 volume in-8° avec 215 figures dans le texte, dont 25 planches représentant 223 radiographies originales. . **16** fr.

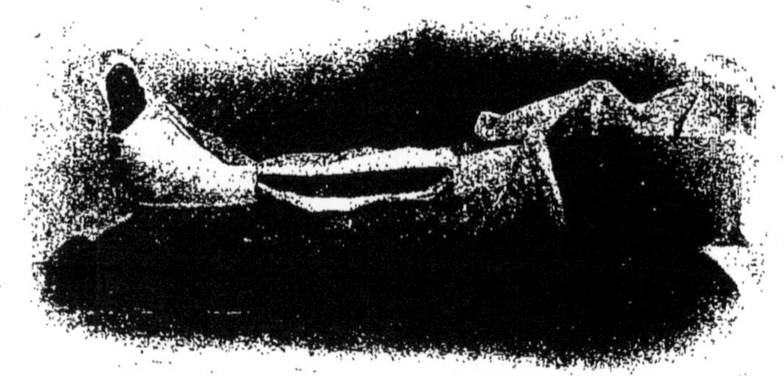

Fig. 41. — Appareil plâtré de jambe. Le lint a été incisé et rabattu pour permettre la surveillance de la région.

Manuel de Pathologie externe

Par MM. RECLUS, KIRMISSON, PEYROT, BOUILLY

Professeurs et agrégés à la Faculté de Paris, Chirurgiens des Hôpitaux

Septième édition, entièrement refondue et largement illustrée

I. **Maladies des tissus et des organes**, par le Pr P. Reclus.
II. **Maladies des régions, Tête et Rachis**, par le Pr Kirmisson.
III. **Maladies des régions, Poitrine, Abdomen**, par le Dr Peyrot.
IV. **Maladies des régions, Organes génito-urinaires**, par le Dr Bouilly.

4 volumes in-8°. . . . . **40** fr.

Chaque volume séparément **10** fr.

Précis de Technique opératoire

PAR LES PROSECTEURS DE LA FACULTÉ DE MÉDECINE DE PARIS

Avec Introduction par le Professeur Paul BERGER

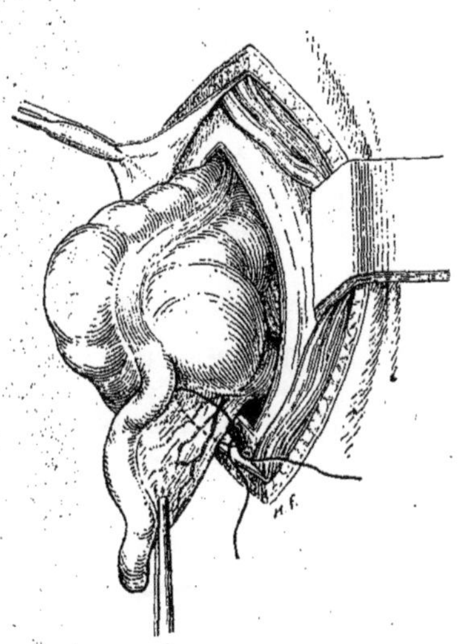

Ligature du méso-appendice.

Le *Précis de Technique opératoire* est divisé en 7 volumes.

Tête et cou, par CH. LENORMANT. — **Thorax et membre supérieur**, par A. SCHWARTZ. — **Abdomen**, par M. GUIBÉ. — **Appareil urinaire et appareil génital de l'homme**, par PIERRE DUVAL. — **Pratique courante et Chirurgie d'urgence**, par VICTOR VEAU. — **Membre inférieur**, par GEORGES LABEY. — **Appareil génital de la femme**, par R. PROUST.

Chaque volume, cart. toile et illustré d'environ 200 fig., la plupart originales. . . . . **4** fr. **50**

Petite Chirurgie Pratique

PAR LES DOCTEURS

Th. TUFFIER	**P. DESFOSSES**
Professeur agrégé à la Faculté de Paris, Chirurgien de l'hôpital Beaujon.	Ancien interne des hôpitaux de Paris.

1 volume in-8° de 528 p., avec 307 figures, cartonné à l'anglaise. **10** fr.

Les Tumeurs du Rein

PAR MM.

J. ALBARRAN ET **L. IMBERT**

Agrégé de la Faculté de Paris — Agrégé de la Faculté de Montpellier.

1 vol. grand in-8° avec 106 fig. en noir et en couleurs . . . . . **20** fr.

La Prostatectomie dans l'Hypertrophie de la Prostate

prostatectomie périnéale et prostatectomie transvésicale

PAR

R. PROUST

Ancien prosecteur de la Faculté de Paris.

1 volume grand in-8°, avec 100 figures. . . . . **10** fr.

La Séparation de l'Urine des deux Reins

PAR

Georges LUYS

Assistant du Service des Voies urinaires à l'hôpital Lariboisière (Paris).

1 vol. in-8° avec 55 figures. . . . . **6** fr.

Les Lésions du Rein et des Glandes surrénales

PAR

L. HOCHE

Chef des travaux d'anatomie pathologique à la Faculté de médecine de Nancy.

AVEC LA COLLABORATION DE

P. BRIQUEL

Préparateur d'anatomie pathologique.

Préface de M. le professeur CORNIL

1 vol. in-8°, illustré de 81 planches photographiques et de 87 figures microphotographiques. . . . . **12** fr.

Traité de Pathologie générale

PUBLIÉ PAR

CH. BOUCHARD

MEMBRE DE L'INSTITUT
PROFESSEUR DE PATHOLOGIE GÉNÉRALE A LA FACULTÉ DE MÉDECINE DE PARIS

SECRÉTAIRE DE LA RÉDACTION

G.-H. ROGER

Professeur agrégé à la Faculté de médecine de Paris, Médecin des hôpitaux

---

COLLABORATEURS :

MM. Arnozan — D'Arsonval — Benni — R. Blanchard — Boinet — Boulay — Bourcy — Brun — Cadiot — Chabrié — Chantemesse — Charrin — Chauffard — J. Courmont — Dejerine — Pierre Delbet — Devic — Ducamp — Mathias Duval — Féré — Gaucher — Gilbert — Gley — Gouget — Guignard — Louis Guinon — J.-F. Guyon — Hallé — Hénocque — Hugounenq — Lambling — Landouzy — Laveran — Lebreton — Le Gendre — Lejars — Le Noir — Lermoyez — Lesné — Letulle — Lubet-Barbon — Marfan — Mayor — Menetrier — Morax — Netter — Pierret — G.-H. Roger — Gabriel Roux — Ruffer — Sicard — Raymond Tripier — Vuillemin — Fernand Widal.

---

6 volumes grand in-8°, avec figures dans le texte . . **126** fr.

TOME I. — 1 vol. grand in-8° de 1018 pages, avec figures dans le texte. **18** fr.

TOME II. — 1 vol. grand in-8° de 940 pages, avec figures dans le texte. **18** fr.

TOME III. — 1 volume in-8° de 1400 pages, avec figures dans le texte, publié en deux fascicules. . . . . **28** fr.

TOME IV. — 1 volume in-8° de 719 pages, avec figures dans le texte . **16** fr.

TOME V. — 1 volume in-8° de 1180 pages, avec nombreuses figures dans le texte. . . . . **28** fr.

TOME VI. — 1 volume in-8° de 935 pages, avec figures dans le texte. **18** fr.

Chaque volume est vendu séparément.

Pathologie générale expérimentale

Processus généraux

PAR LES

Dr CHANTEMESSE
Professeur de Pathologie expérimentale et comparée à la Faculté de Paris.

Dr PODWYSSOTZKY
Professeur de Pathologie générale à l'Université d'Odessa

TOME I

Histoire naturelle de la maladie. Hérédité. Atrophies. Dégénérescence Concrétions. Gangrènes.

1 vol. in-8° jésus de 428 pages, avec 162 figures en noir et en couleurs, broché. . . . . **22** fr.

TOME II

Troubles hypertrophiques de la nutrition cellulaire. Pathologie de la circulation sanguine. Pathologie du sang. Pathologie de la lymphe et de la circulation lymphatique. Inflammation. Phlogose.

(Sous presse)

Le Vertige

PAR LE

Dr Pierre BONNIER

1 vol. in-8° de 342 pages, broché. . . . . **5** fr.

Études Biologiques sur les Géants

PAR

P.-E. LAUNOIS
Professeur agrégé,
Chargé de cours à la Faculté,
Médecin des hôpitaux.

P. ROY
Ancien interne des hôpitaux
Chef de clinique
à la Faculté de Médecine de Paris.

Avec Préface de M. le professeur BRISSAUD

1 vol. grand in-8° avec 112 figures dans le texte . . . . **18** fr.

CHARCOT — BOUCHARD — BRISSAUD

BABINSKI — BALLET — P. BLOCQ — BOIX — BRAULT — CHANTEMESSE — CHARRIN
CHAUFFARD — COURTOIS-SUFFIT — DUTIL — GILBERT — GUIGNARD — L. GUINON
GEORGES GUINON — HALLION — LAMY — LE GENDRE — MARFAN — MARIE
MATHIEU — NETTER — ŒTTINGER — ANDRÉ PETIT — RICHARDIÈRE
ROGER — RUAULT — SOUQUES — THOINOT — THIBIERGE — TOLLEMER — FERNAND WIDAL

TRAITÉ DE MÉDECINE

DEUXIÈME ÉDITION (*Entièrement refondue*)

PUBLIÉE SOUS LA DIRECTION DE MM.

BOUCHARD	**BRISSAUD**
Professeur à la Faculté de médecine de Paris, Membre de l'Institut.	Professeur à la Faculté de médecine de Paris. Médecin de l'hôpital St-Antoine.

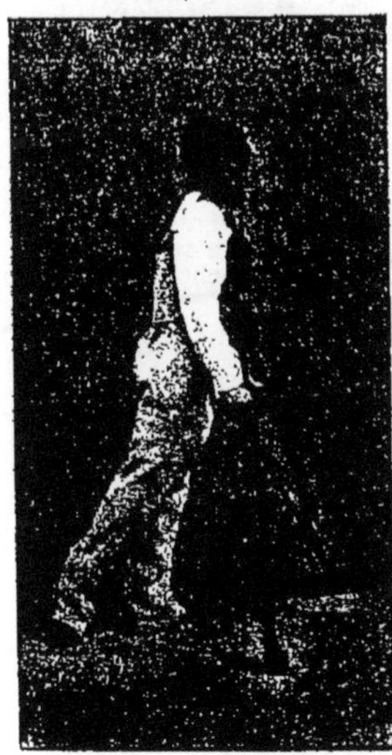

TOME IX. — Photographie instantanée d'un cas de sclérose combinée.

10 volumes grand in-8°, avec figures dans le texte

En Souscription (Novembre 1904). **150** francs

TOME Ier

1 vol. grand in-8° de 845 pages avec figures dans le texte : **16** fr.

Les bactéries. — Pathologie générale infectieuse. — Troubles et maladies de la nutrition. — Maladies infectieuses communes à l'homme et aux animaux.

TOME II

1 vol. grand in-8° de 896 pages, avec figures dans le texte : **16** fr.

Fièvre typhoïde. — Maladies infectieuses. — Typhus exanthématique. — Fièvres éruptives. — Érysipèle. — Diphtérie. — Rhumatisme articulaire aigu. — Scorbut.

TOME III

1 vol. grand in-8° de 702 pages, avec figures dans le texte : **16** fr.

Maladies cutanées. — Maladies vénériennes. — Maladies du sang. — Intoxications.

TOME IV

1 vol. grand in-8° de 680 pages, avec figures dans le texte : **16** fr.

Maladies de l'estomac. — Maladies du pancréas. — Maladies de l'intestin. Maladies du péritoine. — Maladies de la bouche et du pharynx.

TOME V

1 vol. grand in-8° de 943 pages, avec figures en noir et en couleurs dans le texte : **18** fr.

Maladies du foie et des voies biliaires. — Maladies du rein et des capsules surrénales. — Pathologie des organes hématopoetiques et des glandes vasculaires sanguines, moelle osseuse, rate, ganglions, thyroïde, thymus.

TOME VI

1 vol. grand in-8° de 612 pages, avec figures dans le texte : **14** fr.

Maladies du nez et du larynx. — Asthme. — Coqueluche. — Maladies des bronches. — Troubles de la circulation pulmonaire. — Maladies aiguës du poumon.

TOME VII

1 vol. grand in-8° de 550 pages, avec figures dans le texte : **14** fr.

Maladies chroniques du poumon. — Phtisie pulmonaire. — Maladies de la plèvre. — Maladies du médiastin.

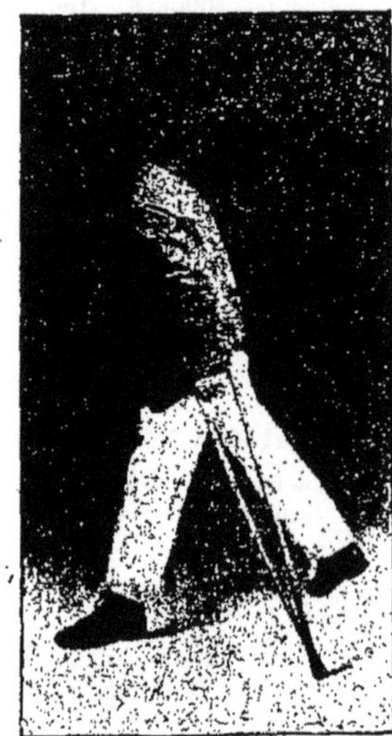

TOME IX. — Photographie instantanée d'un cas d'hérédo-ataxie cérébelleuse.

TOME VIII

1 vol. grand in-8° de 580 pages avec figures dans le texte : **14** fr.

Maladies du cœur. — Maladies des vaisseaux sanguins.

TOME IX

1 vol. grand in-8° de 1092 pages avec figures dans le texte. **18** fr

Maladies de l'encéphale. — Maladies de la protubérance et du bulbe. — Maladies intrinsèques de la moelle épinière. — Maladies extrinsèques de la moelle épinière. — Maladies des méninges. — Syphilis des centres nerveux.

TOME X

1 vol. grand in-8° avec figures dans le texte. (*Sous presse.*)

Les névrites. — Maladies des nerfs et des muscles en particulier. — Myopathie primitive, progressive. — Dystrophie d'origine nerveuse, paralysie générale progressive. — Les psychoses. — Chorées. — Paralysie agitante. — Maladie de Thomsen. — Neurasthénie, Epilepsie, Hystérie.

Table analytique des 10 volumes.

Manuel de Pathologie interne

PAR

Georges DIEULAFOY

Professeur de Clinique médicale à la Faculté de médecine de Paris,
Médecin de l'Hôtel-Dieu,
Membre de l'Académie de médecine.

Quatorzième édition, entièrement refondue et considérablement augmentée.

4 volumes in-16 diamant, avec figures en noir et en couleurs, cartonnés à l'anglaise, tranches rouges. . . . . **32** fr.

Manuel de Thérapeutique

PAR

Le Dr BERLIOZ

Professeur à l'Université de Grenoble.
Avec une préface du professeur **BOUCHARD**, membre de l'Institut,

Quatrième édition, revue et augmentée.

1 volume. . . . . **6** fr.

Les Sérothérapies

LEÇONS DE THÉRAPEUTIQUE ET MATIÈRE MÉDICALE

Professées à la Faculté de médecine de l'Université de Paris

Sérothérapie générale. — Sérothérapie préventive du tétanos. — Sérothérapie antivenimeuse. — Sérothérapie antistreptococcique. — Sérothérapie antidiphtérique : traitement du croup. — Sérothérapie des maladies infectieuses : peste, syphilis, tuberculose. — Sérothérapie artificielle : tuberculine, malléine.

PAR

Le Dr L. LANDOUZY

Professeur de Clinique médicale à la Faculté de médecine de Paris,
Médecin de l'hôpital Laënnec,
Membre de l'Académie de médecine.

1 vol. in-8° jésus de XVI-530 pages, avec 27 figures dans le texte et une planche en couleur hors texte, cartonné à l'anglaise. . . . . **20** fr.

**

Précis d'Urologie Clinique

PAR

Auguste LÉTIENNE et Jules MASSELIN

1 vol. in-8° cavalier de 470 pages, avec 58 figures et une planche hors texte . . . . **12** fr.

Nouveaux Procédés d'Exploration

LEÇONS PROFESSÉES A LA FACULTÉ DE MÉDECINE

PAR

Ch. ACHARD

Agrégé, médecin de l'hôpital Tenon

RECUEILLIES ET RÉDIGÉES

PAR

M. P. Sainton et M. Lœper

Deuxième édition revue et augmentée

1 vol. in-8°, avec 104 figures en noir et en couleurs. . . . . . . **8** fr.

MANUEL DE DIAGNOSTIC MÉDICAL ET D'EXPLORATION CLINIQUE

PAR

P. SPILLMANN
Professeur à la Faculté de Nancy.

P. HAUSHALTER
Professeur agrégé à la Faculté de Nancy

QUATRIÈME ÉDITION REFONDUE

1 volume, avec 89 figures. **6** fr.

TOME III

1 fort vol. gr. in-8°, avec 201 fig. et 19 planches en couleurs. **40** fr.

Lèpre. — Lichen. — Lupus. — Lymphadénie cutanée. — Lymphangiome. — Madura (Pied de). — Mélanodermies. — Milium et pseudo-milium. — Molluscum contagiosum. — Morve et farcin. — Mycosis fongoïde. — Nævi. — Nodosités cutanées. — Œdème. — Ongles. — Maladie de Paget. — Papillomes. — Pelade. — Pellagre. — Pemphigus. — Perlèche. — Phtiriase. — Pian. — Pityriasis, etc.

TOME IV

1 fort vol. gr. in-8°, avec 213 fig. et 25 planches en couleurs. **40** fr.

Poils. — Prurigo. — Prurit. — Psoriasis. — Psorospermose. — Purpura. — Rhinosclérome — Sarcomes. — Sclérodermie. — Séborrhée. — Séborrhéides. — Sensibilité. — Sudorales (Glandes). — Tatouages. — Tricophytie. — Trophonévroses. — Tuberculides. — Tuberculoses. — Tumeurs. — Ulcères. — Urticaire. — Vergetures. — Verrues. — Vitiligo. — Xanthomes. — Xeroderma. — Zona.

Thérapeutique des Maladies de la peau

PAR LE

Dr LEREDDE

Directeur de l'Établissement dermatologique de Paris.

1 vol. in-8° de 700 pages, broché . . . . **10** fr.

Les Maladies du Cuir chevelu

PAR LE

Dr R. SABOURAUD

Chef du Laboratoire de la Ville de Paris à l'Hôpital Saint-Louis

I. — Maladies séborrhéiques : Séborrhée, Acnés, Calvitie

1 vol. in-8°, avec 91 figures dont 40 aquarelles en couleurs. **10** francs.

II. — Maladies desquamatives : Pytiriasis et Alopécies pelliculaires

1 vol. in-8° avec 122 fig. dans le texte en noir et en couleurs. **22** fr.

Traité de Gynécologie

Clinique et Opératoire

PAR

Samuel POZZI

Professeur de Clinique Gynécologique à la Faculté de Médecine de Paris, Membre de l'Académie de Médecine, Chirurgien de l'Hôpital Broca.

QUATRIÈME ÉDITION ENTIÈREMENT REFONDUE

AVEC LA COLLABORATION DE

F. JAYLE

Chef de clinique à la Faculté de Paris.

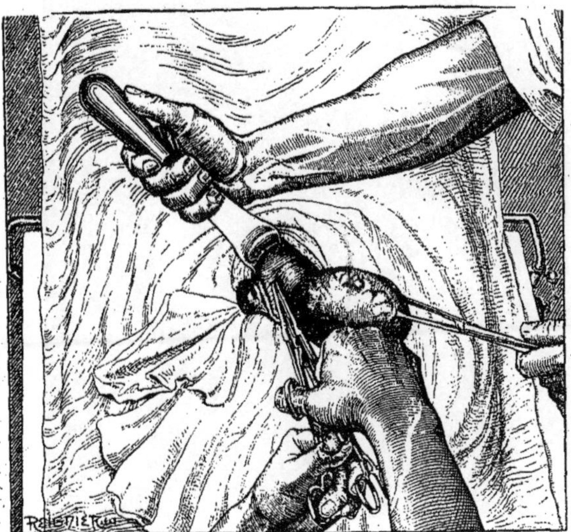

Vient de paraître :

Tome I. — Asepsie et Antisepsie. — Anesthésie. — Moyens de réunion et d'hémostase. — Exploration gynécologique. — Métrites. — Fibromes utérins. — Cancer de l'utérus. — Déplacements de l'utérus. 1 vol. grand in-8°, de 800 pages avec figures dans le texte, relié toile . . . . **20** fr.

Tome II. — Maladies des annexes. — Tuberculose génitale. — Grossesse extra-utérine. — Maladies du vagin. — Maladies de la vulve. — Malformations. (*Sous presse.*)

Traité de Physique Biologique

PUBLIÉ SOUS LA DIRECTION DE MM.

D'ARSONVAL — CHAUVEAU — GARIEL — MAREY

SECRÉTAIRE DE LA RÉDACTION :

M. WEISS

Ingénieur des Ponts et Chaussées
Professeur agrégé à la Faculté de médecine de Paris

---

3 volumes. En souscription (*Octobre* 1904). . . . . **70 fr.**

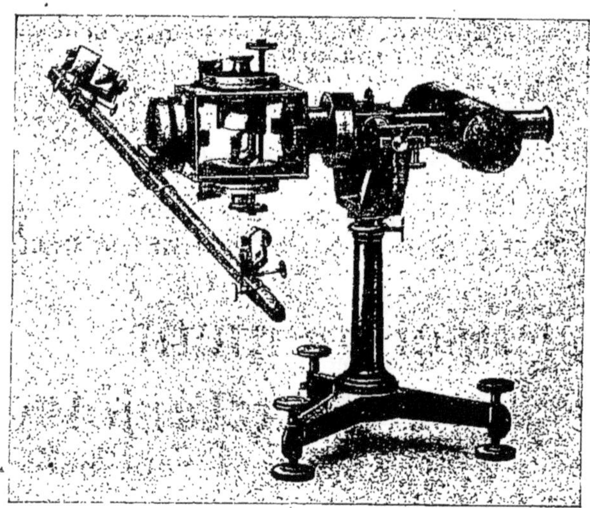

Tome II. Fig. 364.

TOME PREMIER. — **Mécanique, Actions moléculaires et Chaleur.** 1 *volume in-8° de* 1150 *pages, avec* 591 *figures dans le texte.* **25 fr.**

TOME II. — **Radiation, Optique.** 1 *volume in-8° de* 1160 *pages, avec* 665 *figures dans le texte* . . . . **25 *fr.***

TOME III. — **Électricité, Acoustique** . . . . . . (*Sous presse*)

CLINIQUE MÉDICALE LAËNNEC

Planches Murales

DESTINÉES A L'ENSEIGNEMENT

de l'Hématologie et de la Cytologie

PUBLIÉES SOUS LA DIRECTION DE MM.

L. LANDOUZY	M. LABBÉ
Professeur de Clinique	Chef de Laboratoire

SANG NORMAL, SANG PATHOLOGIQUE, SÉRUM, CYTODIAGNOSTIC

La collection comprend 15 planches du format 80×62 centimètres, tirées en couleurs sur papier toile très fort, munies d'œillets permettant de les suspendre sur deux pitons et réunies dans un carton disposé à cet effet. *Elle est accompagnée d'un texte explicatif en trois langues (français, allemand, anglais).*

Prix : 60 francs (port en sus). (*Les planches ne sont pas vendues séparément.*)

COLLECTION DE PLANCHES MURALES

DESTINÉES A

L'Enseignement de la Bactériologie

Publiées par l'INSTITUT PASTEUR DE PARIS

Cette collection touche comme principaux sujets : charbon, rouget, choléra des poules, pneumonie, lèpre, suppuration, peste, gonocoque, choléra, fièvre typhoïde, morve, tuberculose, lèpre, actinomycose, diphtérie, tétanos, etc., et les maladies à protozoaires : coccidies, paludisme, maladie de la mouche tsé-tsé, trypanosomes, etc.

La collection comprend 65 planches du format 80×62 centimètres, tirées en couleurs sur papier toile très fort, munies d'œillets permettant de les suspendre sur deux pitons et réunies dans un carton disposé à cet effet. *Elle est accompagnée d'un texte explicatif rédigé en trois langues (français, allemand, anglais).*

Prix : 250 francs (port en sus). (*Les planches ne sont pas vendues séparément.*)

Précis d'Histologie

Par M. Mathias DUVAL

Professeur à la Faculté de Paris, Membre de l'Académie de médecine.

Deuxième édition, revue et augmentée

1 volume grand in-8°, avec 427 figures . . . . 18 fr.

Manuel d'Anatomie microscopique et d'Histologie

Par M. P.-E. LAUNOIS

Professeur agrégé, médecin des hôpitaux.

Préface de M. le Pr Mathias DUVAL

Deuxième édition refondue

1 volume avec 261 figures. . . . . 8 fr.

Précis de Microbie

Technique et microbes pathogènes

Par M. le Dr L.-H. THOINOT

Professeur agrégé, médecin des hôpitaux

et E.-J. MASSELIN

Médecin-vétérinaire

Quatrième édition, entièrement refondue

1 volume, avec figures en noir et en couleurs. . . . . 8 fr.

Précis de Bactériologie clinique

Par le Dr R. WURTZ

Professeur agrégé à la Faculté de médecine de Paris
Médecin des hôpitaux

Deuxième édition, revue et augmentée . . . . 6 fr.

Précis de Bactériologie médicale

Par F. BERLIOZ

Professeur à l'Université de Grenoble

Avec une Préface du professeur LANDOUZY

1 volume avec figures . . . . 6 fr.

Traité d'Anatomie Pathologique

GÉNÉRALE

Par R. TRIPIER
Professeur d'Anatomie pathologique à la Faculté de Médecine de l'Université de Lyon.

1 vol. grand in-8° avec 239 figures en noir et en couleurs, 25 fr.

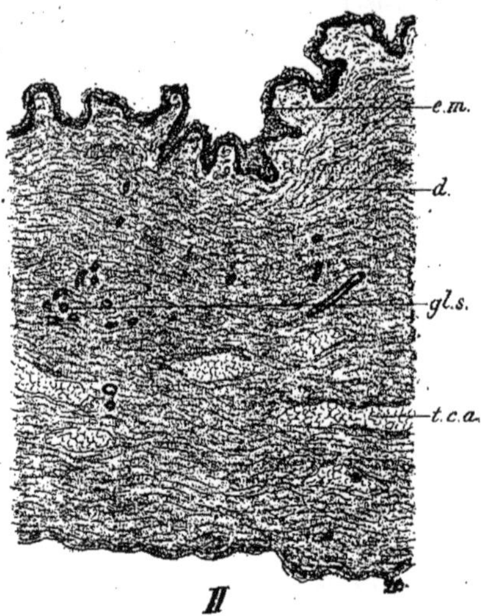

Fig. 9. — Peau de l'aisselle chez un sujet amaigri et cachectique.

C'est en s'inspirant du désir d'être utile à la fois aux élèves qui doivent nécessairement étudier la médecine et subir les épreuves pratiques, ainsi qu'aux candidats à tous les concours, aux médecins et aux chirurgiens qui ont constamment besoin de s'éclairer des lumières que fournit l'étude des lésions dans les maladies, que M. Tripier a écrit un livre d'anatomie pathologique dans les limites d'un volume assez étendu pour traiter à la fois des questions générales et de toutes les affections particulières habituellement rencontrées, sans se perdre dans des détails infinis.

239 figures, dont un grand nombre en couleurs, exécutées sous la direction de l'auteur, illustrent ce traité et complètent l'exposé des lésions.

Précis d'Anatomie Pathologique

Par M. L. BARD
Professeur à la Faculté de Lyon.

Deuxième édition revue. 1 volume avec 125 figures. . . . . **7 fr. 50**

BIBLIOTHÈQUE
d'Hygiène thérapeutique

FONDÉE PAR

Le Professeur PROUST

Membre de l'Académie de médecine, Inspecteur général des Services sanitaires

Chaque ouvrage forme un volume cartonné toile, et est vendu séparément : **4** francs.

VOLUMES PARUS :

L'Hygiène du goutteux (2e *édition*). — **L'Hygiène de l'Obèse.** — **L'Hygiène des Asthmatiques.** — **L'Hygiène du Syphilitique.** — **Hygiène et Thérapeutique thermales.** — **Les Cures thermales.** — **Hygiène du Neurasthénique** (2e *édition*). — **Hygiène des Albuminuriques.** — **Hygiène des Tuberculeux.** — **Hygiène et Thérapeutique des Maladies de la bouche.** — **L'Hygiène des Diabétiques.** — **L'Hygiène des Maladies du cœur.** — **L'Hygiène du Dyspeptique.** — **Hygiène thérapeutique des Maladies des fosses nasales.**

Traité d'Hygiène

Par A. PROUST

Professeur à la Faculté de médecine de Paris,
Membre de l'Académie de médecine

Troisième Édition, revue et considérablement augmentée

AVEC LA COLLABORATION DE :

A. NETTER et **H. BOURGES**

Professeur agrégé, Membre du Comité consultatif d'hygiène publique — Chef du laboratoire d'hygiène à la Faculté de médecine

Ouvrage couronné par l'Institut et la Faculté de médecine

1 vol. in-8° de 1240 pages, avec figures et cartes dans le texte, **25** francs

---

L'Alimentation et les Régimes

Chez l'Homme sain et chez les Malades

PAR

Armand GAUTIER

Membre de l'Institut et de l'Académie de médecine
Professeur à la Faculté de médecine de Paris

DEUXIÈME ÉDITION REVUE ET AUGMENTÉE

1 vol. in-8° avec figures, broché . . . . **10** fr.

Encyclopédie Scientifique des Aide-Mémoire

Publiée sous la direction de **H. LÉAUTÉ**, Membre de l'Institut

Au 1er Janvier 1905, 358 VOLUMES publiés

Chaque ouvrage forme un volume petit in-8°, vendu : Broché, **2** fr. **50**
Cartonné toile, **3** fr.

DERNIERS VOLUMES MÉDICAUX PUBLIÉS

dans la *SECTION DU BIOLOGISTE*

MALADIES DES VOIES URINAIRES, URÈTRE, VESSIE, par le Dr Bazy, chirurgien des hôpitaux, membre de la Société de chirurgie, 4 vol.
I. *Moyens d'exploration et traitement.* 2e édition. II. *Sémiologie.* III. *Thérapeutique générale. Médecine opératoire.* IV. *Thérapeutique spéciale.*

BIOLOGIE GÉNÉRALE DES BACTÉRIES, par E. Bodin, professeur de Bactériologie à l'Université de Rennes.

L'OREILLE, par Pierre Bonnier, 5 vol.
I. *Anatomie de l'oreille.* II. *Pathogénie et mécanisme.* III. *Physiologie : Les Fonctions.* IV. *Symptomatologie de l'oreille.* V. *Pathologie de l'oreille.*

PRÉCIS ÉLÉMENTAIRE DE DERMATOLOGIE, par MM. Brocq et Jacquet, médecins des hôpitaux de Paris. 2e édition, entièrement revue. 5 vol.
I. *Pathologie générale cutanée.* II. *Difformités cutanées, éruptions artificielles, dermatoses parasitaires.* III. *Dermatoses microbiennes et néoplasies.* IV. *Dermatoses inflammatoires.* V. *Dermatoses d'origine nerveuse. Formulaire.*

LA PELADE, par A. Chatin, membre de la Société de Dermatologie, et F. Trémolières, ancien interne à l'hôpital Saint-Louis.

L'HYGIÈNE SCOLAIRE, par le Dr J. Delobel.

ANALYSE CHIMIQUE DU SANG, par H. Labbé, chef de laboratoire à la Faculté de médecine de Paris.

L'EAU POTABLE ET LES MALADIES INFECTIEUSES, par le Dr H. Labit, médecin principal de l'armée.

PROPHYLAXIE DU PALUDISME, par A. Laveran, membre de l'Institut et de l'Académie de Médecine.

EXAMEN ET SÉMÉIOTIQUE DU CŒUR, Signes physiques, par le Dr Pierre Merklen, médecin de l'hôpital Laënnec. 2e édition.

MOUSTIQUES ET MALADIES INFECTIEUSES. Guide pratique pour l'étude des moustiques, par les Drs Edmond et Etienne Sergent, de l'Institut Pasteur de Paris, avec une préface du Dr E. Roux.

L'INSUFFISANCE SURRÉNALE, par E. Sergent, ancien interne, médaille d'or des hôpitaux et L. Bernard, chef de clinique adjoint à la Faculté. (*Ouvrage couronné par la Faculté de médecine de Paris.*)

BRISSAUD. — Leçons sur les maladies nerveuses (Salpêtrière, 1893-1894), recueillies et publiées par Henry Meige. 1 vol. gr. in-8° avec 240 fig. (schémas et photog.) . . . . **18** fr.

— Leçons sur les maladies nerveuses (*Deuxième série*; hôpital St-Antoine), recueillies et publiées par Henry Meige. 1 vol. grand in-8° avec 165 figures dans le texte . . . . **15** fr.

CHARRIN. — Leçons de pathogénie appliquée. *Clinique médicale, Hôtel-Dieu* (1895-1896), par A. Charrin, professeur agrégé, médecin des hôpitaux, directeur adjoint au laboratoire de Pathologie générale, assistant au Collège de France, Vice-président de la Société de Biologie. 1 vol. in-8° . . . . . **6** fr.

— Les Défenses naturelles de l'organisme: *Leçons professées au Collège de France*, par A. Charrin. 1 vol. in-8° . . . . **6** fr.

DIEULAFOY. — Clinique médicale de l'Hôtel-Dieu de Paris, par G. Dieulafoy, professeur de clinique médicale à la Faculté de médecine de Paris, médecin de l'Hôtel-Dieu, membre de l'Académie de médecine. 4 vol. gr. in-8°, avec figures dans le texte.

I. 1896-1897. 1 vol. in-8° . . . . **10** fr.
II. 1897-1898. 1 vol. in-8° . . . . **10** fr.
III. 1898-1899. 1 vol. in-8° . . . . **10** fr.
IV. 1900-1901. 1 vol. in-8° . . . . **10** fr.

DUCLAUX. — Traité de microbiologie, par E. Duclaux, membre de l'Institut, directeur de l'Institut Pasteur.

Tome I. *Microbiologie générale.* — Tome II. *Diastases, toxines et venins.* — Tome III. *Fermentation alcoolique.* — Tome IV. *Fermentations variées des diverses substances ternaires.* Chaque volume gr. in-8° avec fig. **15** fr.

GAUTIER (A.). — **Cours de Chimie minérale et organique,** par M. Arm. Gautier, membre de l'Institut, professeur de chimie à la Faculté de médecine de Paris. *Deuxième édition*, revue et mise au courant des travaux les plus récents. 2 vol. grand in-8°, avec figures dans le texte.

I. *Chimie minérale.* 1 vol. grand in-8°, avec 244 fig. dans le texte. **16** fr.
II. *Chimie organique.* 1 vol. grand in-8°, avec 72 figures. . . . . . **16** fr.

— Leçons de Chimie biologique normale et pathologique. *Deuxième édition*, publiée avec la collaboration de M. Arthus, professeur de physiologie à l'Université de Fribourg. 1 vol. in-8°, avec 110 figures . . . . **18** fr.

HAYEM. — Leçons sur les maladies du sang (*Clinique de l'hôpital Saint-Antoine*), par Georges Hayem, professeur, médecin des hôpitaux, membre de l'Académie de médecine, recueillies par MM. E. Parmentier, médecin des hôpitaux, et R. Bensaude, chef du laboratoire d'anatomie pathologique à l'hôpital Saint-Antoine. 1 vol. in-8°, avec 4 planches en couleurs. . . **15** fr.

KIRMISSON. — Leçons cliniques sur les maladies de l'appareil locomoteur (*os, articulations, muscles*), par le Dr Kirmisson, professeur à la Faculté de médecine, chirurgien des hôpitaux, membre de la Société de chirurgie. 1 vol. in-8°, avec figures dans le texte . . . . **10** fr.

LAVERAN. — Traité du Paludisme, par A. Laveran, membre de l'Institut et de l'Académie de médecine. 1 vol. grand in-8°, avec 27 figures dans le texte et une planche en couleurs . . . . **10** fr.

— Traité d'hygiène militaire, par le Dr Laveran. 1 vol. in-8°, avec 270 figures . . . . **16** fr.

MEIGE (HENRY) ET **FEINDEL** (E.). — **Les Tics et leur Traitement.** Préface de M. le Professeur BRISSAUD. 1 vol. in-8° de 640 pages. . . . . **6** fr.

OLLIER. — **Traité expérimental et clinique de la régénération des os** et de la production artificielle du tissu osseux, par le Pr OLLIER, professeur de clinique chirurgicale à la Faculté de médecine de Lyon. 2 vol. in-8°, avec figures dans le texte et planches en taille-douce. (Grand prix de chirurgie.). **30** fr.

— **Traité des Résections** et des opérations conservatrices que l'on peut pratiquer sur le système osseux, par le Pr L. OLLIER. 3 vol. . . . . . . **50** fr.

I. *Introduction. — Résections en général.* 1 vol. in-8°, avec 127 fig. **16** fr.

II. *Résections en particulier. Membre supérieur.* 1 vol. in-8°, avec 156 figures . . . . **16** fr.

III. *Résections en particulier. Résections du membre inférieur, tête et tronc.* 1 vol. in-8°, avec 224 figures. . . . . **22** fr.

PANAS. — **Traité des maladies des yeux,** par PH. PANAS, professeur de clinique ophtalmologique à la Faculté de médecine, chirurgien de l'Hôtel-Dieu, membre de l'Académie de médecine, membre honoraire et ancien président de la Société de chirurgie. 2 vol. grand in-8°, avec 453 figures et 7 planches en couleurs. Reliés toile . . . . **40** fr.

PETIT (H.). — **Guide thérapeutique des Infirmeries régimentaires,** par le Dr HENRY PETIT, médecin-major de 1re classe. 1 vol. in-12 de 350 p., cartonné toile anglaise . . . . **3** fr. **50**

PONCET. — **Traité clinique de l'actinomycose humaine.** *Pseudo-actinomycoses et botryomycose,* par ANTONIN PONCET, professeur à l'Université de Lyon, et LÉON BÉRARD, chef de clinique chirurgicale à l'Université de Lyon. *Ouvrage couronné par l'Académie de médecine et par l'Institut.* 1 vol. in-8°, avec 45 figures dans le texte et 4 planches hors texte en couleurs . . . **12** fr.

PRUNIER. — **Les Médicaments chimiques,** par LÉON PRUNIER, membre de l'Académie de médecine, pharmacien en chef des hôpitaux de Paris, professeur à l'École supérieure de pharmacie.

I. *Composés minéraux.* 1 vol. gr. in-8°, avec 137 fig. dans le texte. **15** fr.

II. *Composés organiques.* 1 vol. gr. in-8°, avec 47 fig. dans le texte. **15** fr.

RANVIER. — **Traité technique d'histologie,** 2e éd., entièrement refondue et corrigée, par M. L. RANVIER, membre de l'Institut, professeur au Collège de France. 1 vol. grand in-8° de 880 pages, avec 414 gravures dans le texte et 1 planche en chromo. . . . . **12** fr.

RECLUS. — **L'anesthésie localisée par la cocaïne,** par PAUL RECLUS, professeur à la Faculté de Paris, chirurgien de l'hôpital Laënnec. 1 vol. petit in-8° avec 59 figures dans le texte. . . . . **4** fr.

SOULIER (H.). — **Traité de Thérapeutique et de Pharmacologie,** par M. H. SOULIER, professeur à la Faculté de médecine de Lyon, membre correspondant de l'Académie de médecine. **Additionné d'un mémento formulaire des médicaments nouveaux** (1901). *Ouvrage couronné par l'Académie des Sciences et par l'Académie de médecine.* 2 vol. grand in-8°. . . . . **25** fr.

THIBIERGE. — **Syphilis et Déontologie,** par GEORGES THIBIERGE, médecin de l'hôpital Broca. 1 vol. in-8° broché. . . . . **5** fr.

54180. — Imprimerie LAHURE, rue de Fleurus, 9, à Paris.

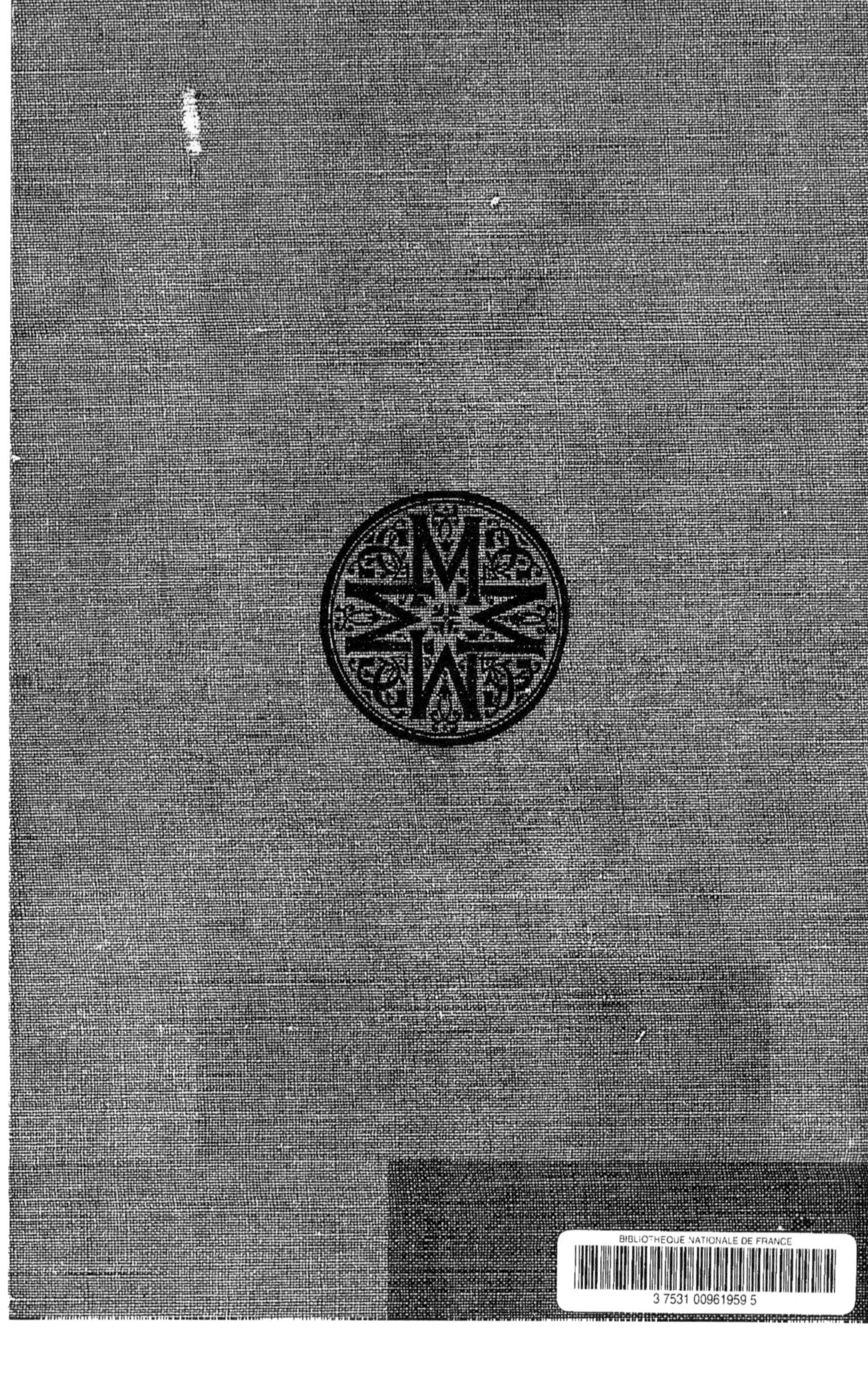

www.ingramcontent.com/pod-product-compliance
Ingram Content Group UK Ltd.
Pitfield, Milton Keynes, MK11 3LW, UK
UKHW020109200726
13856UKWH00002B/450